AF366339

Patología dual

Fundamentos clínicos y terapéuticos

Editores:
Carlos Roncero
Miguel Casas

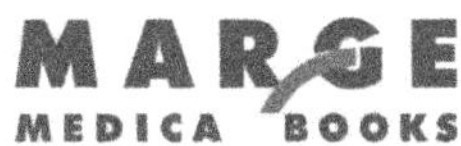

Patología dual. Fundamentos clínicos y terapéuticos
Editores: Carlos Roncero, Miguel Casas
1.ª edición 2016

© de esta edición, incluido el diseño de la cubierta, ICG Marge, SL

Edita: Marge Books
Avda. Alcalde Moix, 28 - 08207 Sabadell (Barcelona)
Tel. 931 429 486 - marge@margebooks.com
www.margebooks.com

Director editorial: Hèctor Soler
Gestión editorial: Angélica Aldazabal
Edición: Alba Megías, David Soler
Colaboración técnica: Carmen Company
Compaginación: Mercedes Lara
Impresión: Anman (Barberà del Vallès, Barcelona)

ISBN: 978-84-15004-54-7
Depósito Legal: B 7448-2016

Índice

Autores

Carlos Roncero
Jefe de Sección de Adicciones y
    Patología Dual
Servicio de Psiquiatría, Hospital
    Universitario Vall d'Hebron.
    Agencia de Salud Pública de
    Barcelona (ASPB). CIBERSAM.
    Barcelona.
Prof. asociado de psiquiatría.
    Departamento de Psiquiatra y
    Medicina Legal. Universidad
    Autónoma de Barcelona.

Miguel Casas
Jefe de Servicio. Servicio de
    Psiquiatría, Hospital Universitario
    Vall d'Hebron. CIBERSAM.
    Barcelona.
Catedrático de Psiquiatría.
    Departamento de Psiquiatra y
    Medicina Legal. Universidad
    Autónoma de Barcelona.

Alfonso C. Abad
Psiquiatra adjunto. Sección de
    Adicciones y Patología Dual.
    Servicio de Psiquiatría.
Hospital Universitario Vall d'Hebron,
    Agencia de Salud Pública de
    Barcelona (ASPB).

F. Javier Álvarez
Catedrático de Farmacología.
    Departamento de Biología Celular,
    Histología y Farmacología,
    Facultad de Medicina, Universidad
    de Valladolid, Valladolid.

Emilio Ambrosio Flores
Catedrático de Psicobiología.
    Departamento de Psicobiología,
    Facultad de Psicología, Universidad
    Nacional de Educación a distancia
    (UNED), Madrid.

Francisco Arias
Psiquiatra Adjunto. Servicio de
    Psiquiatría. Hospital Universitario
    12 de Octubre, Madrid. Hospital
    Universitario 12 de Octubre,
    Madrid.
Instituto de Investigaciones Hospital
    12 de Octubre.
Prof. asociado. Departamento
    de Psiquiatría. Universidad
    Complutense de Madrid.

Rosana Ashbaugh
Psiquiatra adjunto. Servicio de
    Psiquiatría. Hospital Universitario
    12 de Octubre, Madrid.

Carmen Barral
Psiquiatra adjunto. Sección
    de Adicciones y Patología
    Dual. Servicio de Psiquiatría.
    CIBERSAM.
Hospital Universitario Vall d'Hebron,
    Agencia de Salud Pública de
    Barcelona (ASPB).
Departamento de Psiquiatra y
    Medicina Legal. Universidad
    Autónoma de Barcelona.

Víctor Barrau
Psiquiatra adjunto. Sección de
    Adicciones y Patología Dual.
    Servicio de Psiquiatría.
Hospital Universitario Vall d'Hebron,
    Agencia de Salud Pública de
    Barcelona (ASPB).

Julio Bobes
Jefe de Servicio. Área Sanitaria
    de Oviedo.
Catedrático de Psiquiatría,
    Universidad de Oviedo.
CIBERSAM.

Constanza Daigre
Psicóloga Investigadora. Sección
    de Adicciones y Patología
    Dual. Servicio de Psiquiatría.
    CIBERSAM.
Hospital Universitario Vall d'Hebron,
    Agencia de Salud Pública de
    Barcelona (ASPB).
Departamento de Psiquiatra y
    Medicina Legal. Universidad
    Autónoma de Barcelona.

Lara Grau-López
Coordinadora Unidad de
    Desintoxicación. Sección
    de Adicciones y Patología
    Dual. Servicio de Psiquiatría.
    CIBERSAM.
Hospital Universitario Vall d'Hebron,
    Agencia de Salud Pública de
    Barcelona (ASPB).
Departamento de Psiquiatra y
    Medicina Legal. Universidad
    Autónoma de Barcelona.

Alejandra Herrero
Psicóloga Master en Adicciones.
    Sección de Adicciones y Patología
    Dual. Servicio de Psiquiatría.
Hospital Universitario Vall d'Hebron,
    Agencia de Salud Pública de
    Barcelona (ASPB).

Giovanna Legazpe Garcia
Psiquiatra Adjunto. Clínica
    Psiquiátrica San Onofre, Godella,
    Valencia.

Nieves Martínez-Luna
Psiquiatra adjunto. Sección
    de Adicciones y Patología
    Dual. Servicio de Psiquiatría.
    CIBERSAM.
Hospital Universitario Vall d'Hebron,
    Agencia de Salud Pública de
    Barcelona (ASPB).
Departamento de Psiquiatra y
    Medicina Legal. Universidad
    Autónoma de Barcelona.

Rocío Martínez-Arias
Psiquiatra adjunta. Centro de salud
    mental de adultos, Gironés i Pla
    de l'Estany, Gerona.

Jose Martínez-Raga
Psiquiatra Adjunto. Unidad Docente
    de Psiquiatría de Psiquiatría y
    Psicología Médica, Hospital
    Universitario Doctor Peset, Valencia
Prof. asociado, Universidad de
    Valencia y Universidad Cardenal
    Herrera CEU.

Joan Ignasi Mestre-Pintó
Psicólogo de investigación, Grup
    Recerca en Addiccions, Institut
    Hospital del Mar d'Investigacions
    Mèdiques-IMIM, Barcelona.

Felipe Palma-Álvarez
Psiquiatra adjunto. Sección de
    Adicciones y Patología Dual.
    Servicio de Psiquiatría.
Hospital Universitario Vall d'Hebron,
    Agencia de Salud Pública de
    Barcelona (ASPB).

Jesús Pérez-Pazos
Psiquiatra adjunto. Sección de
    Adicciones y Patología Dual.
    Servicio de Psiquiatría.
Hospital Universitario Vall d'Hebron,
    Agencia de Salud Pública de
    Barcelona (ASPB).

Laura Prats-Torres
Psiquiatra adjunta. SERPI,
    Parc Sanitari Sant Joan de Deu,
    Sant Boi de Llobregat, Barcelona.

Laia Rodríguez-Cintas
Psicóloga Investigadora. Sección
    de Adicciones y Patología
    Dual. Servicio de Psiquiatría.
    CIBERSAM.
Hospital Universitario Vall d'Hebron,
    Agencia de Salud Pública de
    Barcelona (ASPB).
Departamento de Psiquiatra y
    Medicina Legal. Universidad
    Autónoma de Barcelona.

Diana Romero-Domínguez
Psicóloga adjunta. Sección de
    Adicciones y Patología Dual.
    Servicio de Psiquiatría.
Hospital Universitario Vall d'Hebron,
    Agencia de Salud Pública de
    Barcelona (ASPB).

Elena Ros-Cucurull
Psiquiatra adjunto. Sección de Adicciones y Patología Dual. Servicio de Psiquiatría. CIBERSAM.
Hospital Universitario Vall d'Hebron, Agencia de Salud Pública de Barcelona (ASPB).
Departamento de Psiquiatra y Medicina Legal. Universidad Autónoma de Barcelona.

Gabriel Rubio
Jefe de Sección. Hospital Universitario 12 de Octubre, Madrid. Universidad Complutense de Madrid.
Instituto de Investigaciones Hospital 12 de Octubre.
Prof. titular. Departamento de Psiquiatría. Universidad Complutense de Madrid.

Marta Sorribes-Puertas
Psicóloga adjunta. Sección de Adicciones y Patología Dual. Servicio de Psiquiatría.
Hospital Universitario Vall d'Hebron, Agencia de Salud Pública de Barcelona (ASPB).

Nestor Szerman
Jefe de Servicio CSM el Retiro. Servicio de Psiquiatría, Hospital Universitario Gregorio Marañón, Madrid.

Judit Tirado-Muñoz
Psicólogo de Investigación, Grup Recerca en Addiccions, Institut Hospital del Mar d'Investigacions Mèdiques-IMIM, Barcelona.

Marta Torrens
Directora del Procés d'Addiccions, Institut de Neuropsiquiatria i Addiccions, Parc de Salut Mar.
Coordinadora del Grup Recerca en Addiccions, Institut Hospital del Mar d'Investigacions Mèdiques-IMIM, Barcelona.
Prof. titular, Departamento de Psiquiatría, Universidad Autónoma de Barcelona.

Nina Vela
Psicóloga Master en Adicciones. Sección de Adicciones y Patología Dual. Servicio de Psiquiatría.
Hospital Universitario Vall d'Hebron, Agencia de Salud Pública de Barcelona (ASPB).

Prólogo

Prof. Julio Bobes

Es para mí un gran honor prologar esta obra sobre patología dual, y resulta muy atractivo en estos momentos en que parece, por los datos de epidemiología social y clínica, que el uso y abuso de sustancias está tocando techo.

La tendencia del uso de todo tipo de drogas, tanto las sujetas a regulación como las que aún no están catalogadas, ha ido evolucionando al alza y ha dado lugar a una desaparición de gente joven del estrato social, bien por marginación o por fallecimiento precoz.

Las consecuencias sociales han sido muy importantes, ya que han producido un gran impacto visual (raves, botellones o administración intravenosa en el espacio público), pero sobre todo se han segado las expectativas personales, laborales y sociales de varias generaciones de las cuatro últimas décadas.

Abundando en las consecuencias negativas del uso y abuso de drogas, se consigue al menos parcialmente devolver al sistema social una conciencia idónea respecto al daño secundario al uso de drogas. El objetivo de mostrar al sistema sanitario y social cuáles son los factores de riesgo que conllevan los diferentes formatos de abuso (tradicional o exprés) resulta de crucial importancia para encauzar los comportamientos de abuso hacia otros más saludables.

Por otra parte, la contaminación que los usos-abusos de drogas han generado en las personas afectas de trastorno mental o del comportamiento completa la fotografía de invasión de las drogas de nuestro sistema sanitario y de salud.

En esta ocasión, y teniendo en cuenta que una de las tres partes del libro está dedicada al abordaje de las adicciones, no puedo dejar pasar sin señalar la gran dificultad y resistencia política para legislar a favor de la salud de los jóvenes, especialmente protegiéndolos del alcohol y de otras drogas, todas ellas con capacidad neurotóxica. Esta afirmación la puedo mantener después de haber asesorado a los últimos cinco Ministros de Sanidad (Dª Elena Salgado, D. Bernat Soria, Dª Leire Pajín, Dª Ana Mato y D. Alfonso Alonso), que lo han tratado denodadamente y no lo han podido conseguir hasta el momento.

Tras este bosquejo de realidad del mundo de las adicciones y la salud mental, desearía destacar el esfuerzo clínico y de investigación que han venido desarrollando los clínicos españoles (enfermeros, psicólogos y médicos) en la asistencia y la investigación de las adicciones graves y comórbidas, y con ello advertir que el campo de las adicciones se ha ido agravando y ha agravado a su vez el mundo de los trastornos mentales y del comportamiento, dada la mayor complejidad que supuso la importante penetración de las drogas en nuestra sociedad.

Esta obra es un claro ejemplo del valor docente añadido que ha generado la psiquiatría española, representada por los Dres. Miguel Casas y Carlos Roncero, médicos valientes y con gran capacidad clínica, investigadora y docente, que junto al resto de los integrantes del equipo sitúan en la vanguardia de la psiquiatría al Hospital Vall d'Hebron de Barcelona.

Los diferentes temas tradicionales del conjunto de las adicciones se han tenido que reconducir a la realidad de la comorbilidad o situaciones de coexistencia de varios trastornos mentales con uso-abuso o dependencia de drogas.

El hecho destacable de que los diferentes capítulos están sintetizados por una pléyade de clínicos e investigadores, todos ellos líderes en el campo, añade el valor del afrontamiento multidisciplinario de las adicciones.

Esta obra realmente se necesitaba desde hace años para las personas que acceden como personal sanitario a este campo, y sobre todo para la formación continuada y el desarrollo de los profesionales. De forma sumaria, puedo asegurar que cubrirá una necesidad muy explicitada y resultará de gran ayuda para la acreditación específica de los distintos especialistas: psicólogos clínicos, enfermeros de salud mental, médicos de familia, y especialistas del tronco de medicina y del tronco de la psiquiatría. Estoy convencido de que su detenida lectura no les defraudará ni les producirá indiferencia, por lo que se ubicará como libro comprehensivo de referencia y primera consulta para todos los intervinientes en el campo de las adicciones y otros trastornos mentales y del comportamiento.

Dr. Julio Bobes
Presidente de Socidrogalcohol
Presidente electo de la Sociedad Española de Psiquiatría
Catedrático de Psiquiatría
Universidad de Oviedo
Centro de Investigación Biomédica en Red de Salud Mental (CIBERSAM)
Jefe de Servicio del Área Sanitaria de Oviedo

Prof. Miguel Casas

La introducción en psiquiatría del concepto unificador que denominamos «patología dual» como propuesta etiopatogénica explicativa, en primer lugar, del elevado consumo de sustancias psicótropas entre los pacientes psiquiátricos con una evolución crónica de su enfermedad mental, y en segundo lugar de la elevada prevalencia de psicopatología entre los individuos que han desarrollado una adicción, ha sido un proceso largo y difícil que ha requerido la incuestionable constatación de su realidad fenomenológica y de su elevada frecuencia de presentación en la clínica cotidiana, para empezar a ser aceptado por los profesionales de la salud mental.

A diferencia del concepto anglosajón «diagnóstico dual», que no presupone una interdependencia de los trastornos psíquicos clásicos y los trastornos adictivos presentes en un determinado paciente, patología dual implica aceptar que la evolución y el pronóstico de ambos trastornos queda indeleblemente interrelacionado a partir de su inicial emparejamiento, de tal forma que desde ese momento ya no podrá hacerse un abordaje individualizado de cada patología por separado, sino que el tratamiento deberá ser siempre integrado y que, como medida preventiva, deberá considerarse que cualquier recaída en alguno de los trastornos implicados comportará, inevitablemente, la recaída o la aparición de un nuevo episodio en el otro.

Con el espectacular aumento de la frecuencia de presentación de esta comorbilidad, la denominación «patología dual» ha pasado a convertirse, en los últimos años, en un concepto genérico que no solo implica a dos tipos de trastornos, como podría desprenderse del término «dual», sino que actualmente designa la presentación simultánea de múltiples y variadas patologías en las que se vean implicados trastornos psíquicos denominados «clásicos» y una o varias conductas adictivas.

El fatalismo terapéutico que imperó entre los profesionales durante los primeros años de descripción y caracterización de la patología dual, considerando a los pacientes afectados como de evolución inevitablemente tórpida y resistentes a cualquier tipo de tratamiento instaurado, ha dado paso, a partir de un mejor conocimiento de este tipo de patología comórbida y de la introducción de tratamientos integrados, a la certidumbre de poder conseguir un manejo farmacológico y psicoterapéutico efectivo de estos pacientes, y de obtener relevantes éxitos en la consecución de objetivos concretos que mejoren claramente su calidad de vida y la de sus familias.

Finalmente, es preciso destacar el hecho de que la progresiva introducción del concepto unificador «patología dual» ha permitido reforzar la urgente necesidad de conseguir una completa integración de las dos redes asistenciales de salud mental y de drogodependencias, separadas en la actualidad en muchas comunidades, como única manera de poder hacer frente al gran incremento del consumo de psicótropos en población psiquiátrica y de psicopatología en población adicta, y finalmente para poder conseguir el objetivo de «salud mental efectiva» para la sociedad en general.

Dr. Miguel Casas
Presidente de la Fundación de Patología Dual
Catedrático de Psiquiatría
Universidad Autónoma de Barcelona, Barcelona
Centro de Investigación Biomédica en Red de Salud Mental (CIBERSAM)
Jefe del Servicio de Psiquiatría, Hospital Universitari Vall d'Hebron

Capítulo 1

Introducción y glosario

C. RONCERO, M. CASAS

Correspondencia
Carlos Roncero
croncero@vhebron.net

Sinopsis

El consumo de drogas es un problema de primer orden, pero muy especialmente en los pacientes que presentan otro trastorno mental. No se conoce definitivamente la explicación a esta situación, pero se ha planteado la hipótesis de la automedicación, que supone que los pacientes consumen para autorregular, mitigar o mejorar sus alteraciones psicopatológicas. Los pacientes con patología dual suponen un reto diagnóstico y terapéutico, ya que establecer el diagnóstico es complejo y el tratamiento presenta complicaciones farmacológicas y psicoterapéuticas. La atención dentro del sistema sanitario tampoco ha sido definitivamente establecida.

1 Introducción

1.1 Importancia

El consumo de drogas es un problema sanitario y social de primer orden en todo el mundo, como se recoge en los estudios epidemiológicos nacionales e internacionales[1,2] (véase el capítulo 3). Se define «droga» como toda sustancia farmacológicamente activa sobre el sistema nervioso, sea prescrita o no, que modifica la conducta de quien la consume. Como tales se entienden las denominadas drogas legales (tabaco, alcohol, fármacos de prescripción…), las drogas ilegales (cannabis, cocaína, opiáceos, etc.), las sustancias de uso doméstico y los medicamentos. Todas las sustancias psicoactivas con alto potencial de abuso se caracterizan por alterar la función del sistema de neurotransmisión dopaminérgico mesocorticolímbico. La ingestión aguda de drogas genera un aumento de las concentraciones de dopamina extracelular, que puede significar el inicio del proceso adictivo. El consumo crónico se acompaña de una disminución de la función dopaminérgica con desarrollo de cambios neuroadaptativos en las vías mesolímbicas y mesocorticales.[3] El síndrome de abstinencia aparece tras el cese del consumo regular y mantenido, y puede ser agudo, retardado, condicionado y precipitado, que es el producido por fármacos antagonistas, que suelen poseer una mayor afinidad por los receptores (opiáceos, cannabinoides, etc.) que las propias drogas. Se cree que tiene relación con el fenómeno de aparición de las recaídas.[3]

Las drogas se clasifican, en función de sus efectos sobre el sistema nervioso central, en estimulantes, depresoras o alucinógenas, aunque muchas de ellas pueden tener efectos mixtos (véase la tabla 1).

La adicción es una enfermedad con tendencia a la recaída, en la que influyen muchos factores: la presencia de otro trastorno mental o de patología dual potencia la adicción, y viceversa, el consumo de drogas en pacientes con otros trastornos mentales produce descompensaciones psicopatológicas.[4] La presencia de

Depresoras	Estimulantes	Alucinógenas
Alcohol Cannabis* Opiáceos Hipnosedantes GHB o éxtasis líquido Inhalantes	Cocaína Anfetaminas Metanfetamina Tabaco Xantinas Khat Drogas de síntesis* Fármacos estimulantes (metilfenidato, atomoxetina…)	Dietilamida del ácido lisérgico (LSD) Peyote Mezcalina Hongos

*Efectos mixtos.

Tabla 1. Clasificación de las drogas.

los fenómenos de tolerancia y abstinencia, siendo fenómenos importantes, no es imprescindible para el diagnóstico (véase el capítulo 5). En la imperante clasificación del Manual Diagnóstico y Estadístico de los Trastornos Mentales (DSM-5)[5] se consideran también fenómenos cognitivos como el *craving,* a diferencia de las clasificaciones anteriores (DSM-IV-TR) y de la Clasificación Internacional de Enfermedades (CIE-10).[6]

El reinicio del consumo o recaída se ha asociado a múltiples factores.[7] Además de los ligados a la propia droga y al tipo de consumo, también influyen los fenómenos de neuroadaptación, las alteraciones de la neurotransmisión (dopaminérgica, serotoninérgica...), la sensibilización, la impulsividad, fenómenos neuroendocrinos, síntomas psiquiátricos (insomnio, ansiedad...) y la presencia de otro trastorno mental ya establecido (véase el capítulo 2). La patología dual se define como la existencia de una adicción y otro trastorno mental no adictivo en un mismo momento o a lo largo de la vida.

1.2 Relación entre consumo de drogas y psicopatología

El consumo de drogas se asocia a problemas médicos graves, como son las infecciones por el virus de la inmunodeficiencia humana y por el virus de la hepatitis C, problemas cardiovasculares y neumológicos, y alteraciones conductuales y psicopatológicas (sobredosis, suicidios, síntomas psicóticos...). En general, las complicaciones se asocian preferentemente al consumo por las vías más incisivas y en cantidades compulsivas.[8,9] Por otra parte, los pacientes con otros trastornos mentales tienen mayor facilidad, tras el contacto con las drogas, para desarrollar la adicción o el consumo compulsivo.[4,10] Sin embargo, en muchos casos el consumo compulsivo de drogas y los síntomas psicopatológicos corresponden a fenómenos patoplásticos de una única enfermedad cerebral, aunque también se ha planteado que pueden ser inducidos por el propio consumo o por los fenómenos de abstinencia[11] (véase el capítulo 5).

1.3 Atención del paciente

El correcto diagnóstico de una adicción requiere una detallada historia clínica, en la que se incluya el comienzo del consumo de cada droga, el inicio del consumo regular, la vía de administración, la frecuencia de consumo, la aparición de características relevantes como son los fenómenos de tolerancia y abstinencia, el número de recaídas, etc. Es necesaria una completa anamnesis para valorar las repercusiones clínicas del consumo continuado de sustancias (véase el capítulo 5). Existen distintos test, escalas y entrevistas diagnósticas para realizar una adecuada caracterización clínica y valorar la evolución de la dependencia de las diversas sustancias (véase el capítulo 14).

El tratamiento de los pacientes adictos o con patología dual puede hacerse de forma ambulatoria u hospitalaria. La atención dependerá de la gravedad, la frecuencia de las recaídas, el tipo de sustancia, el policonsumo y el tipo de patología dual. El abordaje integral del paciente dependiente incluye la desintoxicación, la deshabituación y la estabilización psicopatológica. En estos procesos se emplean múltiples tratamientos farmacológicos, según la sustancia de abuso y la psicopatología que presenta el paciente, siendo habitual la polifarmacia[12] y diversas psicoterapias para la estabilización y la prevención de las recaídas (terapia individual o grupal) (véase el capítulo 14).

Además de los psicofármacos habituales para el tratamiento de las enfermedades mentales clásicas (antidepresivos, antipsicóticos...), en un paciente dual se utilizan múltiples fármacos u otros tratamientos biológicos (véase la tabla 2) para el tratamiento de la adicción.[12] Todo ello requiere un correcto conocimiento de

Fármacos agonistas Metadona, buprenorfina, morfina, anfetaminas, benzodiacepinas, vareniclina, nicotina...	Evitan la sensación placentera o de refuerzo al evitar la acción de la droga Mimetizan parcialmente los efectos de las drogas sobre los receptores
Fármacos antagonistas Naltrexona, naloxona, nalmefeno	Bloquean totalmente o en parte los receptores sobre los que la droga actúa
Fármacos anticraving Naltrexona, acamprosato, nalmefeno, antiepilépticos (topiramato, oxcarbamacepina...)	Disminuyen el deseo de consumo por distintas vías aún no demostradas
Fármacos interdictores Disulfiram, cianamida	Producen reacciones neurovegetativas desagradables que se asocian al consumo de la droga
Vacunas	Tratamientos, aún experimentales, en los que se generan anticuerpos contra alguna sustancia, para evitar los efectos placenteros o romper la droga cuando está en el torrente circulatorio

Tabla 2. Tratamientos farmacológicos y biológicos en las adicciones y la patología dual.

los fenómenos farmacológicos, en especial de las interacciones de los fármacos y de estos con las drogas (véase el capítulo 4). Por otra parte, se sabe que algunos fármacos podrían tener utilidad tanto para la adicción como para el otro trastorno mental. Sin embargo, para el tratamiento de muchas adicciones o de pacientes duales no hay tratamientos específicos, por lo que estos se realizan fuera de indicación. Ello supone la prescripción de fármacos para indicaciones que no han sido aprobadas, a dosis distintas o durante más tiempo. Este tipo de prescripción puede hacerse cuando se siguen los procedimientos de fármacos fuera de indicación.[13]

En el tratamiento de los pacientes adictos y duales también deben contemplarse los fenómenos asociados al incumplimiento, el sobreuso o el mal uso de los fármacos, hechos ampliamente conocidos por los profesionales.[14] Finalmente, para los casos en que el mantenimiento de la abstinencia o el cese del consumo sea un objetivo poco realista, se ofrecen los programas de reducción de daños (véase el capítulo 15).

Existen grandes retos en el tratamiento de los pacientes adictos y duales. El primero es el desarrollo de marcadores biológicos (de neuroimagen, neurobiológicos, genéticos, electroencefalográficos...), tanto diagnósticos como pronósticos, que permitan clasificar a los pacientes adictos y duales.[15,16] El segundo es el estudio y el desarrollo de la combinación de fármacos y psicoterapias que permita optimizar los tratamientos y adaptarlos a cada subgrupo de pacientes duales, y finalmente la protocolización y la organización tanto del proceso de tratamiento como de los recursos asistenciales para la atención a estos pacientes.[17]

2   Glosario

Abstinencia: conjunto de síntomas y signos secundarios a la activación neurovegetativa que aparecen tras el cese o la disminución brusca del consumo de una sustancia usada de manera regular, y que varían en función del tipo de sustancia, la frecuencia de consumo, la cantidad y la vía de administración. Su aparición se ha relacionado con la recaída.

Abstinencia condicionada: aparición de síntomas que remedan la abstinencia tras la presentación de estímulos ambientales. Es el resultado de los fenómenos de condicionamiento, efectuados con el medio ambiente en que el sujeto se ha administrado la droga, que está mediatizado por una hiperactivación del sistema dopaminérgico en las áreas cerebrales implicadas en los procesos de refuerzo. Los estímulos externos asociados al consumo se grabarían, y por ello se produciría un proceso de condicionamiento que, en el momento de una nueva exposición a los estímulos previamente asociados al consumo, podría llegar a precipitar síntomas de abstinencia.

Abuso: consumo con pérdida parcial del control, incorporado como diagnóstico en la CIE y anteriormente en el DSM-IV-TR.

Adicción: trastono asociado al consumo repetido de una o varias sustancias, en el que existen descontrol o complicaciones psicomédicas. Es el conjunto de manifestaciones fisiológicas, comportamentales y cognoscitivas en las cuales el consumo de una sustancia, o de un tipo de ellas, adquiere la máxima prioridad para el individuo.

Alcohol: sustancia líquida de origen natural, compuesta principalmente por etanol, con efectos inicialmente desinhibidores y posteriormente depresores del sistema nervioso central.

Anfetaminas: feniletilaminas sustituidas que presentan acción psicoestimulante.

Automedicación: hipótesis que plantea que los pacientes consumen drogas o sustancias para autorregular, controlar o compensar estados psíquicos o síntomas.

Benzodiacepinas: fármacos hipnosedantes cuya diana es el receptor del ácido gamma-aminobutírico ($GABA_A$), que poseen efectos comunes (ansiolítico, miorrelajante, hipnótico, sedante y anticonvulsivante).

Buprenorfina: fármaco semisintético con efecto agonista parcial opiáceo potente, utilizado en los procesos de desintoxicación, en los programas de mantenimiento, y que está en estudio para otras posibles indicaciones.

Cannabis: producto de la planta de cáñamo *(Cannabis sativa)* que tiene propiedades psicoactivas. Está compuesto por más de 400 sustancias, de las cuales unas 60 son cannabinoides.

Cafeína: psicoestimulante de la familia de las xantinas. Se encuentra en el café, el té, el cacao, el chocolate, el mate, en refrescos de cola y en las bebidas energéticas.

Crash: fase inicial del proceso de la abstiencia de cocaína.

Craving: deseo compulsivo o irrefrenable de consumo de una o varias sustancias.

CIE (Clasificación Internacional de Enfermedades): es la clasificación de las enfermedades propuesta por la Organización Mundial de la Salud.

Cocaína: alcaloide extraído de la planta *Erythroxylum coca* que tiene efectos estimulantes.

Dependencia: trastorno, descrito en la CIE y antiguamente en el DSM-IV, que incluye a las personas que presentan un consumo compulsivo y regular de una o varias sustancias.

Depresión: conjunto de enfermedades caracterizadas por síntomas afectivos (tristeza patológica), cognitivos y motores.

Deshabituación: proceso de tratamiento psicofarmacológico y psicoterapéutico por el que el paciente aprende a vivir sin consumir drogas. El objetivo es la rehabilitación y la reintegración psicosocial.

Desintoxicación: proceso medicalizado por el que se elimina o modula el síndrome de abstinencia secundario al cese o a la disminución del consumo de una sustancia, que puede hacerse ambulatoriamente o en el hospital.

Droga: sustancia farmacológicamente activa sobre el sistema nervioso central, que puede llegar a producir alteraciones del comportamiento (incluye drogas habituales, medicamentos y sustancias de uso doméstico). Comúnmente es sinónimo de sustancia psicoactiva que puede generar abuso y dependencia, y tiene un efecto dañino. Si la sustancia es prescrita, se denomina fármaco o medicamento.

Drogas de síntesis o de diseño: sustancias derivadas de las anfetaminas cuya composición química exacta es variable. La sustancia más emblemática es el MDMA o «éxtasis».

DSM (Diagnostic and Statistical Manual of Mental Disorders): es la clasificación de los trastornos mentales de la American Psychiatric Association (APA) y se encuentra en su quinta edición (DSM-5).

Intoxicación: cambios fisiológicos, psicológicos y conductuales asociados al consumo masivo de una sustancia.

Khat: arbusto original de África, cuyas hojas suelen mascarse, que posee alcaloides (cationinas) con efecto estimulante, aumentando la liberación de dopamina y su recaptación.

LSD (dietilamida del ácido lisérgico): es una sustancia ergotamínica sintetizada inicialmente a partir del cornezuelo del centeno (hongo del pan), con efectos alucinatorios y parcialmente estimulantes. Coloquialmente es conocido como «ácido» o «tripi».

Metadona: fármaco sintético con efecto agonista opiáceo, utilizado en los procesos de desintoxicación, en los programas de mantenimiento, y que está en estudio para otras posibles indicaciones.

Nicotina: alcaloide encontrado principalmente en la planta del tabaco *(Nicotiana tabacum),* con efectos sobre todo psicoactivos. Se ha utilizado como droga de abuso y tiene potenciales usos como psicofármaco.

Patología dual: existencia en el mismo paciente de una adicción y otro trastorno mental.

Opiáceos: sustancias derivadas del jugo de la adormidera *(Papaver somniferum).*

Opioides: péptidos de origen endógeno (encefalinas, endomorfinas y beta-endorfina) que activan los receptores opioides.

Psicoestimulantes: sustancias psicoactivas que aumentan la actividad del sistema nervioso central.

Psicosis: conjunto de enfermedades caracterizadas por la pérdida de contacto con la realidad, parcial o total, y la presencia de alteraciones sensoperceptivas.

Recaída: reinicio del consumo de una sustancia tras un periodo más o menos prolongado de abstinencia de la sustancia. Puede ser puntual o mantenida, reiniciándose progresivamente los procesos de tolerancia y abstinencia.

Reducción de daños: visión asistencial y conjunto de programas dirigidos a los pacientes en quienes, en un momento determinado de su evolución, la abstinencia total a las drogas es un reto inalcanzable. Busca disminuir las complicaciones médicas y psicopatológicas relacionadas con el consumo, y acercar a los pacientes a los servicios sanitarios.

Sistema dopaminérgico: sistema de neurotransmisión cerebral que está implicado en la regulación cognitiva, afectiva y de refuerzo. El principal neurotransmisor de este sistema es la dopamina. Su alteración se ha relacionado tanto con trastornos mentales clásicos (esquizofrenia, depresión, etc.) como con la adicción y la patología dual.

Sistema mesocorticolímbico: sistema de refuerzo fisiológico que hace que sean gratificantes las conductas que nos permiten seguir vivos como especie (comida, sexo e interacción social).

Terapia cognitivo-conductual: tratamiento que se centra en los problemas del presente y establece metas realistas y consensuadas con el objetivo de que el paciente contraste empíricamente cogniciones, ideas o creencias, y que pueda modificarlas.

Terapia grupal: psicoterapia que se realiza simultáneamente en un grupo de pacientes, en la que se establece la interacción paciente-terapeuta y paciente-paciente, que ayuda y se utiliza para efectuar cambios en la conducta de los miembros del grupo.

Tolerancia: proceso de neuroadaptación secundaria al consumo mantenido y regular de una sustancia por el que se necesita consumir una mayor cantidad de sustancia para conseguir los mismos efectos fisiológicos y cognitivos, o para no tener síndrome de abstienencia.

Tratamiento en paralelo: el trastorno mental clásico y la adicción son abordados por dos equipos terapéuticos, comenzando por la adicción o por el otro trastorno mental (una vez estabilizado el primero se comienza el tratamiento del segundo).

Tratamiento en serie integrado: el trastorno mental clásico y la adicción son abordados simúltaneamente por dos equipos terapéuticos.

Tratamiento integrado: el trastorno mental clásico y la adicción son abordados simúltaneamente por un único equipo terapéutico.

Bibliografía

1. Observatorio Español de la Droga y las Toxicomanías. Informe 2013: Situación y tendencias de los problemas de drogas en España. Madrid: Ministerio de Sanidad, Política Social e Igualdad. Disponible en: http://www.pnsd.msc.es

2. Observatorio Europeo de las Drogas y las Toxicomanías. Informe anual 2015: el problema de la drogodependencia en Europa. Disponible en: http://www.emcdda.europa.eu/edr2015

3. Corominas M, Roncero C, Bruguera E, Casas M. Sistema dopaminérgico y adicciones. Rev Neurol. 2007; 44: 23-31.

4. Lev-Ran S, Imtiaz S, Rehm J, Le Foll B. Exploring the association between lifetime prevalence of mental illness and transition from substance use to substance use disorders: results from the National Epidemiologic Survey of Alcohol and Related Conditions (NESARC). Am J Addict. 2013; 22: 93-8.

5. American Psychiatric Association. Diagnostic and Statistical Manual of Mental Disorders: DSM-5. Washington, DC: American Psychiatric Publishing; 2013.

6. Clasificación Internacional de Enfermedades (CIE). Organización Mundial de la Salud. CIE 10. Trastornos mentales y del comportamiento: descripciones clínicas y pautas para el diagnóstico. 10 rev. Madrid: Meditor; 1992.

7. Grau-López L, Roncero C, Daigre C, Gonzalvo B, Bachiller D, Rodríguez-Cintas L, *et al.* [Risk factors for relapse in drug-dependent patients after hospital detoxification]. Adicciones. 2012; 24: 115-22.

8. Heimer R, Barbour R, Palacios WR, Nichols LG, Grau LE. Associations between injection risk and community disadvantage among suburban injection drug users in southwestern Connecticut, USA. AIDS Behav. 2014; 18: 452-63.

9. Roncero C, Daigre C, Grau-López L, Barral C, Pérez-Pazos J, Martínez-Luna N, *et al.* An international perspective and review of cocaine-induced psychosis: a call to action. Subst Abus. 2014; 35: 321-7.

10. Sartor CE, Kranzler HR, Gelernter J. Rate of progression from first use to dependence on cocaine or opioids: a cross-substance examination of associated demographic, psychiatric, and childhood risk factors. Addict Behav. 2014; 39: 473-9.

11. Szerman N, Martinez-Raga J, Peris L, Roncero C, Basurte I, Vega P, *et al.* Rethinking dual disorders/pathology. Addictive Disorders & Their Treatment. 2013; 12: 1-10.

12. Grau-López L, Roncero C, Daigre C, Miquel L, Barral C, Collazos F, *et al.* Observation study of pharmacotherapy in a dual diagnosis program. J Addict Med. 2014; 8: 84-9.

13. Álvarez J, Roncero C. Grupo de trabajo sobre fármacos de fuera de indicación en patología dual de la Sociedad Española de Patología Dual - SEPD. Revista de Patología Dual. 2014; 1: 9. Disponible en: http://www.patologiadual.es/publishingimages/revista/pdfs/R3A1.pdf

14. Roncero C, Gómez-Baeza S, Vázquez JM, Terán A, Szerman N, Casas M, *et al.* Perception of Spanish professionals on therapeutic adherence of dual diagnosis patients. Actas Esp Psiquiatr. 2013; 41: 319-29.

15. Corominas-Roso M, Roncero C, Daigre C, Grau-Lopez L, Ros-Cucurull E, Rodríguez-Cintas L, *et al.* Changes in brain-derived neurotrophic factor (BDNF) during abstinence could be associated with relapse in cocaine-dependent patients. Psychiatry Res. 2015; 225: 309-14.

16. Volkow ND, Koob G, Baler R. Biomarkers in substance use disorders. ACS Chem Neurosci. 2015; 6: 522-5.

17. Roncero C, Vega P, Martínez-Raga J, Barral C, Basurte-Villamor I, Rodríguez-Cintas L, *et al.* Professionals' perceptions about healthcare resources for co-occuring disorders in Spain. Int J Ment Health Syst. 2014; 8: 35.

Capítulo 2

Fundamentos neurobiológicos

E. AMBROSIO, C. RONCERO

Correspondencia:
Dr. Emilio Ambrosio
eambrosio@psi.uned.es

Sinopsis

En los últimos años se ha hecho cada vez más evidente la necesidad de conocer los procesos neurobiológicos que están interviniendo en la aparición de trastornos adictivos y de patología dual. La investigación preclínica en este campo apunta a que en dicha comorbilidad pueden estar implicados varios sistemas de neurotransmisores, principalmente los de dopamina, glutamato, ácido gamma-aminobutírico (GABA) y acetilcolina. Parece de especial importancia el sistema dopaminérgico, porque es el constituyente principal del sistema mesocortico-límbico y esencial en el procesamiento del reforzamiento cerebral. La desregulación de ese sistema puede conllevar la aparición de trastornos psicopatológicos, en especial síntomas de esquizofrenia y adicciones, y el establecimiento de un cuadro de patología dual. Aunque no se conoce claramente la etiología de este tipo de patologías, hay diversas hipótesis explicativas entre las que destacan la de la automedicación, la de la sintomatología primaria de la adicción y la de diátesis-estrés. Cada una de estas teorías tiene cierto apoyo empírico en estudios tanto con animales como con humanos.

1 Introducción

Los desarreglos en la función neuronal que conducen con frecuencia y en último término a la aparición de trastornos mentales empiezan habitualmente en las sinapsis. La mayoría de las sustancias psicoactivas, entre las que se encuentran las drogas de abuso y los psicofármacos, ejercen sus efectos sobre el sistema nervioso al afectar alguno de los mecanismos de la transmisión sináptica química que tiene lugar entre neuronas[1] (véase la tabla 1). Hasta el momento se conocen más de 100 sustancias neuroactivas liberadas en las sinapsis, denominadas neurotransmisores y neuromoduladores, que tienen distintos mecanismos de acción sobre los receptores postsinápticos: algunas de esas sustancias abren canales iónicos directamente (y se las llama más propiamente neurotransmisores) y otras estimulan proteínas G (y se las llama también neuromoduladores porque «modulan» la eficacia de los potenciales postsinápticos producidos en los receptores asociados a canales iónicos). Es decir, aunque estas sustancias neuroactivas no producen directamente potenciales postsinápticos, son capaces de regular la mayor o menor actividad de otros canales iónicos abiertos por neurotransmisores unidos a receptores ligados a canales. La modulación de la actividad neural se realiza activando a las proteínas G de los receptores a los que se unen. Ello produce una serie de reacciones bioquímicas que pueden conducir indirectamente a la apertura o el cierre de canales iónicos de otros receptores controlados por neurotransmisores. En consecuencia, todos aquellos neurotransmisores que actúen sobre neuronas postsinápticas mediante receptores metabotrópicos (se llaman así los receptores asociados a proteínas G) deben ser considerados más propiamente como neuromoduladores. La importancia de la neuromodulación en el sistema nervioso es la de disponer de un mecanismo de amplificación de señales en un momento dado. Esto es, una molécula de un neurotransmisor que se une a receptores ligados a canales iónicos abre un solo canal. Sin embargo, cuando una molécula de un neuromodulador activa a un receptor asociado a proteínas G es capaz de activar 10-20 proteínas G a la vez. Cada una de estas proteínas G produce una molécula de AMPc que, por diferentes mecanismos, pueden activar indirectamente muchos canales iónicos distintos de manera simultánea.[1]

Con frecuencia, un mismo neurotransmisor puede actuar como neurotransmisor propiamente dicho en unas sinapsis, si se une a receptores con canales iónicos asociados, y como neuromodulador en otras, si se une a receptores ligados a proteínas G. Este distinto mecanismo de acción explica que haya diferencias respecto al tiempo de inicio de las acciones de estas sustancias neuroactivas cuando funcionan como

Sistema de neurotransmisión	Receptores principales	Acciones fundamentales	Drogas que actúan sobre este sistema
Cannabinoide	CB1 CB2	Apetito Homeostasia Sistema inmunitario	Cannabis
Colinérgico	M1 M2 M3/M5	Memoria Sedación Apetito	Hongos alucinógenos
Dopaminérgico	D1 y D5 D2, D3 y D4	Sistema de refuerzo Funciones cognitivas Estado anímico	Cafeína Cocaína Anfetaminas Metanfetamina Metilfenidato Bupropión
Gabaérgico	GABA-A GABA-B	Ansiedad	Alcohol Barbitúricos Benzodiacepinas Gamma hidroxibutirato (GHB, éxtasis líquido) Alcohol
Glutamatérgico	MDMA AMPA Kainato	Síntomas cognitivos y perceptivos	Ketamina Fenciclidina (PCP, fenilciclohexilpiperidina) Alcohol
Histaminérgico	H1	Ansiedad Apetito Insomnio	Fármacos de prescripción: antihistamínicos, antipsicóticos, antidepresivos
Noradrenérgico	α1 α2	Estado anímico Síntomas abstinenciales	Cocaína Anfetamina Metilfenidato Bupropión
Nicotinérgico	Nα4β2 Nα7	Sistema de refuerzo Activación cognitiva	Vareniclina Tabaco (nicotina)
Melatoninérgico	MT1 MT2 MT3	Regulación de ritmos circadianos Ansiedad	Fármacos de prescripción; antidepresivos
Opiáceo	Mu Kappa Delta	Analgesia Ansiedad-sueño	Heroína Morfina Metadona Buprenorfina
Serotoninérgico	5-HT1A, 1B/1D 5HT2A 5HT2C 5HT3 5HT4	Impulsividad Estado de ánimo	Drogas de síntesis Dietilamida del ácido lisérgico (LSD) Psilocibina Mescalina Cocaína

Tabla 1. Sistemas de neurotransmisión y drogas.

neurotransmisores o como neuromoduladores. Los neurotransmisores producen efectos rápidos, mientras que los neuromoduladores los producen lentos. Así, el tiempo que transcurre hasta que se producen cambios en el potencial de la membrana postsináptica debidos al efecto de un neurotransmisor se encuentra normalmente entre 0,5 y 1 ms, y la duración de este efecto puede ser de 10 a 100 ms. Por el contrario, los efectos mediados por los neuromoduladores tardan en manifestarse segundos, y su duración puede llegar al orden de minutos, horas o incluso más. En consecuencia, se cree que los cambios lentos, a largo plazo, que se producen en la actividad neural, están regulados por neuromoduladores. Hay, además, botones terminales donde coexisten dos o más neurotransmisores, y a menudo uno de ellos se comporta como neurotransmisor y el otro como neuromodulador. Por lo tanto, hay una gran variedad de mecanismos que pueden intervenir en la regulación de la comunicación entre neuronas, y ello refleja la enorme complejidad que subyace en la interacción de las células del sistema nervioso central (SNC) y el ambiente estimulante en que vive una persona, incluido el psicosocial.

2   Clases de neurotransmisores y neuromoduladores

Actualmente se admite que existen cuatro grandes clases de neurotransmisores (aunque también hay otras) que difieren entre sí por sus propiedades químicas y sus efectos: la acetilcolina, las aminas biógenas, los aminoácidos transmisores y los neuropéptidos.[1]

2.1 Acetilcolina

Fue el primer neurotransmisor identificado y caracterizado, por lo que es quizás el mejor conocido. Se encuentra tanto en el SNC como en el sistema nervioso periférico (SNP). Es el neurotransmisor de la unión neuromuscular (sinapsis entre neuronas y fibras musculares), de las sinapsis que se establecen en los ganglios del sistema nervioso autónomo (SNA), tanto del sistema nervioso simpático como del parasimpático, así como de las sinapsis del sistema nervioso parasimpático con sus células diana. Se sintetiza en mayor cantidad en algunos núcleos del encéfalo anterior, como los núcleos septales y los núcleos basales de Meynert, desde donde se envían proyecciones a todo el encéfalo. Normalmente, la acetilcolina se comporta como un neurotransmisor excitador, pero también puede ejercer el efecto contrario, es decir, un efecto inhibidor. Ello depende de las proteínas receptoras a las que se une esta sustancia en la membrana postsináptica. Los receptores a los que se une la acetilcolina se denominan receptores colinérgicos y existen dos subtipos diferentes: los receptores muscarínicos y los receptores nicotínicos. Estas sustancias han sido muy útiles para diferenciar estos receptores entre sí. La caracterización bioquímica de los receptores colinérgicos ha permitido averiguar que, al igual que otros receptores para neurotransmisores, están constituidos por una proteína con cinco subunidades (combinando cuatro cadenas diferentes según su estructura y su organización en el espacio: alfa, beta, gamma y delta), las cuales, dispuestas convenientemente, forman el canal iónico que permite el paso de iones a través de la membrana. Cada una de esas cadenas tiene también subtipos. Por ejemplo, la cadena alfa tiene el subtipo alfa 4, que es especialmente importante en la mediación de los efectos euforizantes de la nicotina, igual que el subtipo beta 2, y el subtipo alfa 7 es de gran importancia en los efectos cognitivos.

2.2 Aminas biógenas

Pueden distinguirse dos subclases: las catecolaminas y la serotonina. Las catecolaminas son tres: dopamina, noradrenalina y adrenalina. La dopamina se sintetiza fundamentalmente en los cuerpos neuronales del área tegmental ventral y de la sustancia negra, ambas situadas en el tronco del encéfalo. Desde estas regiones se envían proyecciones dopaminérgicas hacia diferentes partes del sistema nervioso, sobre todo hacia el encéfalo anterior. La noradrenalina se sintetiza principalmente en el *locus coeruleus,* situado en el tronco del encéfalo, desde donde parten proyecciones noradrenérgicas que se distribuyen ampliamente por todo el encéfalo. La adrenalina se sintetiza a partir de la noradrenalina en los botones terminales de las neuronas del SNC y también es sintetizada en la médula adrenal. Por su parte, la serotonina o 5-hidroxitriptamina (5-HT) se sintetiza fundamentalmente en los núcleos del rafe del tronco del encéfalo, desde donde se envían proyecciones serotoninérgicas a diversas regiones del SNC y la médula espinal. Se conocen también distintos subtipos de receptores de cada una de las aminas biógenas: cinco de los receptores dopaminérgicos (D_1, D_2, D_3, D_4 y D_5), cinco de los noradrenérgicos (α_1, α_2, β_1, β_2 y β_3) y siete de los serotoninérgicos ($5HT_1$, $5HT_2$, $5HT_3$, $5HT_4$, $5HT_5$, $5HT_6$ y $5HT_7$). La mayoría de estos receptores son metabotrópicos (esto es, activan a proteínas G y desencadenan la respuesta neuronal a través de la actuación de mecanismos de segundos mensajeros.[1]

2.3 Aminoácidos transmisores

Son los principales neurotransmisores excitadores e inhibidores del sistema nervioso. Participan en la mayoría de las sinapsis del sistema nervioso, a través de receptores inotrópicos. Existen cuatro aminoácidos fundamentales (véase la tabla 2). Desde un punto de vista químico, son muy parecidos y se sintetizan mediante diferentes reacciones químicas a partir del glutamato. El glutamato y la glicina son aminoácidos que se obtienen a partir de la glucosa y otros precursores. El glutamato, el aspartato y la glicina participan en numerosas funciones celulares, además de ser neurotransmisores. Solamente el ácido gamma-aminobutírico (GABA) es exclusivamente neurotransmisor. La activación de los receptores AMPA, y sobre todo de NMDA de glutamato, parece desempeñar una importante función en la mediación de procesos relacionados con la memoria y la muerte neuronal. El número de conexiones sinápticas que se realizan con los aminoácidos transmisores sobrepasa con mucho al de otros neurotransmisores. Así, en más de un 50 % de todos los contactos sinápticos del encéfalo se libera glutamato, y en más de un 25 % se libera GABA. Ello da idea de la gran importancia que ambas sustancias tienen en la regulación del comportamiento.[1]

2.4 Neuropéptidos

Son neurotransmisores muy numerosos en el sistema nervioso y se localizan en todos los circuitos nerviosos en mayor o menor grado. Se conocen al menos 50

Tipos	Nombre	Principales receptores
Excitadores	Glutamato	NMDA (N-metil D-aspartato) AMPA (α-amino-3-hidroxi-5-metil-4-isoxazolpropionato)
	Aspartato	
Inhibidores	Ácido gamma-aminobutírico (GABA)	GABA-A y GABA-B
	Glicina	

Tabla 2. Aminoácidos neurotransmisores.

tipos de neuropéptidos diferentes y se cree que todos ellos se liberan en los contactos sinápticos que se establecen en el cerebro. Su tamaño molecular es variable y están formados por cadenas de aminoácidos, cuya composición oscila entre 3 y 40 aminoácidos. Las funciones que desempeñan estos neuropéptidos son muy variadas. Así, por ejemplo, participan en la regulación de la ingesta de comida y de bebida, en el comportamiento sexual, en procesos de aprendizaje y memoria, en las respuestas del organismo a situaciones estresantes y en el control del dolor, como es el caso de los péptidos opioides y la sustancia P. Un grupo muy importante de neuropéptidos está constituido por hormonas del sistema neuroendocrino, que además de desempeñar diferentes funciones en el organismo actúan como neuromoduladores en el sistema nervioso.[1]

2.5 *Otros neurotransmisores*

Uno de los sistemas de neurotransmisión más recientemente descubierto es el de los cannabinoides endógenos, cuyo estudio tiene importantes implicaciones para la comprensión del funcionamiento del SNC y del SNP y su regulación de la conducta. Hace unos 50 años, un cúmulo de observaciones experimentales permitió llegar a la conclusión de que muchos de los efectos conductuales de los cannabinoides podían estar mediados por su interacción con un sitio receptor en el cerebro. Ese receptor se identificó y se denominó CB_1. Posteriormente, se identificó otro receptor periférico al que se llamó CB_2, que participaría en los efectos de los cannabinoides sobre el sistema inmunitario. La unión del tetrahidrocannabinol (THC) al receptor central (CB_1) produce la inhibición de la enzima adenilato ciclasa, que se traduce en una reducción de la producción de AMPc. Tanto en el hombre como en primates y ratas, la mayor densidad del receptor CB_1 aparece en el globo pálido, el núcleo entopeduncular, la sustancia negra, el hipocampo y el cerebelo. Esta distribución en el cerebro explica muchos de los efectos de los cannabinoides sobre el sistema motor y sobre las capacidades cognitivas y perceptivas. Se ha planteado que hay más receptores de endocannabinoides, de modo que el denominado receptor de potencial transitorio de vanilloides tipo 1 (TRPV1) es un candidato y los receptores nucleares de la familia de receptores activadores de la proliferación de perixosomas (PPAR) son otros. Sin embargo, uno de los más firmes candidatos es el recientemente clonado nuevo tipo de receptor acoplado a proteína G, el GPR55. Es preciso decir, además, que también se dispone de una sustancia antagonista para los receptores CB_1: el SR 141716 A.[1]

La existencia del receptor central CB_1 condujo al descubrimiento de los ligandos endógenos. Inicialmente se identificó la araquidoniletanolamida (anandamida), que es un derivado del ácido araquidónico. Posteriormente se han identificado otras dos amidas que contienen etanolamina (la homo-gamma-linoleniletanolamina y la 7,10,13,16-docosatetraeniletanolamina), y en fechas más recientes se ha descrito otro nuevo ligando endógeno del receptor de cannabinoides, el 2-araquidonil glicerol, que no tiene una estructura de tipo amida y que se une a los receptores de cannabinoides tanto periféricos como centrales. La lista de estos ligandos endógenos no deja de ampliarse cada año con nuevos descubrimientos y, si bien no tienen una estructura química similar, producen efectos semejantes cuando se administran a animales de laboratorio: reducción de la actividad espontánea, inmovilidad, hipotermia y antinocicepción, efectos que son muy parecidos a los que causa la administración de THC.

Además de producir euforia y relajación, alteración del sentido del tiempo e intensificación de las percepciones sensoriales comunes, el consumo de cannabis produce disminuciones (dependientes de la dosis) de otras funciones conductuales y cognitivas que afectan al control de las capacidades motoras de los sujetos que están bajo los efectos de la droga. El uso regular de cannabis también produce tolerancia a diferentes efectos fisiológicos, pero no está claro que produzca tolerancia a los efectos subjetivos (euforia, relajación, etc.). Así, parece requerirse consumir altas dosis durante varios días seguidos para que se produzca tolerancia a estos efectos. Los efectos descritos de los cannabinoides son también consecuencia de su interacción con sistemas de neurotransmisores como los de acetilcolina, GABA, histamina, serotonina, noradrenalina y péptidos opioides, entre otros. Dada la importancia del sistema dopaminérgico en la mediación de las acciones reforzantes de la mayoría de las drogas de abuso, es probable que en los efectos euforizantes de los cannabinoides también participe el neurotransmisor dopamina. Así, es sabido que los cannabinoides estimulan la liberación de dopamina en el cuerpo estriado, el núcleo *accumbens* y la corteza medial prefrontal, que son regiones cerebrales que parecen ser importantes en la regulación de las acciones reforzantes de casi todas las drogas de abuso conocidas.[1]

3   Estudios experimentales

El conocimiento cada día mayor de la farmacología de la sinapsis y de los neurotransmisores que participan en ella, junto con la combinación de diversos procedimientos neurobiológicos y metodologías conductuales que miden el reforzamiento, han establecido la importancia que pueden tener determinadas regiones cerebrales como correlatos neuronales de la conducta adictiva. Los procedimientos neurobiológicos que más se emplean, juntamente con métodos de análisis experimental del comportamiento para el estudio de los circuitos nerviosos del refuerzo, son las lesiones electrolíticas, la administración intracerebral de sustancias, el marcado de receptores de neurotransmisores (fijación y autorradiografía), las medidas del metabolismo cerebral, las medidas del recambio de neurotransmisores, etc. Las metodologías conductuales consisten en la autoestimulación eléctrica intracraneal, la autoadministración de drogas, el condicionamiento preferencial al sitio, el condicionamiento aversivo gustativo y el condicionamiento de aproximación/evitación.

Tras establecer la metodología de la autoestimulación eléctrica intracraneal,[2] se empezaron a identificar las vías catecolaminérgicas con la técnica de microscopía de histofluorescencia. Pronto se vio la correspondencia entre determinadas regiones atravesadas por el haz medial del cerebro anterior y el sistema mesocorticolímbico dopaminérgico. Anteriormente, en 1957, Killam *et al.* habían demostrado que las drogas de abuso debían en parte sus propiedades reforzantes a su capacidad para activar ciertos circuitos cerebrales que sustentaban una autoestimulación eléctrica intracraneal. Desde entonces se han empleado conjuntamente metodologías conductuales y neurobiológicas que confirman esa idea y la de la conexión entre los circuitos neurales del refuerzo y el sistema mesocorticolímbico dopaminérgico que se origina en el área tegmental ventral y envía proyecciones al cerebro anterior.[3]

4   El sistema mesocorticolímbico dopaminérgico

Un sustrato común neuroanatómico cuya disfunción puede traducirse en trastornos adictivos y otros trastornos psiquiátricos es el sistema mesocorticolímbico dopaminérgico. Este sistema está localizado en la parte anterior del cerebro y formado por una serie de núcleos conectados entre sí, de manera que permite una circulación relativamente fluida de información desde la porción ocupada por los núcleos del circuito límbico-estriado-pálido hacia los sistemas motores piramidal y extrapiramidal.[4] La porción dopaminérgica de este sistema se origina en el área tegmental ventral y forma una primera vía que manda eferentes desde las áreas productoras de dopamina A8, A9 y A10 a la porción lateral, o concha (*shell*, en inglés), y a la porción medial o centro (*core*, en inglés) del núcleo *accumbens*, estructura situada en la porción ventral del cuerpo estriado. En la concha, a su vez, se originan eferencias gabaérgicas dirigidas hacia el área tegmental ventral (formando así un bucle de control recíproco) y hacia el tálamo dorsomedial y la zona dorsal de la corteza prefrontal, vía el pálido ventral. A su vez, desde la corteza dorsal prefrontal se mandan eferencias glutamatérgicas al centro del núcleo *accumbens* y la sustancia negra y, desde esta última, se envían eferencias dopaminérgicas de salida del sistema hacia los sistemas motores piramidal y extrapiramidal. Una segunda vía de este sistema parte también del área tegmental ventral y se dirige hacia el centro del núcleo *accumbens* y el pálido ventral dorsolateral para confluir en una vía única de carácter gabaérgico que se proyecta a tres estructuras claramente diferenciadas: la sustancia negra, la porción medial del núcleo subtalámico y el núcleo pedúnculo pontino. Esta última estructura converge con las otras dos, vía eferencias acetilcolinérgicas, en los sistemas piramidal y extrapiramidal.[5]

Desde la amígdala parte una de las principales vías de entrada al núcleo del sistema mesocorticolímbico, que es el estriado ventral. El complejo amigdalino está formado por una serie de núcleos (central, lateral y basolateral) profusamente conectados entre sí y con otras divisiones menores, que envían conexiones hacia el interior del sistema formando lo que se ha denominado amígdala extendida. Se entiende por amígdala extendida una especie de interfaz de límites difusos que pone en relación grandes zonas de corteza y núcleos talámicos (geniculado medial, intralaminar posterior y suprageniculado) con la zona mesolímbica a través del área tegmental ventral, la concha del núcleo *accumbens* y la parte medial de los núcleos caudado y putamen.[6]

Por otra parte, el estriado ventral (núcleos caudado, putamen, *accumbens* y tubérculo olfatorio) constituye la parte esencial del sistema mesocorticolímbico dopaminérgico. Estas estructuras se consideran una interfaz entre la corteza límbica y el sistema motor extrapiramidal,[7] y en conjunto constituyen una extensa red de comunicaciones nerviosas que conectan con importantes divisiones ventromediales de la corteza, estructuras diencefálicas y núcleos mesencefálicos que sintetizan neurotransmisores monoaminérgicos. El núcleo *accumbens* ha sido subdividido a su vez en las regiones central y de la concha.[8] Esta última recibe aferentes del *subiculum*,[9] de los núcleos talámicos de la línea media[10] y de la amígdala,[11] y proyecta a la región ventromedial del pálido ventral que, a su vez, inerva el área tegmental ventral, el hipotálamo lateral y el núcleo pedúnculo pontino.[12] La parte central presenta más similitudes con el estriado dorsal en lo que se refiere a conexiones aferentes y eferentes, y parece estar más implicada en funciones motoras parecidas a las del sistema estriado dorsal-corteza frontal.[12] El estriado ventral recibe eferencias glutamatérgicas de la corteza entorrinal, la orbitofrontal, la cingulada, áreas subcorticales de la corteza (complejo amigdalino, hipocampo) y tálamo. El mayor número de aferencias recibidas por el estriado ventral procede del tálamo, principalmente de los núcleos paraventricular, *reuniens,* de la línea media y dorsomedial. Por su parte, el núcleo *accumbens* recibe conexiones del hipocampo procedentes de las regiones CA1, CA2, CA3 y CA4, y del complejo subicular. La concha también recibe proyecciones procedentes del hipotálamo. Todas estas conexiones son glutamatérgicas.

Las conexiones con los núcleos mesencefálicos monoaminérgicos son fundamentales para el desarrollo de las funciones en las que se ha involucrado al estriado ventral en lo que se refiere al reforzamiento y a cambios neuroadaptativos tras la administración crónica de drogas. Estos núcleos son el rafe, el *locus coeruleus,* la sustancia negra y la ya citada área tegmental ventral. Las aferencias más importantes son las provenientes de estos dos últimos núcleos, hasta el punto de que el neurotransmisor fundamental en el estriado ventral es la dopamina. Las principales eferencias del estriado ventral son de carácter gabaérgico y se dirigen hacia el pálido ventral, el hipotálamo, el área tegmental ventral y la sustancia negra. Las conexiones recíprocas entre estas dos últimas estructuras proveen al estriado de un control modulador sobre la producción de dopamina y, como ya se ha comentado, se considera que la vía dopaminérgica que se proyecta desde el área tegmental ventral al núcleo *accumbens* parece fundamental en el otorgar valor de recompensa a los estímulos reforzantes relacionados con las conductas operantes y, más concretamente, con la autoadministración de drogas de abuso.[13]

5   Bases biológicas de la patología dual

5.1   Teorías e hipótesis

Varias aproximaciones teóricas han tratado de dar una explicación al hecho de la frecuente presencia de patología dual:[14,15]

- La hipótesis de la automedicación establece que los pacientes consumen drogas con el objetivo de reducir los síntomas de su trastorno psiquiátrico y de contrarrestar los efectos secundarios derivados de su tratamiento farmacológico.[16] En la literatura científica hay datos que apoyan esta hipótesis, especialmente en pacientes esquizofrénicos en quienes, al menos a corto plazo, el consumo de drogas produce una mejoría de los síntomas negativos y de los déficits cognitivos.[17] También, estudios realizados con modelos animales de esquizofrenia que han evaluado la función de los receptores colinérgicos nicotínicos (principalmente el alfa-7) demuestran que la activación de estos receptores (mediante la administración de agonistas de los mismos) revierte los déficits de memoria espacial, de filtrado sensorio-motriz, de conducta social y de liberación de dopamina en el estriado, dando apoyo así a esta hipótesis.[15] Una limitación de esta teoría es que no explica el hecho de que, en algunos casos, el consumo de drogas precede al del inicio del trastorno psiquiátrico.

- La hipótesis de la sintomatología primaria de la adicción mantiene que tanto el trastorno psiquiátrico como la propensión a consumir drogas son síntomas primarios de la patología dual, y que ambos trastornos se originan en alteraciones patológicas producidas durante el neurodesarrollo en ciertas regiones cerebrales que participan en el sistema de reforzamiento cerebral (principalmente la formación hipocampal, la corteza prefrontal y el núcleo *accumbens*).[18] Esas alteraciones pueden dar lugar tanto al trastorno psiquiátrico como al adictivo de forma independiente, de modo que la sintomatología adictiva no aparece como una reacción secundaria a la sintomatología primaria del trastorno psiquiátrico (a diferencia de lo que postula la hipótesis de la automedicación), sino que ambas son igualmente primarias. Diversos estudios en animales apoyan esta teoría y demuestran que posibles daños producidos en las primeras etapas de la vida pueden dar lugar, durante el periodo pospuberal, a conductas que remedan las esquizofrénicas en humanos y a una mayor conducta de autoadministración y de sensibilización motora tras la exposición a diversos tipos de drogas, incluidos los psicoestimulantes, el alcohol y la nicotina.[15]

- El modelo de diátesis-estrés establece que el consumo de drogas puede actuar como un factor estresante ambiental en personas vulnerables y facilitar la aparición de la enfermedad mental.[19] También hay datos en la literatura científica que apoyan este modelo, dado que parece claro que hay una relación entre el consumo de drogas y un inicio más temprano del trastorno psiquiátrico. Hay estudios con animales, por otra parte, que también apoyan este modelo, como son los trabajos llevados a cabo con el gen DISC1 *(Disrupted in Schizophrenia),* un gen relativamente raro, que es el que se encontró disfuncional a consecuencia de una translocación equilibrada entre los cromosomas 1 y 11 en una gran familia escocesa con muchos casos de esquizofrenia y trastornos depresivos y bipolares, además de alcoholismo en algunos de sus miembros. Se han obtenido ratones transgénicos con variantes del gen DISC1 y se ha comprobado que estos animales tienen una señalización neuronal dopaminérgica alterada, así como una respuesta anómala a los psicoestimulantes. También se han hecho estudios con genes más comunes por su conocida inducción de una mayor susceptibilidad a la esquizofrenia, como son los que regulan la expresión de las proteínas neurexina, disbindina y neurregulina, que participan todas ellas en las sinapsis. Cuando, por ejemplo, se administran cannabinoides a ratones transgénicos deficientes en neurregulina, se comprueba que su sensibilidad a los efectos de estas drogas es diferente en comparación con los animales controles. Igualmente se ha demostrado, en ratones transgénicos del gen COMT (catecol-O-metil transferasa), el cual codifica la enzima del mismo nombre que interviene en el metabolismo de la dopamina, que cuando se les administran cannabinoides en la adolescencia el gen COMT regula a niveles morfológico, sensorio-motriz y de función ejecutiva la posibilidad de inducir conductas que remedan a las típicas de la esquizofrenia en humanos.[15]

- La hipótesis de la acumulación de riesgos establece que los pacientes psiquiátricos tienen mayor riesgo de iniciarse en el consumo de drogas a causa de que presentan peores habilidades cognitivas, nivel educativo, económico y profesional más bajo, y peores circunstancias en la vida.[20] No hay datos científicos en humanos ni en animales que apoyen esta hipótesis, aunque no deja de ser plausible.

5.2 *Sistemas de neurotransmisión implicados*

Varios sistemas de neurotransmisores participan en los efectos que produce el consumo de drogas, y también ciertas alteraciones en esos mismos sistemas parecen tener una función relevante en la aparición de otras patologías psiquiátricas. Sin embargo, la mayor parte de lo que se conoce sobre la patología dual se refiere a los trastornos psicóticos. A este respecto, son tres los principales sistemas de neurotransmisores especialmente implicados: el dopaminérgico, el gabaérgico y el glutamatérgico, que interaccionan entre sí y con otros sistemas. Se conoce que la sintomatología positiva que manifiestan los pacientes esquizofrénicos parece estar relacionada con la hiperactividad de la rama mesolímbica del sistema dopaminérgico, mientras que la hipoactividad de la rama mesocortical estaría más implicada en la sintomatología negativa. En relación al GABA y al glutamato, se admite que en las primeras fases del desarrollo de la esquizofrenia tiene una función importante la disminución de la actividad de estos dos sistemas.[21] Por otro lado, también se cree que un deficiente funcionamiento de los receptores NMDA del glutamato puede participar en la comorbilidad entre abuso de drogas y esquizofrenia,[22] dado que a cada una de esas patologías por separado dicha deficiencia sí les afecta de manera significativa.

Los receptores de acetilcolina, especialmente los del subtipo alfa-7 nicotínicos, también interaccionan con los NMDA glutamatérgicos. Ambos tipos de receptores son muy abundantes en el hipocampo y su interacción parece tener efectos positivos en la mejora del rendimiento en tareas de memoria de trabajo en los pacientes esquizofrénicos cuando consumen nicotina de forma aguda.[23] Además, otros tipos de receptores nicotínicos, los alfa-4 y los beta-2, están presentes en importantes regiones del sistema dopaminérgico, como son el área tegmental ventral y el núcleo *accumbens,* y a través de ellos la nicotina ejerce, en parte, sus efectos reforzantes.[17] Por tanto, el sistema colinérgico, mediante su interacción con los sistemas del glutamato y de la dopamina, debe ser considerado al explicar el frecuente consumo de nicotina en los pacientes esquizofrénicos.

La cafeína también interacciona con el sistema de la acetilcolina, además de con otros neurotransmisores como el serotoninérgico y el noradrenérgico. Se ha comprobado que la cafeína se comporta como un antagonista sobre el receptor de la adenosina, contrarrestando los efectos sedantes, anticonvulsivantes y ansiolíticos que esta tiene. En lo que respecta a la dopamina, la cafeína también estimula su liberación en la corteza prefrontal y en el núcleo caudado del cuerpo estriado, pero no en el núcleo *accumbens,* diferenciándose en esto último de las acciones de otros psicoestimulantes que sí promueven la liberación de dopamina en el núcleo *accumbens.*[24]

El etanol es otra droga que también afecta a los tres neurotransmisores antes citados, cuyas disfunciones pueden participar en la esquizofrenia. Así, está comprobado que el etanol activa a los receptores GABAA e inhibe a los NMDA y de kainato glutamatérgicos. Por otro lado, también activa a las neuronas dopaminérgicas del área tegmental ventral, las cuales proyectan al núcleo *accumbens* y promueven de este modo indirecto una elevación de la cantidad de dopamina en ese núcleo.[25]

Otra importante droga en relación con los trastornos psicóticos es el cannabis. Es bien conocido que en el desarrollo de la esquizofrenia influyen cambios en el sistema cannabinoide endógeno y en sus receptores, particularmente en el subtipo CB$_1$.[26] Estos receptores interaccionan, además, con los del sistema gabaérgico en diversas áreas cerebrales,[27] como la corteza prefrontal, el globo pálido, la amígdala, el hipocampo y el cerebelo. Por otra parte, los cannabinoides también activan al sistema dopaminérgico mesolímbico.[28]

Finalmente, está claro desde hace tiempo que entre las más importantes drogas en relación con los trastornos psicóticos están los psicoestimulantes, cuyo principal mecanismo de acción es la liberación de dopamina en el núcleo *accumbens*, al tiempo que también tienen efectos sobre el sistema gabaérgico y el glutamatérgico.[29]

Todas las drogas, ya sea de manera directa o indirecta, activan al sistema dopaminérgico (véase la figura 1), y parece que este sistema es también el que está más alterado en la esquizofrenia. Los pacientes esquizofrénicos comúnmente consumen alguna o varias drogas con el fin de contrarrestar un deficiente funcionamiento del sistema dopaminérgico en lo que se refiere a su mediación en el procesamiento de la recompensa cerebral (además de por lo señalado anteriormente respecto a la hipótesis de la automedicación). Este planteamiento puede explicar la observación de que es frecuente que las personas con esquizofrenia tengan alterado dicho procesamiento, dado que tienen

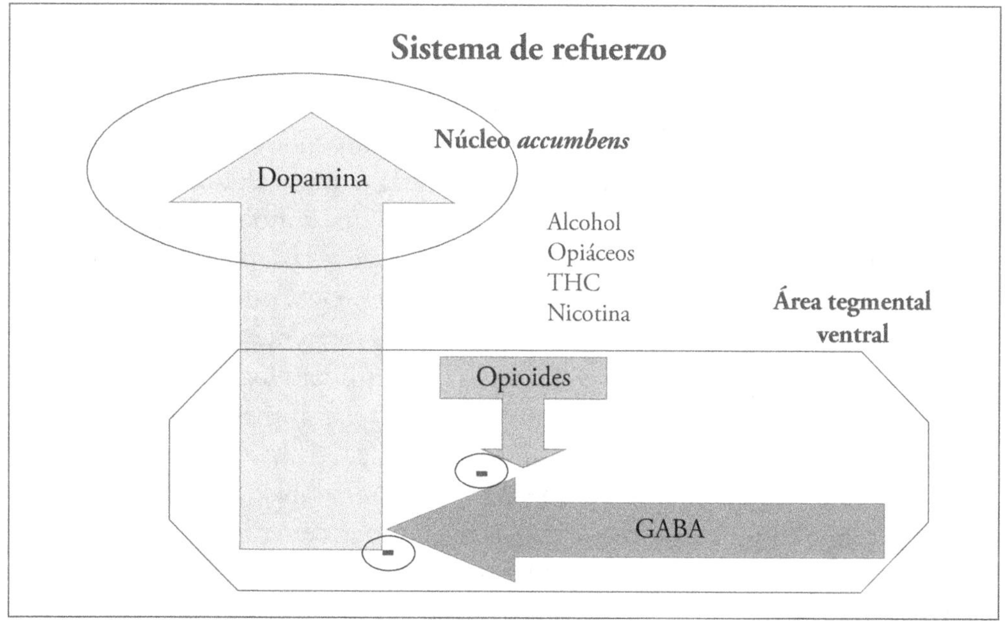

Figura 1. Esquema del sistema mesolímbico

tendencia a sobrevalorar las consecuencias positivas del consumo de drogas y a minusvalorar las negativas.

Otro sistema de neurotransmisión que debe considerarse es el del factor liberador de corticotropina, por su importancia como mediador en todas las respuestas de un organismo ante situaciones de estrés. Como plantea el modelo de diátesis-estrés, este factor puede ser un elemento ambiental que, actuando sobre una predisposición (diátesis) previa, favorezca la aparición de otro trastorno psiquiátrico. A este respecto hay que considerar que el estrés psicosocial puede ser un factor que, en sí mismo, lleve a una persona a adoptar estrategias mal adaptadas, como por ejemplo iniciarse en el consumo de drogas, para evitar la sintomatología derivada de dicho estrés. Ese consumo continuado de la droga puede dar lugar a alteraciones en el sistema de recompensa cerebral dopaminérgico y en el del factor liberador de corticotropina. Con el tiempo, los cambios en esos dos sistemas pueden traducirse en una disminución de la eficiencia del reforzamiento cerebral y una mayor reactividad al estrés. Ello puede conducir finalmente a un mayor consumo compulsivo de drogas y, en personas vulnerables, a una facilitación de la aparición de alteraciones psicopatológicas.[30]

En lo que se refiere a la depresión dual, es muy frecuente la sintomatología depresiva en pacientes abstinentes de psicoestimulantes (nicotina, cocaína, anfetamina), en especial en los primeros días de retirada de la droga. A este respecto, diversos estudios epidemiológicos señalan que los fumadores con antecedentes de depresión tienen mayores dificultades para dejar de fumar,[31] y se ha descrito que el tabaquismo se asocia con una mayor incidencia de depresión. Ello sugiere que, posiblemente, el hecho de fumar tabaco, por sí mismo, puede producir síntomas depresivos.[31] Si este fuera el caso, la nicotina podría tener en algunos fumadores la función de una medicación para el tratamiento de una sintomatología depresiva preexistente, y en otros la de una sustancia que mantiene la dependencia tabáquica por mecanismos de reforzamiento negativo (esto es, evita que aparezca la sintomatología depresiva, algo que ocurriría de no estar presente en el organismo).[32]

En los pacientes esquizofrénicos también hay sintomatología depresiva, por lo que algunos autores consideran que, entre los efectos positivos de la nicotina en estas personas, está el de mejorar esa sintomatología, además de lo señalado más arriba sobre un mayor rendimiento de la memoria de trabajo.[33]

Entre el conjunto de síntomas depresivos que aparecen durante la abstinencia de psicoestimulantes destaca en especial la anhedonia, que precisamente es también uno de los síntomas centrales en los trastornos depresivos. Basándose en este hecho, estudios realizados en modelos animales de anhedonia[34] proporcionan información sobre los sistemas de neurotransmisores que pueden participar en la aparición de la adicción y la depresión.

Un modelo animal que clásicamente se ha empleado en este tipo de estudios es el de la autoestimulación eléctrica intracraneal. Mediante este modelo, los animales reciben pequeñas descargas eléctricas en el cerebro a través de electrodos implantados en zonas cerebrales determinadas tras la ejecución de una tarea (normalmente, apretar una palanca). En estas condiciones, suelen autoestimularse con apreciables diferencias entre regiones cerebrales. En particular, las más altas frecuencias de autoestimulación eléctrica intracraneal se producen en regiones que comprenden el haz medial del cerebro anterior y, dentro de las regiones atravesadas por este haz, el hipotálamo lateral es una de las zonas donde se produce más autoestimulación.

Hay diferentes procedimientos para estudiar el efecto de las drogas empleando la autoestimulación eléctrica intracraneal, pero los mejores son los que miden el valor reforzante de las drogas por la intensidad del umbral de estimulación y no por la frecuencia de respuestas. Algunos de estos métodos emplean dos palancas. La presión de una de ellas hace que animal reciba corriente eléctrica en su cerebro con una intensidad decreciente en función del tiempo. La presión de la otra palanca reajusta la intensidad a su máximo nivel. Cuando el animal conoce cuál es el efecto de presionar una u otra palanca, el umbral viene dado por el mínimo de intensidad de corriente que hace que el animal presione la palanca que reajusta la intensidad de corriente al máximo. En otros procedimientos, los sujetos son entrenados para presionar la palanca y recibir autoestimulación a intensidades de corriente variables. Cuando el animal no presiona a una cierta intensidad, se define el umbral de reforzamiento a esa intensidad. Se considera que la droga es reforzante si baja el umbral de reforzamiento. Es decir, se supone que la droga ha activado circuitos cerebrales de refuerzo, lo cual hace que la intensidad necesaria para que la autoestimulación sea reforzante para el animal sea menor. Por ello, la mayoría de las drogas de abuso bajan el umbral mínimo de autoestimulación en los animales. Por el contrario, si la droga no es reforzante aumenta el umbral mínimo de autoestimulación.

Estas características de la autoestimulación eléctrica intracraneal hacen que pueda estimarse en animales, a los que se ha retirado la droga después de un tratamiento crónico, una medida del estado «anhedónico» en el que pudieran encontrarse. Generalmente, durante la retirada de la droga el umbral mínimo de autoestimulación aumenta, ya que en ausencia de la droga no hay activación de los circuitos cerebrales del reforzamiento. Ese aumento es precisamente lo que se observó en animales que fueron expuestos de manera crónica a psicoestimulantes como la nicotina y la anfetamina, y luego se mantuvieron en abstinencia. Cuando, en estas condiciones experimentales, se administraron sustancias como inhibidores de la recaptación de serotonina, antagonistas de la serotonina, antidepresivos como la desipramina o el bupropión, el antipsicótico clozapina y un antagonista del receptor metabotrópico de glutamato 2/3, los animales bajaron el umbral mínimo de autoestimulación, lo cual puede interpretarse como una mejoría de su estado anhedónico en ausencia de la droga.[35] Por ello, se ha sugerido que un aumento en la transmisión monoaminérgica puede ser de utilidad en la sintomatología depresiva asociada a la abstinencia, y al mismo tiempo apuntan a que puede haber procesos neurobiológicos comunes que participen en los trastornos depresivos y los adictivos.

6   Conclusiones

La investigación preclínica va aportando datos que empiezan a explicar los mecanismos neurobiológicos que, en última instancia, parecen estar operando en la patología dual. Así, se conoce que el sistema de reforzamiento cerebral, principalmente las conexiones de regiones neuronales que forman el sistema mesocorticolímbico dopaminérgico, y ciertos neurotransmisores, participan tanto en la sintomatología de la conducta adictiva como en la de algunos trastornos psiquiátricos, en especial de la esquizofrenia y la depresión.[36] Se sabe también que el estrés puede afectar a los citados sistemas, siendo por tanto un factor ambiental capaz de generar desequilibrios que pueden inducir la comorbilidad. Además, los modelos genéticos con animales están ayudando a estimar la posible contribución relativa de ciertos genes y a desentrañar los fenómenos fisiológicos que podrían dar lugar a la aparición de comorbilidad. La existencia de modelos animales que posibilitan hacer diseños experimentales cada vez más precisos hace concebir esperanzas de un efectivo progreso en el conocimiento de los factores biológicos y psicosociales que están operando en un trastorno dual dado.

Bibliografía

1. Del Abril A, Ambrosio E, De Blas MR, Caminero AA, Garcia M, de Pablo, JM. Fundamentos de Psicobiologia. Editorial Sanz y Torres, Madrid. 2009.

2. Olds J, Milner P. Positive reinforcement produced by electrical stimulation of septal area and other regions of rat brain. J Comp Physiol Psychol. 1954; 47: 419-27.

3. Wise RA, Bozarth, MA. A psychomotor stimulant theory of addiction. Psychol Rev 1987; 94: 469-92.

4. Heimer L, Alheid GF, Zahm DS. Basal forebrain organization: an anatomical framework for motor aspects of drive and motivation. En: Kalivas PW, Barnes CD, editores. Limbic motor circuits and neuropsychiatry. Boca raton, FL; 1993; CRC Press. p. 1-32.

5. Pierce RC, Kalivas PW. A circuitry model of expression of behavioral sensitization to amphetamine-like psychostimulants. Brain Res Rev. 1997; 192-216.

6. Jordan-Epping MP, Markou A, Koob, GF. The dopamine D-1 receptor antagonist SCH23390 injected into the dorsolateral bed nucleus of the stria terminalis decreased cocaine reinforcement in the rat. Brain Res. 1998; 784: 105-15.

7. Mogenson GJ, Jones DL, Yim CY. From motivation to action: functional interface between the limbic system and the motor system. Prog Neurobiol. 1980; 14: 69-97.

8. Zaborsky L, Alheid GF, Beinfield MC, Eiden LE, Heimer L, Palkovits M. Colecystokinin innervation of the ventral striatum: a morphological and radioinmunological study. Neurosci. 1985; 14: 427-53.

9. Groenewegen HJ, Vermeulen-Van Der Zee E, Te Kortschot A, Witter MP. Organization of the projections from the subiculum to the ventral striatum in the rat. A study using anterograde transport of Phaseoulus vulgaris leucoagglutinin. Neurosci. 1987; 23: 103-20.

10. Berendse HW, Groenewegen, HJ. Organization of the thalamostriatal projections in the rat, with special emphasis on ventral striatum. J Comp Neurol. 1990; 299: 187-228.

11. Kelley AE, Domesick VB, Nauta WJH. The amigdalostriatal projection in the rat – an anatomical study by anterograde and retrograde tracing methods. Neurosci. 1982; 7: 615-30.

12. Zahm DS, Heimer L. Two transpallidal pathways originating in the nucleus accumbens. J Comp Neurol. 1990; 302: 437.

13. Di Chiara G. The role of dopamine in drug abuse viewed from the perspective of its role in motivation. Drug Alcohol Depend. 1995; 38: 95-137.

14. Green AI, Drake RE, Brunette MF, Noordsy DL. Schizophrenia and coocurring substance use disorder. Am J Psychiatry. 2007; 164: 402-8.

15. Ng E, McGirr A, Wong AHC, Roder, JC. Using rodents to model schizophrenia and substance use comorbidity. Neurosci Biobehav Rev. 2013; 37: 896-910.

16. Khantzian EJ. The self-medication hypothesis of substance use disorders: a reconsideration and recent applications. Harv Rev Psychiatry. 1997; 4: 231-44.

17. Kumari V, Postma P. Nicotine use in schizophrenia: the self-medication hypotheses. Neurosci Biobehav Rev 2005; 29: 1021-34.

18. Chambers RA, Krystal JH, Self DW. A neurobiological basis for substance abuse comorbidity in schizophrenia. Biol Psychiatry 2001; 50: 71-83.

19. Fowles, DC. Schizoprenia: diathesis-stress revisited. Annu Rev Psychol. 1992; 43: 303-36.

20. Mueser KT, Drake RE, Wallach MA. Dual diagnosis: a review of etiological theories. Addict Behav. 1998; 23: 717-34.

21. Lang UE, Puls I, Muller DJ, Strutz-Seebohm N, Gallinat J. Molecular mechanism of schizoprenia. Cell Physiol Biochem. 2007; 20: 687-702.

22. Coyle JT. Substance use disorders and schizophrenia: a question of shared glutamatergic mechanisms. Neurotox Res. 2006; 10: 221-33.

23. Timofeeva OA, Levin ED. Glutamate and nicotinic receptor interactions in working memory: importance for the cognitive impairment schizophrenia. Neuroscience. 2011; 195: 21-36.

24. Williams JM, Gandhi KK. Use of caffeine and nicotine in people with schizophrenia. Curr Drug Abuse Rev. 2008; 1: 155-61

25. Pierce RC, Kumaresan V. The mesolimbic dopamine system: the final common pathway for the reinforcing effect of drug of abuse? Neurosci Biobehav Rev. 2006; 30: 215-38.

26. Eggan SM, Hashimoto T, Lewis DA. Reduced cortical cannabinoid 1 receptor messenger RNA and protein expression in schizophrenia. Arch Gen Psychiatry. 2008; 65: 772-84.

27. Katona I, Sperlagh B, Magloczky Z, *et al.* GABAergic interneurons are the targets of cannabinoid actions in the human hippocampus. Neuroscience. 2000; 100: 797-804.

28. Voruganti LN, Slomka P, Zabel P, Mattar A, Awad AG. Cannabis induced dopamine release: an in-vivo SPECT study. Psychiatry Res. 2001; 107: 173-7.

29. Schmidt HD, Pierce RC. Cocaine-induced neuroadaptations in glutamate transmission: potential therapeutic targets for craving and addiction. Ann N Y Acad Sci. 2010; 1187: 35-75.

30. Brady KT, Sinha R. Co-ocurring mental and substance use disorders: the neurobiological effects of chronic stress. Am J Psychiatry. 2005; 162: 1483-93.

31. Glassman AH, Helzer JE, Covey LS, Cottler LB, Stetner F, Tipp JE, *et al.* Smoking, smoking cessation, and major depression. J Am Med Assoc. 1990; 264: 1546-9.

32. Markou A, Kosten TR, Koob GF. Neurobiological similarities in depression and drug dependence: a self-medication hypothesis. Neuropsychopharmacol. 1998; 18: 135-74.

33. Dalack GW, Healey DJ, Meador-Woodruff JH. Nicotine dependence in schizophrenia: clinical phenomena and laboratory findings. Am J Psychiatry. 1998; 155: 1490-501.

34. Markou A, Weiss F, Gold LH, Caine SB, Schulteis G, Koob GF. Animal models of drug craving. Psychopharmacol. 1993; 112: 163-82.

35. Paterson NE, Markou A. Animal models and treatment for addiction and depression co-morbidity. Neurotox Res. 2007; 11: 1-32.

36. Volkow ND, Koob GF, McLellan AT. Neurobiologic advances from the brain disease. Model of addiction. N Engl J Med. 2016; 374: 363-71.

Capítulo 3

Fundamentos farmacológicos

F.J. Álvarez

Correspondencia
F. Javier Álvarez
alvarez@med.uva.es

Sinopsis

Se analizan los aspectos relativos a la farmacocinética de los medicamentos que se utilizan en el tratamiento de las adicciones y la patología dual, así como sus principales interacciones.

1   Introducción

En este capítulo se analiza un aspecto fundamental de los fármacos: sus propiedades farmacocinéticas, que son cruciales en cómo se utilizan (prescriben). Además, se comentan de forma global los mecanismos de producción de interacciones medicamentosas, y se describen aquellas que son de especial relevancia clínica.

En el contexto de la patología dual,[1-4] la polifarmacia o prescripción de varios psicofármacos al mismo tiempo va a ser lo habitual. La adecuada selección de los psicofármacos en función del perfil farmacocinético es fundamental para evitar las interacciones farmacológicas y determinados efectos adversos, como un exceso de sedación, o de efectos anticolinérgicos. En relación a los fármacos utilizados en el tratamiento de la comorbilidad médica, destacan por su relevancia clínica las interacciones que ocurren entre la metadona y los antirretrovirales.

Un aspecto relevante es que, en los pacientes con trastornos por uso de sustancias (TUS), las drogas de abuso que han consumido les han producido notables cambios en el funcionamiento del sistema nervioso central.[5-9] En este sentido, según la evidencia disponible, se trata farmacológicamente de igual manera un trastorno de ansiedad, por poner un ejemplo, en un paciente con patología dual que en un paciente sólo con trastorno de ansiedad. Existen cada vez más indicios de que quizás no debería ser siempre así, aunque faltan aún evidencias científicas para confirmarlo.[10,11]

En relación con lo anterior está el hecho de que los pacientes con TUS en tratamiento farmacológico suelen consumir drogas de abuso. Y los diferentes tipos de drogas de abuso poseen notables efectos sobre el sistema nervioso central que pueden dar lugar a interacciones de relevancia. Por adelantar un aspecto, en este sentido, limita el beneficio clínico de prescribir un medicamento poco sedante el hecho de que los pacientes con patología dual consuman alcohol, y como muchas veces lo hacen, en exceso.

2 Farmacocinética

La farmacocinética incluye los procesos de liberación, absorción, distribución, metabolismo y excreción, lo que generalmente se conoce como LADME.[12-15]

2.1 Liberación

Este proceso consiste en la liberación del fármaco o principio activo en su lugar de administración, por ejemplo la liberación del fármaco de un preparado por vía oral o de uno para administración subcutánea. Diversos aspectos de la formulación y el tamaño de las partículas pueden ser relevantes en la velocidad de liberación y de disolución. La formulación galénica es un factor determinante en ciertos casos en el momento de seleccionar uno u otro fármaco.

2.2 Absorción

Los fármacos, para llegar a la sangre y lograr su posterior distribución por el organismo hasta alcanzar el lugar donde van a realizar su acción farmacológica, deben absorberse. La absorción va a depender de diversas características del fármaco, en especial de su liposolubilidad, peso molecular (tamaño) y grado de ionización.

Las vías de administración enteral más habituales son la vía oral y la vía sublingual. Entre las vías parenterales pueden citarse la intravenosa, la intramuscular y la subcutánea. Es evidente que, siempre que sea posible, se utilizarán medicamentos por vía oral, en especial para los tratamientos crónicos y en el ámbito ambulatorio. En situaciones agudas puede ser útil el empleo de fármacos por vía parenteral.

2.2.1   Biodisponibilidad

Se refiere al porcentaje o la proporción del principio activo administrado que es absorbido y llega a la circulación sistémica. Se determina al medir la concentración plasmática del fármaco frente al tiempo tras la administración oral o intravenosa. La mayor parte de los psicofármacos presentan una biodisponibilidad aceptable para su administración oral. En definitiva, una inadecuada biodisponibilidad obliga a administrar más dosis del fármaco para conseguir el efecto farmacológico deseado, y en muchos casos hace que sea preciso recurrir a la administración por vía parenteral, con las limitaciones que ello implica para el tratamiento ambulatorio.

2.2.2 t_{max}

Es el tiempo que se tarda en alcanzar la concentración plasmática máxima.

2.3   Distribución

Una vez que el fármaco es absorbido, accede a la circulación sanguínea y se distribuye por todo el organismo a través de la sangre.

En el torrente sanguíneo el fármaco se encuentra, básicamente, en dos situaciones: unido a proteínas plasmáticas (o eritrocitos u otras células) o libre. El fármaco libre es el que puede difundir a través de las membranas y llegar a su diana, y ejercer ahí su acción farmacológica. El fármaco unido a proteínas plasmáticas (y células) actúa como reservorio, ya que mientras esté unido a ellas es inactivo farmacológicamente.

La gran mayoría de los fármacos se unen de forma relevante a las proteínas plasmáticas. Las interacciones por unión a las proteínas plasmáticas pueden ser de gran relevancia clínica (por lo general cuando la unión es mayor del 90 %). Por ejemplo, el acenocumarol (Sintrom®) y los antiinflamatorios no esteroideos (AINE) tienen una gran unión a las proteínas plasmáticas.[15] En un paciente en tratamiento con acenocumarol, la administración de AINE puede dar lugar a un aumento de la fracción libre del acenocumarol y un mayor riesgo de sangrado, ya que el AINE desplaza al acenocumarol de su unión a las proteínas plasmáticas.

Existe un equilibrio entre la fracción libre y la unida a proteínas plasmáticas del fármaco.

2.3.1 Volumen aparente de distribución

Es un parámetro farmacocinético que permite conocer el grado de distribución del fármaco en el organismo, es decir, si se distribuye por todo el organismo o no. El volumen de distribución se obtiene dividiendo la cantidad total de fármaco que hay en el organismo en un determinado momento por la concentración plasmática. Los fármacos poco liposolubles y con escasa unión a las proteínas plasmáticas que se distribuyen preferentemente en la sangre presentan un volumen de distribución bajo, y por el contrario, los fármacos muy liposolubles y muy unidos a las proteínas plasmáticas tienen un volumen de distribución alto.

2.3.2 Vida media

La vida media o semivida ($t_{1/2}$) es el tiempo necesario para que la concentración plasmática de un fármaco se reduzca a la mitad de su valor original. Es un parámetro fundamental para conocer los intervalos de administración de los fármacos.

2.4 Metabolismo

Quizás los aspectos relativos al metabolismo son especialmente relevantes en el caso de los psicofármacos. La mayoría de los fármacos son metabolizados o transformados en otras sustancias que por lo general no poseen actividad farmacológica y permiten su más fácil excreción del organismo. Es preciso señalar que en algunos casos, como resultado del metabolismo, pueden producirse metabolitos activos, con mayor o menor actividad que el fármaco original, que incluso pueden actuar sobre dianas diferentes.[16-18]

El metabolismo ocurre principalmente en el hígado, pero también puede producirse en otros órganos. Las reacciones de metabolización suelen clasificarse en reacciones de tipo o fase I y reacciones de tipo o fase II o de conjugación. De forma simplificada, puede decirse que las reacciones de fase I incluyen procesos o reacciones de oxidación, de reducción y de hidrólisis. Las reacciones de oxidación se producen principalmente en el sistema microsomal del retículo endoplasmático de los hepatocitos, e implican al citocromo P-450, el cual está formado por varias familias de proteínas que, a su vez, tienen distintas isoformas. Es aquí donde se produce el metabolismo de muchos de los psicofármacos (y de muchos fármacos de otros grupos).

En la tabla 1 se indican las sustancias (psicofármacos) que son metabolizadas a través de las distintas isoenzimas del citocromo P-450.

Las reacciones de reducción ocurren en gran parte en la fracción microsomal hepática, y las de hidrólisis son realizadas por diversos tipos de enzimas inespecíficas.

Las reacciones de fase II consisten en la conjugación, generalmente del metabolito creado en la fase I, con ácido glucurónico, y sólo en fases muy avanzadas de una hepatopatía pueden estar alteradas estas reacciones de conjugación.

2.4.1 *Efecto de primer paso hepático*

Ocurre cuando un fármaco que se ha absorbido en el tracto gastrointestinal es metabolizado de forma relevante al llegar al hígado (circulación vía porta). Así, tras su absorción, una cantidad importante del fármaco es rápidamente metabolizada en el hígado y sólo se distribuye por la sangre una fracción reducida sin metabolizar. Por ejemplo, el propranolol sufre un intenso metabolismo de primer paso hepático. Este efecto puede reducirse en parte administrando el fármaco por vía sublingual (como se hace con la buprenorfina, la mirtazapina y otros).

2.5 *Excreción*

La excreción es el proceso de eliminación del fármaco (activo o inactivo) y de sus metabolitos (activos o inactivos) del organismo.

La principal vía de eliminación es la vía renal, aunque también se realiza por otras vías, como la bilis, el sudor, la saliva, etc. La eliminación del fármaco por vía

Isoenzima citocromo P-450	Psicofármaco sustrato	Fármaco inductor	Fármaco inhibidor
CYP1A2	– Antidepresivos tricíclicos – Diazepam – Fluvoxamina – Haloperidol, clozapina	Fenobarbital Tabaco Omeprazol Rifampicina	Fluvoxamina Paroxetina Ciprofloxacino
CYP2B6	– Metadona – Bupropion	Fenobarbital Rifampicina	Tiopeta
CYP2C8	– Antidepresivos tricíclicos – Diazepam – Carbamacepina	Fenobarbital Rifampicina	Nicardipino Verapamilo
CYP2C9/C10	– Tetrahidrocannabinol	Rifampicina	Fluvoxamina
CYP2C19	– Antidepresivos tricíclicos – Diazepam – Citalopram – Topiramato	Rifampicina	Fluvoxamina Topiramato
CYP2D6	– Antidepresivos tricíclicos – Citalopram, fluoxetina (y otros ISRS), venlafaxina – Antipsicóticos clásicos – Risperidona – Morfina, metadona, codeína, tramadol – Metanfetamina		Fluoxetina Paroxetina Sertralina Flufemazina Haloperidol Clomipramina Metadona Ritonavir
CYP2E1	– Alcohol – Cafeína	Alcohol (consumo crónico)	Alcohol (consumo agudo)
CYP3A4	– Tetrahidrocannabinol y cannabinoides – Benzodiacepinas – Opiáceos: metadona, alfentanilo – Haloperidol, clozapina – Carbamacepina	Carbamacepina Fenobarbital Rifampicina Hierba de San Juan	Cannabinoides Fluoxetina Fluvoxamina Antirretrovirales
CYP3A5	– Cafeína	Dexametasona	

ISRS: inhibidores selectivos de la recaptación de serotonina.

Tabla 1. Citocromo P-450, psicofármacos sustratos de las distintas isoenzimas y fármacos que actúan como inductores e inhibidores de estas. (Modificada de Floréz, 2014.[12])

renal es el resultado de tres procesos: filtración glomerular, secreción tubular y reabsorción tubular. La filtración glomerular es especialmente relevante para los fármacos de pequeño tamaño y no unidos a proteínas plasmáticas (es decir, fracción libre). La secreción tubular es un proceso en contra de gradiente que requiere transportadores específicos, y es saturable. Sin embargo, la absorción tubular, si ocurre, se realiza por difusión pasiva.

2.5.1 Aclaramiento renal

La eliminación de los fármacos por vía renal se expresa a través del aclaramiento renal. Se basa en el concepto del aclaramiento de la urea (cantidad de sangre en la que es eliminada la urea en un minuto). Se define como el volumen de plasma que contiene la cantidad de fármaco que elimina el riñón por unidad de tiempo.

2.6 Importancia de la farmacocinética en la práctica clínica

En la práctica clínica se está habituado a utilizar presentaciones farmacéuticas que permiten conseguir el efecto clínico deseado, como por ejemplo los antipsicóticos *depot* o de liberación sostenida,[19-21] o los preparados de liberación prolongada, como en el caso del metilfenidato,[22] con el fin de conseguir una mayor duración de la acción farmacológica. De este modo, la tecnología farmacéutica que interviene en el proceso de liberación y absorción de los fármacos les aporta un valor añadido para que los clínicos los utilicen cuando proceda. En el caso de un fármaco recientemente introducido en terapéutica, como es la lisdexanfetamina,[23] el valor añadido proviene en parte de que es en los eritrocitos (a una velocidad prácticamente constante) donde se produce su paso en dexanfetamina y l-lisina, lo que permite un adecuado control del paciente con trastorno por déficit de atención con hiperactividad y reduce el riesgo de abuso.

3 Interacciones medicamentosas en la práctica clínica

La ocurrencia de interacciones medicamentosas es relativamente frecuente en la práctica clínica, pero son difíciles de detectar porque en general pasan desapercibidas o se confunden con un efecto secundario de alguno de los medicamentos utilizados, o con un síntoma más de las enfermedades tratadas en el paciente.[24]

La actitud del personal sanitario ante las interacciones medicamentosas, y en particular ante los aspectos negativos de estas, suele ser de olvido o falta de atención, si bien debería destacarse el importante papel que puede tener en la identificación de tales interacciones, así como en la información que debe ofrecerse a aquellas personas que toman medicamentos, tanto en el momento de la prescripción como en el de su dispensación.

Las interacciones medicamentosas consisten en la modificación de la actividad terapéutica de un fármaco o de su toxicidad cuando es administrado junto con otro u otros fármacos, tóxicos o alimentos. La interacción puede ser:

- Beneficiosa, cuando aumenta la actividad terapéutica o disminuye la toxicidad del fármaco o fármacos implicados. Con estos fines, es habitual en la práctica médica la prescripción de varios medicamentos al mismo tiempo.

- Perjudicial, cuando disminuye el efecto terapéutico del fármaco (disminución del efecto y fracaso terapéutico) o aumenta su toxicidad (incremento de toxicidad y mala tolerancia al tratamiento).

3.1   *Mecanismo de producción de las interacciones del alcohol y los medicamentos*

Las interacciones de los medicamentos se producen básicamente por dos mecanismos: farmacocinéticos y farmacodinámicos.[24]

3.1.1   *Interacciones farmacocinéticas*

Pueden agruparse todas aquellas interacciones que se producen por modificación en los procesos farmacocinéticos (absorción, distribución, metabolismo y eliminación) de los medicamentos al interaccionar con otros fármacos, tóxicos o alimentos. Ya se ha señalado que las interacciones por interferencias en los mecanismos del metabolismo en el citocromo P-450 pueden ser relevantes en el caso de los psicofármacos. En la tabla 1 se detallan las isoenzimas que metabolizan los distintos psicofármacos (fármaco sustrato) y aquellas sustancias que actúan como fármacos inductores e inhibidores.

3.1.2   Interacciones farmacodinámicas

Son las que se producen cuando los fármacos que interaccionan dan lugar a modificaciones en la respuesta del órgano efector. Estas pueden producirse por la acción de los fármacos sobre el mismo o distinto receptor, órgano o sistema fisiológico. La consecuencia de la interacción suele ser de sinergismo o antagonismo, y más raramente de sensibilización. Entre los psicofármacos y las drogas de abuso hay que prestar especial atención al exceso de efecto sedante que se produce en ocasiones al ingerir conjuntamente algunos psicofármacos, y en especial cuando se consume alcohol y cualquier otra sustancia dotada de efectos depresores del sistema nervioso central.

3.2   La prevención de las interacciones

Como principio básico, se debe evaluar la posibilidad de una interacción medicamentosa ante el fracaso del tratamiento farmacológico o cuando un paciente tolera mucho peor de lo habitual un determinado tratamiento.

En el campo de la psiquiatría y la patología dual, debe recordarse que el alcohol es una de las principales causas de interacción medicamentosa. Los médicos deben acostumbrase a preguntar sistemáticamente a los pacientes por el consumo de alcohol, tabaco y drogas. Antes de instaurar un tratamiento es preciso conocer qué otra medicación toma el paciente, sea recetada por otro colega o un medicamento sin receta médica. Sólo con esta información ya pueden evitarse muchas interacciones no deseables que ocurren en la práctica clínica. En la mayoría de los casos, la consecuencia de la interacción del alcohol y el fármaco es un exceso de efecto sedante, que reduce la calidad de vida de nuestros pacientes. De nada sirve prescribir fármacos más limpios, con bajos o nulos efectos sobre el rendimiento psicomotor, si luego el paciente consume alcohol.

Los principales fármacos que interaccionan con el alcohol se presentan en la tabla 2. Los principios básicos de actuación para prevenir las interacciones medicamentosas se indican en la tabla 3.

Analgésicos	
AINE (salicilatos)	El alcohol potencia el efecto ulcerógeno de los AINE por aumentar la secreción ácida gástrica
Paracetamol	Ingesta aguda de alcohol: aumenta su vida media Ingesta crónica: inducción del CYP2E1, disminuye su vida media En ambos casos aumenta la hepatotoxicidad del paracetamol
Narcóticos	Potenciación del efecto depresor sobre el SNC
Anestésicos	
Halotano Enflurano	El alcohol induce al CYP2E1 y aumenta su toxicidad
Ansiolíticos e hipnóticos	
Benzodiacepinas	Potenciación del efecto depresor sobre el SNC
Meprobamato	Potenciación del efecto depresor sobre el SNC
Antiandrogénicos	
Ciproterona	Reducción del efecto clínico de la ciproterona
Antiarrítmicos	
Procainamida	Reducción de la vida media de la procainamida
Disopiramida	Aumento del aclaramiento renal del fármaco
Antiasmáticos	
Teofilinas	Aumento de las concentraciones plasmáticas y de los efectos farmacológicos de las teofilinas
Anticoagulantes	
Dicumarol	Ingesta aguda de alcohol: potenciación del efecto anticoagulante Ingesta crónica de alcohol: reducción del efecto anticoagulante
Anticolinérgicos	
	Potenciación de sus efectos depresores sobre el SNC
Anticonvulsivantes	
Barbitúricos	Potenciación de los efectos depresores sobre el SNC Ingesta aguda de alcohol: prolongación de la vida media Ingesta crónica de alcohol: aumento de su metabolismo
Fenitoína	Ingesta aguda de alcohol: prolongación de la vida media Ingesta crónica de alcohol: aumento de su metabolismo; en estas circunstancias puede ser necesaria la administración de dosis más altas de fenitoína
Otros antiepilépticos	Posible potenciación de sus efectos depresores sobre el SNC
Antidepresivos tricíclicos	
	Potenciación de sus efectos sobre el SNC
Antidiabéticos	
	El alcohol enmascara los signos de hipoglucemia y puede producir hipoglucemia. El consumo de alcohol (depresión del SNC) y antidiabéticos (posible aparición de hipoglucemia) hace que deba desaconsejarse en conductores de vehículos y personas que realizan trabajos de riesgo (construcción, etc.)

Insulina	Potenciación del efecto hipoglucemiante por reducción de la gluconeogénesis hepática
Sulfonilureas	Potenciación del efecto hipoglucemiante Efecto disulfiram (acumulación de acetaldehído), en especial con clorpropamida
Biguanidas	Potenciación del efecto hipoglucemiante Hiperlacticoacidemia
Antihipertensivos	
Antagonistas del calcio	Felodipino y nimodipino: aumento de sus efectos farmacológicos Verapamilo: aumenta la concentración de alcohol
Vasodilatadores	Guanetidina, hidralazina, metildopa: aumento del efecto hipotensor
Nitratos	Aumento del efecto hipotensor
Propranolol	Reducción de sus efectos farmacológicos
Antihistamínicos H-1	
	Potenciación de los efectos depresores sobre el SNC
Antihistamínicos H-2	
Cimetidina	Inhibición del sistema microsomal hepático y potenciación de los efectos del alcohol
Antiinfecciosos	
Doxiciclina	Reducción del efecto antimicrobiano
Antimaniacos	
	Reducción de las concentraciones séricas de litio
Antineoplásicos	
Metotrexato	Aumento de la toxicidad hepática del metotrexato
Antiparkinsonianos	
Bromocriptina	Aumento de los efectos tóxicos
Antipsicóticos	
	Potenciación de los efectos depresores sobre el SNC
Psicoestimulantes	
Anfetamina y cafeína	No antagonizan los efectos depresores sobre el SNC. Los resultados de la ingesta de alcohol y anfetamina/cafeína son variables (cierto grado de antagonismo o sinergismo) en función de si cuando se ingieren los psicoestimulantes la persona esta evidenciando los efectos «inhibitorios» o «depresores» del alcohol. Se ha descrito aumento de la toxicidad cardiaca con el consumo conjunto de metanfetamina y alcohol

AINE: antiinflamatorios no esteroideos; SNC: sistema nervioso central.

Tabla 2. Principales grupos de fármacos con los que interacciona el alcohol.[24]

Procurar administrar el menor número posible de fármacos y prescribir aquellos que puedan administrarse menos veces al día
Realizar una cuidadosa anamnesis sobre los fármacos que el paciente está tomando, prescritos o como automedicación, y sobre el consumo de alcohol
Prestar especial atención a los fármacos que más fácilmente son causa de interacciones medicamentosas, tales como anticoagulantes orales, antidiabéticos orales, antiepilépticos, etc.
Sustituir los fármacos que con más frecuencia provocan interacciones (prescribir ranitidina o famotidina en lugar de cimetidina, etc.)
Prestar especial cuidado a la posibilidad de interacciones medicamentosas en los pacientes ancianos y con patología orgánica grave (insuficiencia renal, insuficiencia hepática, etc.)
Recordar que los cambios en el régimen terapéutico deben realizarse sólo cuando sean estrictamente necesarios. Los ajustes en las dosis, los intervalos, etc., deben realizarse de manera lenta y gradual
La educación sanitaria del paciente es fundamental. Hay que advertir al paciente de que la automedicación, el consumo de alcohol y el realizar cambios en el régimen terapéutico (dosis, intervalos, etc.) implica un riesgo sobre los efectos de los fármacos que está tomando

Tabla 3. Principios básicos para prevenir las interacciones medicamentosas.[24]

4   Conclusiones

En este capítulo se han analizado de manera muy general algunos aspectos relativos a la farmacocinética de los fármacos y los mecanismos generales de la producción de interacciones. Al prescribir la medicación a los pacientes es fundamental una adecuada selección del fármaco o fármacos según su eficacia y seguridad. No obstante, para conseguir el resultado terapéutico deseado hay que tener en cuenta las propiedades farmacocinéticas de los fármacos para elegir la formulación y la vía de administración más adecuadas para nuestros pacientes. Evitar las interacciones negativas debe ser una prioridad. En este campo de los TUS y la patología dual, la prescripción de varios psicofármacos a la vez, y el hecho de que el paciente pueda consumir drogas (incluido el alcohol) a pesar de estar en tratamiento, puede ser un hecho.

Bibliografía

1. Saiz Martínez PA, Jiménez Treviño L, Díaz Mesa EM, García-Portilla González MP, Marina González P, Al-Halabí S, *et al.* Dual diagnosis in anxiety disorders: pharmacolo-gic treatment recommendations. Adicciones. 2014; 26: 254-74.

2. Szerman N, Vega P, Grau-López L, Barral C, Basurte-Villamor I, Mesías B, *et al.* Dual diagnosis resource needs in Spain: a national survey of professionals. J Dual Diagn. 2014; 10: 84-90.

3. Szerman N, Montoya ID. Guest editorial: epidemiological studies. J Dual Diagn. 2014; 10: 145-7.

4. Roncero C, Gómez-Baeza S, Vázquez JM, Terán A, Szerman N, Casas M, *et al.* Perception of Spanish professionals on therapeutic adherence of dual diagnosis patients. Actas Esp Psiquiatr. 2013; 41: 319-29.

5. Volkow ND, Morales M. The brain on drugs: from reward to addiction. Cell. 2015; 162: 712-25.

6. Volkow ND, Koob G. Brain disease model of addiction: why is it so controversial? Lancet Psychiatry. 2015; 2: 677-9.

7. Kravitz AV, Tomasi D, LeBlanc KH, Baler R, Volkow ND, Bonci A, *et al.* Cortico-striatal circuits: novel therapeutic targets for substance use disorders. Brain Res. 2015; 1628(Pt A): 186-98.

8. Su MK, Seely KA, Moran JH, Hoffman RS. Metabolism of classical cannabinoids and the synthetic cannabinoid JWH-018. Clin Pharmacol Ther. 2015; 97: 562-4.

9. Panlilio LV, Goldberg SR, Justinova Z. Cannabinoid abuse and addiction: clinical and preclinical findings. Clin Pharmacol Ther. 2015; 97: 616-27.

10. Barral C, Ros-Cucurull C, Roncero C. Prescripción "off-label" en patología dual. Rev Pat Dual. 2014; 1: 10.

11. Dorado M. Uso de fármacos fuera de indicación en patología dual, necesidad clínica. Rev Pat Dual. 2014; 1: 11.

12. Flórez J, editor. Farmacología humana. 6ª ed. Barcelona: Elsevier España; 2014.

13. Lorenzo P, Moreno A, Lizasoain I, Leza JC, Moro MA, Portolés A. Velazquez, Farmacología básica y clínica. 18ª ed. Madrid: Médica Panamericana; 2008.

14. Rang HP, Dale MM, Rither JM, Flower RJ, Henderson G. Farmacología. 7ª ed. Madrid: Elsevier España; 2012.

15. Nadkarni A, Oldham MA, Howard M, Berenbaum I. Drug-drug interactions between warfarin and psychotropics: updated review of the literature. Pharmacotherapy. 2012; 32: 932-42.

16. Samer CF, Lorenzini KI, Rollason V, Daali Y, Desmeules JA. Applications of CYP450 testing in the clinical setting. Mol Diagn Ther. 2013; 17: 165-84.

17. Caley CF. Interpreting and applying CYP450 genomic test results to psychotropic medications. J Pharm Pract. 2011; 24: 439-46.

18. Madhusoodanan S, Velama U, Parmar J, Goia D, Brenner R. A current review of cytochrome P450 interactions of psychotropic drugs. Ann Clin Psychiatry. 2014; 26: 120-38.

19. Maayan N, Quraishi SN, David A, Jayaswal A, Eisenbruch M, Rathbone J, *et al.* Fluphenazine decanoate (depot) and enanthate for schizophrenia. Cochrane Database Syst Rev. 2015; 2: CD000307.

20. Luedecke D, Schöttle D, Karow A, Lambert M, Naber D. Post-injection delirium/sedation syndrome in patients treated with olanzapine pamoate: mechanism, incidence, and management. CNS Drugs. 2015; 29: 41-6.

21. Brissos S, Veguilla MR, Taylor D, Balanzá-Martinez V. The role of long-acting injectable antipsychotics in schizophrenia: a critical appraisal. Ther Adv Psychopharmacol. 2014; 4: 198-219.

22. Katzman MA, Sternat T. A review of OROS methylphenidate (Concerta®) in the treatment of attention-deficit/hyperactivity disorder. CNS Drugs. 2014; 28: 1005-33.

23. Roncero C, Álvarez FJ. The use of lisdexamfetamine dimesylate for the treatment of ADHD and other psychiatric disorders. Expert Rev Neurother. 2014; 14: 849-65.

24. Álvarez FJ. Interacciones del alcohol con los medicamentos. Prevención de los problemas derivados del alcohol. 1ª Conferencia de Prevención y Promoción de la Salud en la Práctica Clínica en España. Madrid: Ministerio de Sanidad y Consumo; 2008. p. 105-17.

Capítulo 4

Epidemiología de la adicción y la patología dual

J. Martínez-Raga, G. Legazpe

Correspondencia
Dr. José Martínez-Raga
martinez_josrag@gva.es

Sinopsis

La gran variedad de estudios tanto en población general como con muestras de pacientes en diversos recursos terapéuticos de salud mental y de adicciones coinciden en mostrar la elevada prevalencia de la patología dual. De hecho, estudios realizados en distintas partes del mundo han evidenciado que las personas con trastornos adictivos presentan tasas más elevadas de otros trastornos mentales, y de igual modo las personas con ansiedad, depresión u otros trastornos psiquiátricos presentan niveles más elevados de trastornos adictivos que lo esperable, asociándose entre otras complicaciones con un mayor riesgo de suicidio.

1   Introducción

Los datos provenientes de estudios epidemiológicos son esenciales para entender mejor la dimensión de las adicciones y la patología dual, y para poder elaborar programas de tratamiento mejor adaptados a las necesidades de los pacientes e intervenciones terapéuticas más eficaces. Un amplio número de estudios han documentado que la patología dual es elevada tanto en población general como en muestras clínicas. De hecho, estudios realizados en distintas partes del mundo han evidenciado que los pacientes con trastornos por uso de sustancias (TUS) presentan tasas más altas de otros trastornos mentales, y de igual modo los pacientes en tratamiento por ansiedad, depresión u otros trastornos psiquiátricos presentan niveles más elevados de trastornos adictivos que aquellos sin dicho diagnóstico.[1-4] Por lo tanto, los estudios epidemiológicos reflejan que la patología dual no es una situación excepcional, sino que es lo esperable y que se observa con mucha más frecuencia de lo que explicaría el azar.

2   Estudios de prevalencia de las adicciones y la patología dual en población general

A pesar de lo costosos y laboriosos que son, diversos estudios llevados a cabo en diversas partes del mundo han evaluado de manera directa o indirecta la prevalencia de la patología dual en población general. Además de los estudios realizados en determinados países, es importante mencionar el *International Consortium in Psychiatric Epidemiology* (ICPE), establecido en 1998 por la Organización Mundial de la Salud con el fin de realizar estudios comparativos transnacionales sobre la prevalencia de los trastornos mentales y sus correlatos, y por lo tanto también de la comorbilidad psiquiátrica o patología dual.[5] Con ello, se posibilita la comparación de estudios epidemiológicos de los trastornos psiquiátricos mediante la utilización de criterios diagnósticos y metodologías uniformes. Así, a partir de datos del ICPE se ha valorado la magnitud de la comorbilidad psiquiátrica de los trastornos por uso de alcohol y drogas en sujetos entre 14 y 64 años de edad de seis lugares de Europa y Norteamérica mediante la *Composite International Diagnostic Interview* (CIDI) y aplicando criterios diagnósticos del *Manual diagnóstico y estadístico de los trastornos mentales* (DSM-III-R).[6] Las seis muestras incluidas procedían de la *Mexican American Prevalence and Services Survey* (MAPSS), con un total de 2.874 adultos de 18-54 años de edad residentes en California; el *Early Developmental Stages of Psychopathology Study* (EDSP) realizado en Munich (Alemania) con 3.021 sujetos de 14-24 años de edad; el *Epidemiology of Psychiatric Comorbidity Project* (EPM) realizado en Ciudad de México y del que se incluyeron 1.932 individuos de 18-54 años de edad; el *Netherlands Mental Health Survey and Incidence Study* (NEMESIS) realizado en los Países Bajos y que incluyó a 7.076 personas entre 18 y 64 años de edad; la *Ontario Mental Health Supplement Survey* (OMHSS) con

6.902 encuestados de 15-64 años de la provincia de Ontario en Canadá; y por último el *National Comorbidity Study* (NCS) que se abordará de manera separada más adelante y que incluía 8.098 sujetos de todo Estados Unidos. Por lo tanto, la muestra total consistía en un total de 29.705 participantes. De manera global se apreció una fuerte asociación entre todos los trastornos psiquiátricos y tanto los trastornos por uso de alcohol como los trastornos por uso de otras drogas, si bien la magnitud de la comorbilidad psiquiátrica fue mayor para la dependencia de otras drogas que para la dependencia del alcohol. Entre los individuos con dependencia del alcohol, el 26 % tenían antecedentes de algún trastorno del ánimo (*odds ratio* [OR] = 1,7-3,3) y el 32 % de algún trastorno de ansiedad (OR = 1,8-3,2). Así mismo, un 35,9-53,7 % y un 41,1-72,4 % de la muestra global presentaba antecedentes de trastorno de conducta (OR = 4,8-7,8) o de trastorno de personalidad (TP) antisocial (OR = 9,9-14,1), respectivamente.[6] A lo largo de la vida, de la muestra global con dependencia de drogas, aproximadamente el 35 % (30,0-51,1 %) cumplía criterios de algún trastorno del ánimo (OR = 2,9-5,3), el 45 % (31,1-56,0 %) de un trastorno de ansiedad (OR = 3,3-5,2), mientras que un 50 % (40,0-59,3 %) cumplía criterios de trastorno de conducta (OR = 5,6-13,9) y otro 50 % (41,1-72,4 %) de TP antisocial (OR = 9,8-15,2).[6]

2.1 Estudios en población general en los Estados Unidos

2.1.1 Epidemiologic Catchment Area Survey (ECA)

El *Epidemiologic Catchment Area Survey* (ECA) es el primer gran estudio epidemiológico en población general, realizado entre 1980 y 1984 con una muestra de 20.291 sujetos mayores de 18 años representativa en cinco ciudades de los Estados Unidos.[7] Los diagnósticos se realizaron a partir de criterios del DSM-III mediante la *DIagnostic Interview Schedule* (DIS). Mientras el 13,5 % de la muestra total presentaba un trastorno por uso de alcohol y un 6,1 % un trastorno por uso de otras sustancias, entre los sujetos con un trastorno mental el 28,9 % presentaban un TUS (22 % trastorno por uso de alcohol y 15 % trastorno por uso de drogas), con una OR de 2,7.[8] Del mismo modo, mientras que la prevalencia a lo largo de la vida de algún trastorno mental, excepto los TUS, era del 22,5 %, el 36,6 % de los individuos con trastorno por uso de alcohol (OR = 2,3) y el 53,1 % de aquellos con abuso o dependencia de otras sustancias (OR = 4,5) presentaban algún trastorno mental comórbido (véase la tabla 1). En el estudio ECA, los encuestados con

Autores	Estudio	Año	País	N	Edad (años)	Criterios diagnósticos	Medida	Hallazgos destacados
Regier et al., 1990[8]	ECA	1980-84	EE.UU.	20.291	>18	DSM-III	DIS	El 28,9 % con algún trastorno mental a lo largo de la vida presentaba también un TUS (OR: 2,7). El 36,6 % con un TUA (OR: 2,3) y el 53,1 % con abuso o dependencia de otras sustancias (OR: 4,5) presentaban algún trastorno mental comórbido.
Kessler et al., 1997[10]	NCS	1990-92	EE.UU.	8.098	15-54	DSM-III-R	CIDI	El 51,4 % con TUS a lo largo de la vida tenían al menos otro trastorno mental y el 50,9 % con un trastorno mental había presentado un TUS (OR: 2,4). El 42,7 % con un TUS en los últimos 12 meses tenían otro trastorno mental y el 14,7 % con un trastorno mental presentaban un trastorno por uso de alcohol o drogas (OR: 2,5).
Farrell et al., 2001[22]	BPMS	1993-94	Gran Bretaña	10.108	16-64	CIE-10	DIS y CIS-R	El 12 % de no dependientes tenía algún trastorno psiquiátrico, frente al 22 % de los dependientes de nicotina, el 30 % de los dependientes de alcohol y el 45 % de los dependientes de otras sustancias.
Leray et al., 2011[24]	MHGP	1999-2003	Francia	36.105	>18	CIE-10	MINI	Entre los sujetos con un trastorno de ansiedad, el 4,4 % tenía abuso de alcohol y el 2,8 % adicción a drogas. La presencia de un TUS y la depresión mayor eran las variables que se asociaban con un riesgo más alto de desarrollar un trastorno de ansiedad.

Compton et al., 2007[12] Hasin et al., 2007[15]	NESARC	2001-02	EE.UU.	43.093	>18	DSM-IV	AUDADIS	Asociación significativa entre la dependencia del alcohol en los últimos 12 meses y los TUS, la dependencia de la nicotina, el trastorno bipolar tipo I y tipo II, y el TP histriónico y antisocial (OR: 1,9-3.4), mientras que la dependencia de drogas en los últimos 12 meses se asociaba con TUA, dependencia de la nicotina, depresión mayor, trastorno bipolar tipo I, distimia, trastorno de ansiedad generalizada y TP antisocial (OR: 2,3-7,0).
Hasin y Grant, 2015[13]	NESARC-II	2004-05	EE.UU.	34.653	>18	DSM-IV	AUDADIS	Los TP antisocial (OR: 2,75), límite (OR: 1,91) y esquizotípico (OR: 2,77) se asociaban significativamente con la persistencia de TUS a lo largo de 3 años.
Alonso et al., 2004[19]	ESEMeD	2001-03	Europa	21.425	>15	DSM-IV y CIE-10	CIDI	El 41,7% con un trastorno de ánimo también tenían un trastorno de ansiedad o un TUA; el 28,3% de los que presentaban un trastorno de ansiedad también tenía un trastorno de ánimo o un TUA; el 27,7% con dependencia del alcohol y el 20,8% con abuso de alcohol tenían otros trastornos comórbidos.
Grant et al., 2015[17]	NESARC-III	2012-13	EE.UU.	36.309	>18	DSM-5	AUDADIS	Asociación significativa entre la prevalencia de los TUA con otros TUS, la depresión mayor, el trastorno bipolar tipo I, los TP antisocial y límite, el trastorno de pánico, las fobias simples y el trastorno de ansiedad generalizada (OR: 1,2-6,4).

AUDADIS: *Alcohol Use Disorders and Associated Disabilities Interview Schedule;* BPMS: *British Psychiatric Morbidity Survey;* CIDI: *Composite International Diagnostic Interview;* CIS-R: *Clinical Interview Schedule-Revised;* DIS: *Diagnostic Interview Schedule;* ECA: *Epidemiologic Catchment Area;* ESEMeD: *European Study of the Epidemiology of Mental Disorders;* MINI: *Mini International Neuropsychiatric Interview;* NCS: *National Comorbidity Survey;* NLAES: *National Longitudinal Alcohol Epidemiologic Survey;* OHS: *Ontario Health Survey;* MHGP: *Mental Health in General Population;* NESARC: *National Epidemiologic Survey on Alcohol and Related Conditions;* OR: *odds ratio;* TUA: trastorno por uso de alcohol; TUS: trastorno por uso de sustancias; TP: trastorno de la personalidad.

Tabla 1. Principales características de los estudios epidemiológicos de comorbilidad psiquiátrica efectuados en población general.

TP antisocial fueron los que presentaron tasas más elevadas de un TUS comórbido (83,6%, con una OR = 29,6%), seguidos por los sujetos con trastorno bipolar tipo I (60,7%, con una OR = 7,9) y aquellos con esquizofrenia (47%, OR = 4,6). Así mismo, el 32% de los participantes con algún trastorno afectivo (OR = 2,6) y el 23,7% de los sujetos con algún trastorno de ansiedad (OR = 1,7) presentaba un TUS. Entre los participantes con un TUS, los individuos con abuso o dependencia de cocaína fueron los que presentaron mayores tasas de comorbilidad (76,1%), seguidos por los sujetos con un trastorno por uso de opiáceos (65,2%) y los que presentaban un trastorno por uso de cannabis (50,1%).

2.1.2 *National Comorbidity Survey (NCS)*

La *National Comorbidity Survey* (NCS) es otro de los grandes estudios epidemiológicos realizado en los Estados Unidos, a partir de una muestra probabilística de 8098 sujetos entre 15 y 54 años de edad. Este estudio, que se llevó a cabo entre septiembre de 1990 y febrero de 1992, tenía como objetivo estimar la prevalencia a lo largo de la vida y en los últimos 12 meses de 14 trastornos psiquiátricos, según criterios DSM-III-R, para lo cual se utilizó la versión revisada de la CIDI.[9] Entre los participantes, el 26,6% presentaba un diagnóstico a lo largo de la vida de al menos un TUS, mientras que el 11,3% lo presentaba en los últimos 12 meses.[9]

Aproximadamente la mitad de los encuestados en la NCS (51,4%) con abuso o dependencia de alcohol o de drogas a lo largo de la vida también cumplían criterios de al menos otro trastorno mental, mientras que el 50,9% de la muestra con un trastorno mental a lo largo de la vida también habían presentado antecedentes de un trastorno por uso de alcohol o de drogas (OR = 2,4) (véase la tabla 1).[10] Se observaron datos similares en relación a las tasas de comorbilidad correspondientes a los últimos 12 meses, de modo que el 42,7% de los encuestados con un trastorno por uso de alcohol o drogas también tenían otro trastorno mental, y el 14,7% de aquellos con algún trastorno mental también presentaban un TUS (OR = 2,6).[10] Por otro lado, todos los trastornos mentales se asociaban de forma más intensa con la dependencia que con el abuso de sustancias. Un total de 5001 de los sujetos encuestados en la NCS fueron evaluados nuevamente entre 2001 y 2003 con el fin de valorar las tendencias temporales y sus correlatos a lo largo de una década, y profundizar en algunos de los hallazgos y las dificultades metodológicas surgidos en la NCS basal. Este estudio, NCS-2, permitió establecer asociaciones significativas entre determinados trastornos mentales, y se apreció que estos actuarían como factores de riesgo para el inicio del TUS.[2]

Una década tras completar la NCS se llevó a cabo un nuevo estudio poblacional, la *National Comorbidity Survey Replication* (NCS-R), con la misma metodología que la NCS basal pero recurriendo a criterios DSM-IV, en la cual participaron 9282 personas.[11] Los resultados de la NCS-R fueron prácticamente idénticos a los de la NCS.

## 2.1.3	*National Epidemiologic Survey on Alcohol and Related Conditions (NESARC)*

La *National Epidemiologic Survey on Alcohol and Related Conditions* (NESARC) es una encuesta poblacional con 43.093 participantes mayores de 18 años realizada entre 2001 y 2002 en los Estados Unidos para evaluar de manera completa la prevalencia, los factores de riesgo, la comorbilidad y las repercusiones de los TUS, de otros trastornos psiquiátricos y de los trastornos de personalidad según criterios diagnósticos DSM-IV, mediante la *Alcohol Use Disorder and Associated Disabilities Interview Schedule–DSM-IV Version* (AUDADIS-IV).[12] Tres años más tarde, entre 2004 y 2005, se completó la NESARC-II con sujetos que ya participaron en la NESARC original, con el objetivo de valorar el inicio, la persistencia y los factores de riesgo de los trastornos ya valorados en la NESARC, junto con los trastornos de personalidad límite, narcisista y esquizotípico, el trastorno por estrés postraumático y el trastorno por déficit de atención e hiperactividad.[13]

El precedente de la NESARC es la *National Longitudinal Alcohol Epidemiologic Survey* (NLAES), otro de los grandes estudios epidemiológicos realizados con una muestra representativa de población general en los Estados Unidos. La NLAES, que se hizo entre 1991 y 1992, incluyó 41.612 sujetos mayores de 18 años a quienes se administró la AUDADIS-IV, y como posteriormente se observaría en la NESARC, se encontró una asociación significativa entre los TUS y la presencia de otros trastornos psiquiátricos concurrentes.[14]

Entre los múltiples y muy diversos hallazgos de la NESARC, se apreció que el 8,5 % de los participantes tenían un trastorno por uso de alcohol en los últimos 12 meses (4,7 % abuso y 3,8 % dependencia), mientras que el 30,3 % lo había presentado a lo largo de la vida (17,8 % abuso y 12,5 % dependencia).[15] Así mismo, el 2,0 % había presentado un trastorno por uso de drogas en los últimos 12 meses (1,4 % abuso y 0,6 % dependencia) y el 10,3 % a lo largo de la vida (7,7 % abuso y 2,6 % dependencia).[12] Tras controlar las variables sociodemográficas y la comorbilidad psiquiátrica, la dependencia del alcohol en los últimos 12 meses se asociaba significativamente con los TUS (OR = 5,0), la dependencia de la nicotina (OR = 3,4), el trastorno bipolar tipo I (OR = 1,9) y tipo II (OR = 2,0), y los trastornos de personalidad histriónico (OR = 1,8) y antisocial (OR = 1,7), mientras que la dependencia del alcohol a lo largo de la vida se asociaba significativamente con los TUS (OR = 4,4), la dependencia de la nicotina (OR = 3,3), el trastorno depresivo mayor (OR = 1,4), el trastorno bipolar tipo I (OR = 2,1) y tipo II (OR = 1,9), los trastornos de ansiedad (OR = 1,3) y los trastornos de personalidad paranoide (OR = 1,3), histriónico (OR = 1,6) y antisocial (OR = 1,7) (véase la tabla 1).[15] Por su parte, y también tras controlar variables sociodemográficas y la comorbilidad psiquiátrica, la dependencia de drogas en los últimos 12 meses se asociaba significativamente con trastornos por uso de alcohol (OR = 7,0), dependencia de la nicotina (OR = 4,4), trastorno depresivo mayor (OR = 2,2), trastorno bipolar tipo I (OR = 4,2) y distimia (OR = 2,8), trastorno de ansiedad generalizada (OR = 2,5) y trastorno de personalidad antisocial (OR = 2,6), mientras que la dependencia de drogas a lo largo de la vida se asociaba significativamente con trastornos por uso de alcohol (OR = 7,3), dependencia de la nicotina (OR = 4,1), trastorno depresivo mayor (OR = 1,5), trastorno bipolar tipo I (OR = 3,2) y tipo II (OR = 2,6), distimia (OR = 1,7), trastornos de ansiedad (OR = 1,7) y presencia de algún trastorno de personalidad (OR = 2,4) (véase la tabla 1).[12]

Entre los múltiples hallazgos de la NESARC-II se evidenció que la persistencia a lo largo de 3 años de los TUS (exceptuando alcohol y tabaco) ocurría en un 30,9 % de los sujetos. Los trastornos de personalidad antisocial (OR = 2,75), límite (OR = 1,91) y esquizotípico (OR=2,77) se identificaron como predictores significativos de la persistencia de los TUS tras controlar diversas variables demográficas, la comorbilidad psiquiátrica, los antecedentes familiares, el tratamiento y el número de TUS.[16] Sin embargo, ningún diagnóstico del Eje I del DSM-IV fue identificado como predictor de la persistencia de los TUS (véase la tabla 1).

Más recientemente se han publicado los resultados de la *National Epidemiologic Survey on Alcohol and Related Conditions III* (NESARC-III), realizada entre abril de 2012 y junio de 2013 con una muestra representativa de estadounidenses mayores de 18 años. Utilizando la misma metodología que en la NESARC, se evaluaron la prevalencia, los correlatos y la comorbilidad psiquiátrica de los trastornos mentales según criterios DSM-5, así como la discapacidad asociada y los tratamientos; además, el estudio incluía análisis de ADN en muestras de saliva.[17] Se evidenció una asociación significativa entre la prevalencia de los trastornos por uso de alcohol en los últimos 12 meses y a lo largo de la vida (13,9 % y 29,1 %, respectivamente) con otros TUS, el trastorno depresivo mayor, el trastorno bipolar tipo I y los trastornos de personalidad antisocial y límite (OR = 1,2-6,4). También se apreció una asociación significativa, aunque más modesta, entre los trastornos por uso de alcohol y el trastorno de pánico, las fobias simples y el trastorno de ansiedad generalizada (OR = 1,2-1,4) (véase la tabla 1).

2.2 Estudios en población general en Europa

2.2.1 National European Study of the Epidemiology of Mental Disorders (ESEMeD)

En Europa son escasos los estudios que han evaluado la prevalencia de la patología dual en población general. De ámbito internacional, el único que aporta alguna estimación de la prevalencia de patología dual, aunque tan sólo en relación con la depresión, los trastornos de ansiedad y los trastornos por uso de alcohol, es el *European Study of the Epidemiology of Mental Disorders* (ESEMeD/MHEDEA 2000), un estudio transversal, con una muestra representativa de 21.425 sujetos mayores de 18 años, de seis países europeos (Alemania, Bélgica, España, Francia, Holanda e Italia), realizado entre enero de 2001 y agosto de 2003, cuyo objetivo fue valorar la prevalencia de los trastornos mentales y los factores asociados con estos, así como la calidad de vida y el uso de servicios.[18] Además, en este estudio también se valoró la comorbilidad a lo largo de 12 meses y se observó que entre los participantes con un trastorno del ánimo el 41,7 % también presentaban un trastorno de ansiedad o un trastorno por uso de alcohol, mientras que un 28,3 % de los que tenían un trastorno de ansiedad también mostraba alguno de los otros dos trastornos comórbidos, frente a un 22,8 % de los sujetos con trastorno por uso de alcohol que también presentaban un trastorno del ánimo o de ansiedad (véase la tabla 1).[19] Así mismo, la dependencia del alcohol (27,7 %) se asociaba más frecuentemente que el abuso de alcohol (20,8 %) con otros trastornos comórbidos. En el estudio ESEMeD también se identificó que el diagnóstico de dependencia del alcohol era uno de los diagnósticos psiquiátricos más claramente asociados con una mayor prevalencia de intentos suicidas, con un riesgo relativo de 2,5.[20]

2.2.2 British Psychiatric Morbidity Survey (BPMS)

La *British Psychiatric Morbidity Survey* (BPMS) se realizó con una muestra representativa de Gran Bretaña entre abril de 1993 y agosto de 1994. Se entrevistaron

10.108 sujetos de 16-64 años de edad (véase la tabla 1).[21,22] Tanto el diagnóstico de dependencia de sustancias como los diagnósticos de otros trastornos psiquiátricos se realizaron mediante criterios de la *Clasificación Internacional de Enfermedades* (CIE-10). Se observó que el 33 % eran dependientes del tabaco, el alcohol o drogas; el 32 % era dependiente del tabaco, el 5 % presentaba dependencia del alcohol, el 1,8 % eran dependientes del cannabis y el 1,2 % eran dependientes de otras drogas.[22] Por otro lado, este estudio reveló que la dependencia del alcohol, la nicotina u otras sustancias se asociaba de manera significativa e independiente con presentar otro trastorno psiquiátrico, incluso tras haber controlado diversas variables sociodemográficas. Frente a un 12 % de los encuestados no dependientes de ninguna sustancia, el 22 % de los dependientes de la nicotina, el 30 % de los dependientes del alcohol y el 45 % de los dependientes de otras sustancias presentaban otro trastorno psiquiátrico comórbido.[22] Además, mediante análisis de regresión logística se observó que, en comparación con los sujetos que no presentaban dependencia de ninguna sustancia, tanto aquellos con dependencia de la nicotina (OR = 1,60) como los dependientes del alcohol (OR = 2,20) y los dependientes de otras drogas (OR = 3,25) tenían un mayor riesgo de presentar otro trastorno psiquiátrico.

2.2.3 *Mental Health in General Population Survey (MHGP)*

Realizada en Francia entre 1999 y 2003, la *Mental Health in General Population Survey* (MHGP) incluyó una muestra representativa de la población adulta de este país, con un total de 36.105 sujetos.[23] El objetivo era valorar la prevalencia de trastornos de ansiedad, así como la prevalencia de trastornos comórbidos. Se estimó que la prevalencia general de los trastornos de ansiedad era del 21,6 %, siendo el trastorno de ansiedad generalizada el más prevalente (12,8 %). Además, entre los encuestados con un trastorno de ansiedad, el 28,3 % cumplían criterios de trastorno depresivo mayor, mientras que el 4,4 % presentaba abuso de alcohol y el 2,8 % adicción a drogas (véase la tabla 1).[24] Junto con diversas características sociodemográficas, el abuso de alcohol, la adicción a drogas y la depresión mayor estaban entre las variables que se asociaban significativamente con un mayor riesgo de desarrollar un trastorno de ansiedad, siendo mayor el riesgo asociado con estas tres comorbilidades.[24] Entre los diferentes trastornos de ansiedad, el trastorno por estrés postraumático era el que se asociaba con una mayor comorbilidad de TUS, de modo que el 9,8 % de los individuos con trastorno por estrés postraumático presentaba dependencia del alcohol y el 9,8 % dependencia de drogas.

2.2.4 Encuesta sobre Alcohol y Drogas en España (EDADES)

En España, la EDADES, promovida por el Observatorio Español de la Droga y las Toxicomanías (OEDT) y la Delegación del Gobierno para el Plan Nacional sobre Drogas (DGPNSD), proporciona información acerca de la prevalencia de consumo de sustancias psicoactivas.[25] La EDADES se enmarca en la serie de encuestas poblacionales que vienen realizándose en España de forma bienal desde el año 1995, cuyo objetivo es conocer la situación y las tendencias del consumo de drogas en la población general de 15 a 64 años. En su más reciente edición, realizada entre noviembre de 2011 y abril de 2012, participó una muestra representativa de todo el territorio nacional de 22.128 sujetos. Tal como se aprecia en la tabla 2, en la que se resumen algunos de los resultados de la EDADES, el Informe 2013 del OEDT y el PNSD refleja que el alcohol y el tabaco son las sustancias más consumidas en España, tanto a lo largo de la vida como en los últimos 12 meses, en los últimos 30 días y a diario, seguidas por los tranquilizantes e hipnosedantes, siendo el cannabis la más habitual entre las sustancias ilegales, por encima de la cocaína, los derivados anfetamínicos, el éxtasis, los alucinógenos y la heroína.[25] Salvo en el caso de los tranquilizantes y los hipnosedantes, frecuentes en las mujeres, los hombres presentaban tasas de consumo más elevadas para el resto de las sustancias.

3 Estudios de prevalencia de patología dual en muestras clínicas

Diversos estudios realizados en distintas partes del mundo han evaluado la prevalencia de la patología dual en muestras de pacientes en tratamiento, tanto en recursos de adicciones como de salud mental, y tanto en régimen ambulatorio como ingresados. De hecho, con independencia del país donde se haya realizado el trabajo y del tipo de muestra clínica incluida, los estudios coinciden al observar altas tasas de prevalencia de patología dual. Así, entre los pacientes con TUS o con trastorno de juego patológico, incluyendo aquellos en programas de mantenimiento con metadona en Canadá, Estados Unidos, Nueva Zelanda y España, el 47-90 % presentaba otro trastorno psiquiátrico a lo largo de la vida y por lo tanto patología dual.[26-31] En general, los trastornos psiquiátricos más habituales son la depresión mayor, el trastorno por estrés postraumático, las fobias y el trastorno de personalidad antisocial.

El estudio *Clinical Antipsychotic Trials of Intervention Effectiveness* (CATIE) también permitió valorar la relación entre el consumo de sustancias y el funcio-

	Alguna vez en la vida			Consumo en los últimos 12 meses			Consumo en los últimos 30 días			Consumo diario en los últimos 30 días		
	Total	Hombre	Mujer	Total	Hombre	Mujer	Total	Hombre	Mujer	Total	Hombre	Mujer
Tabaco	71,7	77,6	65,7	40,2	44,2	36,0	37,6	41,4	33,7	30,4	34,1	26,7
Alcohol	90,9	94,0	87,7	76,6	83,2	69,9	62,3	73,2	51,2	10,2	15,3	5,0
Cannabis	27,4	35,4	19,2	9,6	13,6	5,5	7,0	10,2	3,8	1,7	2,7	0,7
Éxtasis	3,6	5,1	2,0	0,7	1,0	0,4	0,3	0,4	0,2	–	–	–
Alucinógenos	2,9	4,4	1,4	0,4	0,6	0,2	0,2	0,2	0,1	–	–	–
Anfetaminas/*speed*	3,3	4,8	1,7	0,6	0,9	0,3	0,3	0,4	0,1	–	–	–
Cocaína	8,8	12,8	4,7	2,3	3,6	0,9	1,1	1,8	0,5	–	–	–
Heroína	0,6	0,9	0,2	0,1	0,2	0,0	0,1	0,1	0,0	–	–	–
Tranquilizantes	17,1	11,9	22,3	9,8	6,4	13,2	6,9	4,4	9,6	4,0	2,2	5,8
Hipnosedantes	19,5	13,7	25,4	11,4	7,6	15,3	6,3	5,2	11,4	4,6	2,5	6,7

Tabla 2. Prevalencia de consumo de sustancias alguna vez en la vida, en los últimos 12 meses, en los últimos 30 días y a diario en la población española de 15-64 años de edad (porcentajes) según la encuesta EDADES del Observatorio Español de la Droga y las Toxicomanías y la Delegación del Gobierno para el Plan Nacional sobre Drogas de 2011-2012.[25]

namiento psicosocial en pacientes con esquizofrenia, y apreció que el 37 % de los 1460 sujetos incluidos presentaban un TUS.[32] Sin embargo, en este estudio no se consideró la dependencia del tabaco. Más de la mitad (58 %) de los sujetos que dieron positivo a drogas en los análisis toxicológicos de orina negaron estar consumiendo sustancias.[33] Por otro lado se observó que, entre los pacientes con esquizofrenia y consumo de sustancias, los varones con trastornos de conducta en la infancia presentaban un mayor riesgo de progresión a desarrollar un TUS, así como también un riesgo más alto de presentar síntomas positivos y recaídas.[32]

3.1 Estudios en muestras clínicas en Europa

Hay que mencionar en primer lugar un estudio realizado con 1767 pacientes que estaban recibiendo tratamiento por un trastorno por uso de alcohol en recursos especializados (55,9 % ingresados, 34,0 % en seguimiento ambulatorio de adicciones, 4,2 % en seguimiento por un psiquiatra y 5,9 % en otras formas de tratamiento) de ocho países europeos (Alemania, Austria, España, Francia, Hungría, Italia, Letonia y Polonia), con el objetivo de conocer las características de estos pacientes, su comorbilidad mental y somática, el grado de discapacidad y la utilización de los servicios de salud, para lo cual, entre otros instrumentos, se utilizó la CIDI.[34] Globalmente, las tasas de patología dual fueron elevadas: el 61,5 % de los pacientes presentaba al menos un trastorno mental asociado, el 43,2 % tenía un trastorno depresivo y el 50,3 % un trastorno de ansiedad, sin diferencias en las tasas de patología dual entre el tipo de recursos. Además, el 72,0 % de la muestra fumaba cigarrillos.

Estudios realizados en varios países europeos coinciden en mostrar las altas tasas de patología dual en diversas poblaciones de pacientes. En el Reino Unido, el *National Treatment Outcome Research Study* (NTORS) fue un estudio multicéntrico con 1075 pacientes en tratamiento por TUS, el 90 % de ellos dependientes de opiáceos, procedentes de 54 recursos terapéuticos representativos del país.[35] Se observó que los pacientes presentaban altas tasas de síntomas psiquiátricos (evaluados mediante la *Brief Symptom Inventory*), mayores en las mujeres. Además, el 20 % había recibido tratamiento psiquiátrico en los 2 años previos y el 29 % había presentado ideación suicida reciente. Por otro lado, un metaanálisis de 16 estudios en el que se evaluaba la patología dual en pacientes con adicción a opiáceos mostró que el 78,3 % (47-97 %) de los 3754 sujetos incluidos en el análisis presentaba al menos otro trastorno psiquiátrico en algún momento de su vida, siendo los más prevalentes los trastornos de personalidad (42,2 %), los trastornos del ánimo (31,2%) y los trastornos de ansiedad (8,0%).[36] En otro estudio más reciente, realizado en Italia, también con una muestra de dependientes de opiáceos, el 52,7% de los 1090 sujetos incluidos presentaban patología dual.[37] Otros estudios en diversos países de Europa también han mostrado la elevada prevalencia de patología dual. Así, en un estudio realizado en Islandia con 351 pacientes que recibían tratamiento por un TUS, el 70% de los que únicamente presentaban dependencia del alcohol y el 90% de los que dependían de múltiples sustancias presentaban patología dual, siendo los trastornos más habituales los de ansiedad (65%), del ánimo (33%) y de la personalidad (28%).[38]

3.2 Estudios en muestras clínicas en España

En España, el estudio epidemiológico más importante es el *Estudio Madrid,* con una muestra consecutiva de 837 sujetos en tratamiento en las redes asistenciales de salud mental y drogodependencias de la Comunidad de Madrid, a quienes se les administró la *Mini International Neuropsychiatric Interview* (MINI) y el *Personality Disorder Questionnaire* (PDQ4+).[39] El estudio mostró que el 61,8% presentaba patología dual (36,1% en la red de salud mental y 70,3% en la red de drogas) y, en comparación con los pacientes no duales, más mujeres (21,9% frente a 9,8%). Cabe señalar que los pacientes duales presentaban un mayor riesgo de suicidio que los no duales (40,2% frente a 16,7%).[40]

Es importante reseñar una serie de estudios realizados en distintas partes de nuestro país en los que la evaluación de los pacientes se llevó a cabo mediante la versión española de la *Psychiatric Research Interview for Substance and Mental Disorders* (PRISM). En estos estudios, además de la alta prevalencia de patología dual se evidenció que esta se asociaba significativamente con ser mujer (OR = 2,09), con el policonsumo (OR = 2,76), la presencia de un trastorno de personalidad límite (OR = 2,69) y la existencia de antecedentes legales (OR = 1,66).[41] En el primero de estos estudios se evaluó la comorbilidad psiquiátrica en 149 sujetos adictos (93% dependientes de la heroína y 71% dependientes de la cocaína), de 18 a 30 años de edad, que no estaban en tratamiento; se observó que el 67,1% presentaba patología dual, siendo el trastorno de personalidad antisocial (33%) y los trastornos del ánimo (26%) los más prevalentes.[42] Se hallaron tasas similares de patología dual en otro estudio con 139 sujetos dependientes de la cocaína no consumidores de heroína, también de 18-30 años de edad y que no estaban recibiendo tratamiento, entre los cuales el 42,5% presentaba patología dual.[43] En pacientes hospitalizados en una unidad de desintoxicación hospitalaria también se han apreciado altas tasas de patología dual mediante la PRISM, de modo que de los 115 pacientes incluidos en un estudio el 59,1 % presentaba otro trastorno psiquiátrico en la actualidad y el 67 % a lo largo de su vida.[44] Igualmente, en un estudio con 227 pacientes dependientes de la cocaína ingresados en seis comunidades terapéuticas de Andalucía, el 65,2 % presentaba patología dual.[45] Y resultados similares se han obtenido en pacientes en tratamiento ambulatorio, tal como se observa en un estudio con 110 pacientes dependientes de la cocaína, de los cuales el 61,8 % presentaba patología dual, siendo los trastornos del ánimo (34,5 %), los trastornos de ansiedad (22,7 %) y los trastornos psicóticos (15,5 %), junto con los trastornos de personalidad antisocial (20 %) y límite (21 %), los más habituales.[46]

Otros estudios realizados en España con pacientes en programas de mantenimiento con metadona también han evidenciado tasas altas de prevalencia de patología dual. Mediante la PRISM, en un estudio realizado en Barcelona con 189 pacientes en programas de mantenimiento con metadona, el 59 % presentaba otros TUS y el 32 % otro trastorno psiquiátrico asociado.[47] De igual modo, en un estudio multicéntrico con 624 pacientes en programas de mantenimiento con metadona de 74 centros especializados para adicciones, el 67 % presentaba al menos otro trastorno psiquiátrico comórbido.[30] Otro trabajo previo, con 132 pacientes en programas de mantenimiento con metadona en Asturias, a quienes se administró la *Goldberg Anxiety and Depression Scale* (GADS) y la *International Personality Disorder Examination* (IPDE), halló que el 29,7 % también presentaban un trastorno afectivo, el 19,1 % un trastorno de ansiedad, el 11,8 % un trastorno psicótico y el 51,1 % un trastorno de personalidad.[48] Por otro lado, se ha evaluado la prevalencia de la patología dual en pacientes que acuden a los servicios de urgencias: en un amplio estudio prospectivo que incluyó 1227 pacientes atendidos de forma consecutiva, el 17 % presentaba patología dual.[49]

4   Comentarios

La comparación entre los diversos estudios epidemiológicos es complicada debido a las diferencias metodológicas entre ellos, en particular en cuanto a los criterios diagnósticos utilizados, desde el DSM-III al DSM-5 o la CIE-10, y los instrumentos de evaluación utilizados, que incluyen la MINI, la CIDI, la PRISM, la IPDE, la DIS o la BSI, entre otros, y que no en todos los casos son adecuados para detectar patología dual. Además, hay que tener en cuenta el periodo de referencia, la manera de obtener los datos (entrevistas telefónicas, evaluación por clínicos o por técnicos de investigación entrenados específicamente) y las distintas características de las muestras en los diferentes estudios, no sólo por tratarse en unos casos de muestras de población general y en otros de poblaciones de pacientes, sino también por las diferencias étnicas, geográficas o temporales de las muestras en los estudios comunitarios, y las diferencias en el tipo de sustancia, la gravedad del trastorno adictivo o el ámbito del estudio en el caso de los trabajos con pacientes. De hecho, especialmente en los pacientes con trastorno mental grave a menudo hay un infradiagnóstico de los TUS y por lo tanto de la patología dual.[3,33] Además, en los estudios que valoran la patología dual el tabaco es ignorado con frecuencia.[32] A pesar de estas limitaciones, la gran variedad de los estudios coincide en documentar la alta prevalencia de patología dual tanto en población general como en muestras de pacientes.[4,12,15,34,35,39] Así mismo, los estudios coinciden al indicar una relación recíproca entre los TUS y otros trastornos mentales en la patología dual.[3,49] Cabe mencionar, además, que entre las repercusiones de la patología dual diversos estudios muestran un mayor riesgo de suicidio en los pacientes con patología dual que en aquellos con TUS o con algún otro trastorno mental únicamente.[20,35,40]

Bibliografía

1. Martínez-Raga J, Haro Cortés G, Cervera Martínez G. Epidemiología de la patología dual. Monografías de Psiquiatría. 2004; 16: 7-12.

2. Swendsen J, Conway KP, Degenhardt L, Glantz M, Jin R, Merikangas KR, *et al.* Mental disorders as risk factors for substance use, abuse and dependence: results from the 10-year follow-up of the National Comorbidity Survey. Addiction. 2010; 105: 1117-28.

3. Szerman N, Martínez-Raga J, Peris L, Roncero C, Basurte I, Vega P, *et al.* Rethinking dual disorders/pathology. Addiction Dis Their Treat. 2013; 12: 1-10.

4. Torrens M, Mestre-Pintó JA, Domingo-Salvany A. Comorbidity of substance use and mental disorders in Europe. EMCDDA. Luxembourg: Publications Office of the European Union; 2015.

5. Kessler RC. The World Health Organization International Consortium in Psychiatric Epidemiology (ICPE): initial work and future directions – the NAPE Lecture 1998. Nordic Association for Psychiatric Epidemiology. Acta Psychiatr Scand. 1999; 99: 2-9.

6. Merikangas KR, Mehta RL, Molnar BE, Walters EE, Swendsen JD, Aguilar-Gaziola S, *et al.* Comorbidity of substance use disorders with mood and anxiety disorders: results of the International Consortium in Psychiatric Epidemiology. Addict Behav. 1998; 23: 893-907.

7. Regier DA, Myers JK, Kramer M, Robins LN, Blazer DG, Hough RL, *et al.* The NIMH Epidemiologic Catchment Area program: historical context, major objectives, and study population characteristics. Arch Gen Psychiatry. 1984; 41: 934-41.

8. Regier DA, Farmer ME, Rae DS, Locke BZ, Keith SJ, Judd LL, *et al.* Comorbidity of mental disorders with alcohol and other drug abuse. Results from the Epidemiologic Catchment Area (ECA) Study. JAMA. 1990; 264: 2511-8.

9. Kessler RC, McGonagle KA, Zhao S, Nelson CB, Hughes M, Eshleman S, *et al.* Lifetime and 12-month prevalence of DSM-III-R psychiatric disorders in the United States. Results from the National Comorbidity Survey. Arch Gen Psychiatry. 1994; 51: 8-19.

10. Kessler RC, Crum RM, Warner LA, Nelson CB, Schulenberg J, Anthony JC. Lifetime co-occurrence of DSM-III-R alcohol abuse and dependence with other psychiatric disorders in the National Comorbidity Survey. Arch Gen Psychiatry. 1997; 54: 313-21.

11. Kessler RC, Merikangas KR. The National Comorbidity Survey Replication (NCS-R): background and aims. Int J Methods Psychiatr Res. 2004; 13: 60-8.

12. Compton WM, Thomas YF, Stinson FS, Grant BF. Prevalence, correlates, disability, and comorbidity of DSM-IV drug abuse and dependence in the United States: results from the National Epidemiologic Survey on Alcohol and Related Conditions. Arch Gen Psychiatry. 2007; 64: 566-76.

13. Hasin DS, Grant BF. The National Epidemiologic Survey on Alcohol and Related Conditions (NESARC) waves 1 and 2: review and summary of findings. Soc Psychiatry Psychiatr Epidemiol. 2015; 50: 1609-40.

14. Grant BF. Prevalence and correlates of alcohol use and DSM-IV alcohol dependence in the United States: results of the National Longitudinal Alcohol Epidemiologic Survey. J Stud Alcohol. 1997; 58: 464-73.

15. Hasin DS, Stinson FS, Ogburn E, Grant BF. Prevalence, correlates, disability, and comorbidity of DSM-IV alcohol abuse and dependence in the United States: results from the National Epidemiologic Survey on Alcohol and Related Conditions. Arch Gen Psychiatry. 2007; 64: 830-42.

16. Fenton MC, Keyes K, Geier T, Greenstein E, Skodol A, Krueger B, *et al.* Psychiatric comorbidity and the persistence of drug use

17. Grant BF, Saha TD, Ruan WJ, Goldstein RB, Chou SP, Jung J, *et al.* Epidemiology of DSM-5 drug use disorder: results from the National Epidemiologic Survey on Alcohol and Related Conditions-III. JAMA Psychiatry. 2016; 73: 39-47.

18. Alonso J, Ferrer M, Romera B, Vilagut G, Angermeyer M, Bernert S, *et al.* The European Study of the Epidemiology of Mental Disorders (ESEMeD/MHEDEA 2000) project: rationale and methods. Int J Methods Psychiatr Res. 2002; 11: 55-67.

19. Alonso J, Angermeyer MC, Bernert S, Bruffaerts R, Brugha TS, Bryson H, *et al.* 12-month comorbidity patterns and associated factors in Europe: results from the European Study of the Epidemiology of Mental Disorders (ESEMeD) project. Acta Psychiatr Scand Suppl. 2004; (420): 28-37.

20. Bernal M, Haro JM, Bernert S, Brugha T, de Graaf R, Bruffaerts R, *et al.* Risk factors for suicidality in Europe: results from the ESEMED study. J Affect Disord. 2007; 101: 27-34.

21. Farrell M, Howes S, Taylor C, Lewis G, Jenkins R, Bebbington P, *et al.* Substance misuse and psychiatric comorbidity: an overview of the OPCS National Psychiatric Morbidity Survey. Addict Behav. 1998; 23: 909-18.

22. Farrell M, Howes S, Bebbington P, Brugha T, Jenkins R, Lewis G, *et al.* Nicotine, alcohol and drug dependence and psychiatric comorbidity. Results of a national household survey. Br J Psychiatry. 2001; 179: 432-7.

23. Caria A, Roelandt JL, Bellamy V, Vandeborre A. [Mental Health in the General Population: images and realities (MHGP): methodology of the study]. Encephale. 2010; 36(3 Suppl): 1-6.

24. Leray E, Camara A, Drapier D, Riou F, Bougeant N, Pelissolo A, *et al.* Prevalence, characteristics and comorbidities of anxiety disorders in France: results from the "Mental Health in General Population" survey (MHGP). Eur Psychiatry. 2011; 26: 339-45.

25. Observatorio Español de la Droga y las Toxicomanías (OEDT) y Delegación del Go-

bierno para el Plan Nacional sobre Drogas (DGPNSD). Informe 2013. Alcohol, tabaco y drogas ilegales en España. Ministerio de Sanidad, Servicios Sociales e Igualdad, Centro de Publicaciones, Madrid, 2013.

26. Adamson SJ, Todd FC, Sellman JD, Huriwai T, Porter J. Coexisting psychiatric disorders in a New Zealand outpatient alcohol and other drug clinical population. Aust N Z J Psychiatry. 2006; 40: 164-70.

27. Brooner RK, King VL, Kildorf M, Schmidt CW Jr, Bigelow GE. Psychiatric and substance use disorder among treatment-seeking opioid abusers. Arch Gen Psychiatry. 1997; 54: 71-80.

28. Compton WM 3rd, Cottler LB, Ben Abdallah A, Phelps DL, Spitznagel EL, Horton JC. Substance dependence and other psychiatric disorders among drug dependent subjects: race and gender correlates. Am J Addict. 2000; 9: 113-25.

29. Disney E, Kidorf M, Kolodner K, King V, Peirce J, Beilenson P, *et al.* Psychiatric comorbidity is associated with drug use and HIV risk in syringe exchange participants. J Nerv Ment Dis. 2006; 194: 577-83.

30. Roncero C, Fuste G, Barral C, Rodríguez-Cintas L, Martínez-Luna N, Eiroa-Orosa FE, *et al.*, on behalf of the PROTEUS study investigators. Therapeutic management and comorbidities in opiate-dependent patients undergoing a replacement therapy programme in Spain: the PROTEUS study. Heroin Add & Relat Clin Probl 2011; 13: 5-16.

31. Ross HE, Glaser FB, Germanson T. The prevalence of psychiatric disorders in patients with alcohol and other drug problems. Arch Gen Psychiatry. 1988; 45: 1023-31.

32. Swartz MS, Wagner HR, Swanson JW, Stroup TS, McEvoy JP, McGee M, *et al.* Substance use and psychosocial functioning in schizophrenia among new enrollees in the NIMH CATIE study. Psychiatr Serv. 2006; 57: 1110-6.

33. Bahorik AL, Newhill CE, Queen CC, Eack SM. Under-reporting of drug use among individuals with schizophrenia: prevalence and predictors. Psychol Med. 2014; 44: 61-9.

34. Rehm J, Allamani A, Aubin HJ, Della Vedova R, Elekes Z, Frick U, *et al.* People with alcohol use disorders in specialized care in eight different European countries. Alcohol Alcohol. 2015; 50: 310-8.

35. Marsden J, Gossop M, Stewart D, Rolfe A, Farrell M. Psychiatric symptoms among clients seeking treatment for drug dependence. Intake data from the National Treatment Outcome Research Study. Br J Psychiatry. 2000; 176: 285-9.

36. Frei A, Rehm J. Die Prävalenz psychischer Komorbidität unter Opiatabhängigen. Psychiatr Prax. 2002; 29: 258-62.

37. Maremmani AG, Dell'Osso L, Pacini M, Popovic D, Rovai L, Torrens M, *et al.* Dual diagnosis and chronology of illness in treatment-seeking Italian patients dependent on heroin. J Addict Dis. 2011; 30: 123-35.

38. Tomasson K, Vaglum P. A nationwide representative sample of treatment-seeking alcoholics: a study of psychiatric comorbidity. Acta Psychiatr Scand. 1995; 92: 378-85.

39. Arias F, Szerman N, Vega P, Mesias B, Basurte I, Morant C, *et al.* [Madrid study on the prevalence and characteristics of outpatients with dual pathology in community mental health and substance misuse services]. Adicciones. 2013; 25: 118-27.

40. Szerman N, Lopez-Castroman J, Arias F, Morant C, Babín F, Mesías B, *et al.* Dual diagnosis and suicide risk in a Spanish outpatient sample. Subst Use Misuse. 2012; 47: 383-9.

41. Torrens M, Gilchrist G, Domingo-Salvany A; psyCoBarcelona Group. Psychiatric comorbidity in illicit drug users: substance-induced versus independent disorders. Drug Alcohol Depend. 2011; 113: 147-56.

42. Rodríguez-Llera MC, Domingo-Salvany A, Brugal MT, Silva TC, Sánchez-Niubó A, Torrens M; ITINERE Investigators. Psychiatric comorbidity in young heroin users. Drug Alcohol Depend. 2006; 84: 48-55.

43. Herrero MJ, Domingo-Salvany A, Torrens M, Brugal MT; ITINERE Investigators. Psychiatric comorbidity in young cocaine users: induced versus independent disorders. Addiction. 2008; 103: 284-93.

44. Nocon A, Bergé D, Astals M, Martín-Santos R, Torrens M. Dual diagnosis in an inpatient drug-abuse detoxification unit. Eur Addict Res. 2007; 13: 192-200.

45. Vergara-Moragues E, González-Saiz F, Lozano OM, Betanzos Espinosa P, Fernández Calderón F, Bilbao-Acebos I, *et al.* Psychiatric comorbidity in cocaine users treated in therapeutic community: substance-induced versus independent disorders. Psychiatry Res. 2012; 200: 734-41.

46. Araos P, Vergara-Moragues E, Pedraz M, Pavón FJ, Campos Cloute R, Calado M, *et al.* Comorbilidad psicopatológica en consumidores de cocaína en tratamiento ambulatorio. Adicciones. 2014; 26: 15-26.

47. Astals M, Domingo-Salvany A, Buenaventura CC, Tato J, Vázquez JM, Martín-Santos R, *et al.* Impact of substance dependence and dual diagnosis on the quality of life of heroin users seeking treatment. Subst Use Misuse. 2008; 43: 612-32.

48. Fernández Miranda J, González García-Portilla M, Saiz Martínez P, Gutiérrez Cienfuegos E, Bobes García J. Influencia de los trastornos psiquiátricos en la efectividad de un programa de mantenimiento prolongado con metadona. Actas Esp Psiquiatr. 2001; 29: 228-32.

49. Martín-Santos R, Fonseca F, Domingo-Salvany A, Ginés JM, Ímaz ML, Navinés R, *et al.* Dual diagnosis in the psychiatric emergency room in Spain. Eur J Psychiatry. 2006; 20: 147-56.

50. Szerman N, Martínez-Raga J. Dual disorders: two different mental disorders? Adv Dual Diagn. 2015; 8: 61-4.

Capítulo 5

Clasificación, entrevista clínica y manejo del paciente dual

M. Torrens, J.I. Mestre-Pintó, J. Tirado-Muñoz

Correspondencia
Dra. Marta Torrens i Mèlich
mtorrens@parcdesalutmar.cat

Sinopsis

La concurrencia de trastornos por uso de sustancias con otros trastornos mentales representa un reto no sólo en términos de diagnóstico y desarrollo de estrategias terapéuticas, sino también en la provisión de recursos clínicos adaptados. En este capítulo se revisan las principales características de la clasificación, la entrevista clínica y el manejo del paciente dual.

1   Introducción

La identificación clínica de otras patologías mentales en consumidores de sustancias es un reto tanto para la atención médica como para la investigación en patología dual. La precisión en el diagnóstico es un factor crucial, ya que establecer un diagnóstico válido y fiable de comorbilidad con otra patología psiquiátrica en consumidores de sustancias es, a menudo, problemático. Existen dos principales dificultades para establecer un diagnóstico preciso en el contexto del consumo de sustancias:

1. Los efectos agudos y crónicos del consumo y de la abstinencia de las distintas sustancias simulan síntomas de otros trastornos mentales, lo que dificulta su diferenciación de los síntomas psicopatológicos que corresponden a los propios efectos farmacológicos de la intoxicación o abstinencia de las distintas sustancias (efectos esperados del consumo o de la abstinencia), de un trastorno inducido por el trastorno por consumo de sustancias o de un trastorno independiente del consumo de sustancias (primario).

2. Los diagnósticos psiquiátricos son más síndromes (patrones de síntomas) que enfermedades con una fisiopatología conocida. La falta de marcadores biológicos ha obligado a los psiquiatras a desarrollar criterios diagnósticos operativos, como el *Diagnostic and Statistical Manual of Mental Disorders* (DSM)[1] y la *International Classification of Diseases* (ICD).[2] El uso de criterios estandarizados basados en síntomas observables aumenta el grado en que la misma información se aplica al mismo criterio con el objetivo de establecer un diagnóstico.[3]

2 Clasificación y entrevistas

2.1 Variabilidad

Toda observación clínica en medicina está sometida a un proceso de variabilidad inherente a ella y de diferentes orígenes: a) la variación que se da entre clínicos que establecen el diagnóstico utilizando criterios nosológicos diferentes; b) la variación de información que aparece al tomar las decisiones diagnósticas con informaciones dispares según el acceso que se tenga a la información; c) la variación de observación que resulta de la interpretación subjetiva que hacen clínicos distintos de las respuestas de los sujetos; d) la variación de síntomas individuales, que se observa cuando el mismo sujeto manifiesta diferentes aspectos o síntomas de un mismo trastorno en diferentes visitas; y e) la variación de sujeto, cuando este sufre un nuevo trastorno no evaluado anteriormente.

La variación de criterio se reduce utilizando los mismos criterios nosológicos (DSM o CIE) para el establecimiento del diagnóstico psiquiátrico. La variación de información y la variación de observación se reducen mediante el uso de entrevistas estandarizadas (p. ej., PRISM o SCAN). Sin embargo, a pesar del uso de criterios nosológicos y de entrevistas estandarizadas, en el diagnóstico psiquiátrico puede haber fuentes de variabilidad no controladas. Así, la variación de criterio seguirá estando presente en la medida en que las definiciones y los criterios no sean suficientemente operativos. La variación de información se mantendrá si los sujetos responden a una misma pregunta de forma diferente. La variación de observación depende de la experiencia de cada clínico y del grado de entrenamiento y estandarización en el manejo del instrumento de medida. Finalmente, las variaciones de síntomas individuales y de sujeto son difíciles de minimizar, debido a la complejidad de los fenómenos observados.[4]

2.2 Historia clínica

En el paciente dual, la anamnesis debe ser lo más exhaustiva posible, ya que es lo que orientará el diagnóstico diferencial entre el propio efecto de las sustancias, un trastorno inducido por sustancias o un trastorno primario.

Al realizar la historia adictiva es recomendable que la familia no esté presente, ya que el paciente puede tender a ocultar datos sobre su consumo de sustancias. Si se considera necesario, y previo consentimiento del paciente, puede contrastarse la información aportada por él mismo con la familia y otras fuentes de información. Para cada sustancia (nicotina, cafeína, alcohol, benzodiacepinas y otros psicofármacos, cannabis, cocaína, anfetaminas, opiáceos, drogas de síntesis, inhalantes, alucinógenos, etc.) se debe preguntar la edad del primer consumo (antes, después o simultáneo a la aparición del trastorno mental), la edad de inicio del consumo regular, el efecto deseado, la dosis, la vía de consumo (nasal, inhalada, fumada, intravenosa, oral u otras), el ambiente de consumo (familia, amigos, pareja, en solitario), los periodos de máximo consumo y el estado psicopatológico durante estos, los periodos de abstinencia (si los ha habido) y el estado psicopatológico y el tratamiento durante estos, y las complicaciones de salud y sociales derivadas del consumo. Además, para cada sustancia debe evaluarse el *insight* (grado de conciencia sobre su enfermedad mental y drogodependencia, así como de la interacción de ambas) que presenta el paciente, y destacar cuál es la sustancia principal en caso de policonsumo, así como si ha habido tentativas de abstinencia previas y los tratamientos realizados (desintoxicación, deshabituación, otros).

En los antecedentes, además de una historia personal completa, deben valorarse los diagnósticos psiquiátricos previos, la edad de inicio de la enfermedad psiquiátrica, el número de ingresos y su causa, el seguimiento ambulatorio, los recursos utilizados, los tratamientos realizados y la calidad de la respuesta, el cumplimiento terapéutico y el *insight*. De especial importancia son los antecedentes psiquiátricos familiares (incluyendo las adicciones), que también nos ayudarán en el diagnóstico diferencial.

Dependiendo de los factores de riesgo detectados en la anamnesis, se aconseja solicitar como exploraciones complementarias básicas una analítica general, determinación de sustancias de abuso (o metabolitos) en orina, serología para el virus de la inmunodeficiencia humana (VIH) y de las hepatitis B y C, sífilis, prueba de tuberculina, radiografía de tórax y electrocardiograma. En los pacientes con abuso/dependencia de alcohol se solicitará además determinación de vitamina B12 y de ácido fólico, pruebas de coagulación y funciones hepática y pancreática. Si se detectaran posibles déficits cognitivos debe valorarse la realización de estudios neuropsicológicos o pruebas de neuroimagen (o ambos).

2.3 DSM-5

En el DSM-5[1] se han introducido importantes cambios en el apartado *Trastornos relacionados con sustancias:*

- Desaparecen los diagnósticos de abuso y dependencia por sustancias y se considera sólo el diagnóstico de trastorno por uso de sustancias (TUS).
- Se mantienen 11 criterios para definir los TUS, pero desaparece el criterio legal («problemas legales repetidos relacionados con la sustancia») y se añade el criterio de *craving* (deseo intenso o urgencia de consumo de una sustancia) (véase la tabla 1).
- El umbral para el diagnóstico de TUS es que se cumplan por lo menos dos criterios de los 11.
- La gravedad del TUS se basa en el número de criterios que se cumplen:

  - 2-3 criterios: leve.
  - 4-5 criterios: moderado.
  - ≥6 criterios: grave.

- Aparecen dos nuevos diagnósticos: trastorno por abstinencia de cannabis y trastorno por abstinencia de cafeína.
- Se elimina el diagnóstico de polidependencia de sustancias.
- La remisión temprana se define como al menos 3 meses, pero menos de 12 meses, sin cumplir los diagnósticos de TUS (excepto el *craving*).

<table>
<tr><td>Criterios DSM-5 para el trastorno por consumo</td></tr>
</table>

Patrón desadaptativo de consumo de la sustancia que conlleva un deterioro o malestar clínicamente significativos, expresado por al menos dos de los siguientes ítems, que ocurren dentro de un periodo de 12 meses:

1. Consumo en cantidades mayores o por más tiempo de lo que se pretendía.
2. Deseo persistente o esfuerzos infructuosos de abandono o control del consumo de la sustancia.
3. Elevado tiempo invertido en la consecución, en el uso o en la recuperación de los efectos de la sustancia.
4. *Craving*, o un fuerte deseo de consumo.
5. El consumo de la sustancia lleva a un incumplimiento de las obligaciones (laborales, escolares o en el domicilio).
6. Utilización continuada a pesar de tener persistentemente problemas interpersonales o sociales causados o exacerbados por los efectos de la sustancia.
7. Abandono o disminución de actividades sociales, ocupacionales o de ocio producidos por el consumo.
8. Consumo recurrente en situaciones que generan peligro (p. ej. conducción).
9. Continuación del consumo a pesar de saber que se tienen problemas físicos o psicológicos persistentes o recurrentes asociados al consumo.
10. Tolerancia (tanto por el uso de dosis progresivamente superiores como por la pérdida del efecto a la misma dosis).
11. Presencia de sintomatología de abstinencia característica de la sustancia o que se consuma esta (o sustancias similares) para aliviar o evitar dicha sintomatología.

Tabla 1. Criterios diagnósticos para el trastorno por consumo de sustancias del DSM-5.

- La remisión mantenida se define como al menos 12 meses sin criterios de TUS (excepto el *craving*).

En la tabla 1 se describen los criterios diagnósticos del DSM-5, y en la tabla 2 se encuentran los diagnósticos asociados a una clase de sustancia en el DSM-5.[1]

2.4 Entrevistas

Existen múltiples entrevistas diagnósticas estructuradas y semiestructuradas basadas tanto en los criterios diagnósticos del DSM-IV como en los de la CIE-10. Las entrevistas estructuradas, dado que pueden ser administradas por personas legas entrenadas, suelen utilizarse más para estudios epidemiológicos. En cambio, las entrevistas semiestructuradas se utilizan más en estudios clínicos y de investigación, y requieren un clínico entrenado para su administración.

Sustancias	Trastornos psicóticos	Trastornos bipolares	Trastornos depresivos	Trastornos de ansiedad	Trastorno obsesivo-compulsivo y trastornos relacionados	Trastornos del sueño	Disfunciones sexuales	Síndrome confusional (delirium)	Trastornos neurocognitivos	Trastornos por consumo de sustancias	Intoxicación por sustancias	Abstinencia de sustancias
Alcohol	I/A	I/A	I/A	I/A		I/A	I/A	I/A	I/A/P	X	X	X
Cafeína				I		I/A				X	X	X
Cannabis	I			I		I/A		I		X	X	X
Alucinógenos												
Fenciclidina	I	I	I	I				I		X	X	
Otros alucinógenos	I*	I	I	I				I		X	X	
Inhalantes	I		I	I				I	I/P	X	X	
Opioides			I/A	A		I/A	I/A	I/A		X	X	X
Sedantes, hipnóticos o ansiolíticos	I/A	I/A	I/A	A		I/A	I/A	I/A	I/A/P	X	X	X
Estimulantes**	I	I/A	I/A	I/A	I/A	I/A	I	I		X	X	X
Tabaco						A				X		X
Otras (o desconocida)	I/A	I/A	A	I/A	I/A	I/A	I/A	I/A	I/A/P	X	X	X

A: se puede añadir especificador «inicio durante la abstinencia»; I: se puede añadir especificador «inicio durante la intoxicación»; I/A: se puede añadir especificador «inicio durante la intoxicación» o «inicio durante la abstinencia»; P: el trastorno es persistente; X: la categoría está reconocida en el DSM-5.
*También trastorno persistente de la percepción por alucinógenos (flashbacks).
**Incluye sustancias anfetamínicas, cocaína y otros estimulantes sin especificar.

Tabla 2. Diagnósticos asociados a una clase de sustancia. (Extraída de la fuente original: DSM-5, American Psychiatric Association, 2013.)

Structured Clinical Interview (SCID-IV)	La SCID-I y II para los trastornos del DSM-IV.[5,6]
Schedule for Clinical Assessment in Neuropsychiatry (SCAN)	Es un conjunto de instrumentos para evaluar distintos fenómenos clínicos.[8] El Instrumento básico del SCAN es el *Present State Examination* (PSE-10).
Psychiatric Research Interview for Substance and Mental Disorders and the Structured Clinical Interview for DSM-IV (PRISM-IV)	Entrevista semiestructurada basada en los criterios diagnósticos DSM-IV y diseñada específicamente para diferenciar los trastornos mentales primarios de los trastornos inducidos por sustancias y de los efectos esperados de la intoxicación y de la abstinencia.[7,9-11]
The Alcohol Use Disorder and Associated Disabilities Interview Schedule (AUDADIS-IV)	Entrevista estructurada, utilizada en estudios epidemiológicos y que permite ser administrada por investigadores legos entrenados. Evalúa los diagnósticos del DSM-IV.[12]
Diagnostic Interview Schedule (DIS)	Entrevista diseñada para estudios epidemiológicos que puede ser administrada por entrevistadores sin experiencia en diagnóstico psicopatológico tras un entrenamiento, para diagnosticar trastornos psiquiátricos en población de consumidores.[13]
Composite International Diagnostic Interview (CIDI)	Expansión de la DIS que fue desarrollada bajo el auspicio de la Organización Mundial de la Salud. Genera diagnósticos DSM-IV y CIE-10.[14]

Tabla 3. Entrevistas diagnósticas.

Existen diversas entrevistas diagnósticas, algunas para ser aplicadas por expertos y otras por personal mínimamente entrenado (véase la tabla 3). Las versiones disponibles están adaptadas a los criterios DSM-IV, y ya se están realizando las versiones adaptadas a los criterios DSM-5. En general, el tiempo de administración de todas las entrevistas oscila entre 1 y 3 horas, dependiendo del historial de consumo y de la patología del entrevistado. En el capítulo 14 se describen más extensamente las entrevistas y los métodos psicométricos de evaluación.

3   Manejo del paciente dual

A pesar de la importancia de tratar de forma efectiva los trastornos duales, todavía existe una falta de consenso sobre cómo y dónde hay que realizar el tratamiento. Llevar a cabo estrategias de atención óptimas, es decir, cómo (abordaje farmacológico y psicosocial) y en qué recurso asistencial debe realizarse el tratamiento (centros de salud mental, servicios de tratamiento de la adicción), constituye uno de los mayores desafíos a los que se enfrentarán en los próximos años los encargados de formular políticas sanitarias.[15]

3.1   *Cómo se realiza el manejo del paciente dual: abordaje farmacológico y psicosocial*

Es importante subrayar la complejidad de las exigencias/demandas clínicas, farmacológicas y psicosociales de los pacientes duales. De hecho, los profesionales tienen que manejar, además de la patología dual, una amplia variedad de problemas psiquiátricos y psicológicos ligados a otras enfermedades, como las coinfecciones (p. ej., infección por VIH y hepatitis C), las interacciones medicamentosas, las dificultades sociales y los problemas legales.

En cuanto al tratamiento farmacológico, hay que tener en cuenta que a pesar de la alta prevalencia y de su gravedad, la mayoría de las indicaciones para el tratamiento de la patología dual carecen de una base de evidencia. De hecho, la mayoría de los tratamientos farmacológicos para los trastornos por consumo de sustancias no han sido evaluados en pacientes duales, y viceversa, muy pocos fármacos indicados para el tratamiento de los distintos trastornos psiquiátricos no relacionados con consumo de sustancias han sido evaluados en pacientes que además presentan un trastorno por consumo. Por otro lado, cuando se trata de un paciente dual deben considerarse, además de la eficacia o la efectividad de los tratamientos, otros aspectos relevantes como son la seguridad de estos; así, las posibles interacciones farmacológicas con las sustancias de abuso (p. ej., inhibidores de la monoamino oxidasa y cocaína), con los tratamientos de los trastornos por consumo (p. ej., metadona, mirtazapina y alargamiento del QTc), o la posibilidad de abuso de los tratamientos farmacológicos (p. ej., benzodiacepinas o anfetaminas).

Además de la terapia farmacológica, otro elemento fundamental del tratamiento de los pacientes duales es la intervención psicosocial, que parece ser esencial para la identificación temprana de los trastornos concurrentes. Sin embargo, en una revisión acerca de la eficacia y la efectividad de la terapia psicosocial (trabajo individual/grupal basado principalmente en terapia motivacional y cognitivo-conductual) con pacientes duales destacó la falta de evidencia y la necesidad de más investigación.[15]

Del mismo modo, a pesar de los crecientes indicios para el uso de las comunidades terapéuticas en el tratamiento de la comorbilidad psiquiátrica y en los TUS, se necesitan más datos para clarificar los aspectos clave de dicho tratamiento y mejorar su eficacia.

Otro punto relevante es que los pacientes que presentan comorbilidad psiquiátrica son propensos a tener enfermedades con ciclos de remisión y recaída, y por lo tanto deberían concebirse tratamientos de larga duración. De hecho, es razonable asumir que al menos un porcentaje de estos pacientes va a acceder a los servicios durante mucho tiempo o toda su vida.

3.2　Dónde se trata al paciente dual: redes asistenciales de salud mental y de adicciones

A pesar de su prevalencia y relevancia, todavía hay falta de consenso sobre cuál es el lugar más adecuado para atender a estos pacientes. Uno de los problemas es que en la mayoría de los países existen dos redes asistenciales independientes: una red de salud mental y una red de adicciones. Esta división entre la red de salud mental y la de adicciones es, en sí misma, un obstáculo para conseguir un tratamiento adecuado para los pacientes con patología dual. Hasta la actualidad hay tres modelos de uso de los servicios de tratamiento: el secuencial, el paralelo y el integrado.

1. En el modelo secuencial, los pacientes primero reciben tratamiento por un trastorno, mientras que el tratamiento para el otro trastorno es aplazado hasta que el primero está estabilizado. Así, las redes de tratamiento de salud mental y de adicciones permanecen independientes y separadas, siendo el único enlace entre los profesionales la derivación del paciente de un servicio al otro. Sin embargo, este mínimo enlace a veces se rompe y aumenta el riesgo de abandono del tratamiento por parte del paciente. Además, en patología dual, la concurrencia de los trastornos empeora el pronóstico de cada uno de ellos por separado, y puesto que en el tratamiento secuencial tan sólo se trata uno de ellos, se limita su efectividad. La interacción de los TUS y otros trastornos psiquiátricos podría explicar las altas tasas de recaída que se observan en ambos casos, que inevitablemente llevan a la frustración de los pacientes y de los profesionales involucrados en el proceso. Por todo ello, el modelo secuencial no debe utilizarse en la atención de los pacientes con patología dual.[16]

2. En el modelo paralelo se proporciona tratamiento simultáneo para los dos tipos de trastornos (adicción y el otro trastorno psiquiátrico) por dos servicios distintos y a menudo separados. A pesar de que es posible conseguir algún tipo de integración entre los dos sistemas, puede haber diferencias de abordaje entre los profesionales de salud mental y de adicciones. Además, cuestiones de organización a menudo impiden cooperaciones efectivas entre los profesionales, y así, los pacientes pueden no ser derivados por uno de los trastornos concurrentes o ser excluidos de la lista de servicios en el otro sistema. La desafortunada consecuencia de esto es que la responsabilidad de escoger y seguir un plan terapéutico coherente recae en el propio paciente.[16,17] Los posibles problemas que afrontan los consumidores de drogas

cuando buscan acceso a tratamientos psiquiátricos en la red de salud mental están relacionados principalmente con la incertidumbre sobre la efectividad del tratamiento, la mala coordinación de las visitas, los problemas logísticos del desplazamiento para llegar al otro servicio, el estigma y las actitudes negativas de los profesionales hacia el consumo de drogas y la presunción de conductas criminales en los consumidores de drogas.[18,19]

3. Los datos publicados indican que el modelo integrado es la mejor manera de tratar a los pacientes con patología dual. El objetivo de este modelo es asegurar que tanto el trastorno psiquiátrico como el consumo de sustancias son tratados de manera simultánea e integrada en programas permanentes.[20] Obviamente, esto requiere agrupar las redes de salud mental y adicciones en una. El modelo integrado prevé un plan de tratamiento global para ambos trastornos y debe ser aplicado de manera simultánea por un grupo multidisciplinario. El uso de planes de tratamiento compartidos puede ayudar no sólo a minimizar las diferencias filosóficas entre los profesionales, sino además a asegurar que tanto la enfermedad psiquiátrica como el consumo de sustancias sean diagnosticados apropiadamente y dirigidos hacia tratamientos específicos. Sin embargo, por desgracia, la división tradicional entre los sistemas de tratamiento de salud mental y de adicciones es difícil de cambiar,[16] y aún son necesarios muchos esfuerzos para poder implementar un sistema de tratamiento viable, integrado y efectivo para pacientes duales.[21] Algunos países, como España, han desarrollado recursos especiales (unidades de ingreso de agudos de patología dual, comunidades residenciales de patología dual o comunidades terapéuticas, y programas de patología dual en los centros ambulatorios tanto de salud mental como de adicciones) en un intento de ir hacia un modelo de tratamiento integrado.

4 Conclusiones y retos para el futuro

En los últimos años, tanto la literatura sobre los tratamientos como la práctica clínica diaria han arrojado luz sobre la naturaleza multifacética de la patología dual. Este proceso se inicia con el establecimiento del diagnóstico, que debe ir seguido de un tratamiento adecuado. A pesar de los grandes progresos que se han hecho en este aspecto, muchas preguntas se mantienen sin contestar.

En términos de una futura planificación, implementación y evaluación de la salud efectiva, hay una necesidad prioritaria de compromiso de dar un mayor entrenamiento específico a todos los profesionales involucrados en el cuidado de los pacientes duales. De hecho, los profesionales relevantes, es decir, médicos, psicólogos, personal de enfermería y trabajadores sociales, necesitan el entrenamiento y el conocimiento apropiados para responder adecuadamente a las demandas clínicas de estos pacientes. Incluyendo este entrenamiento como parte integral de sus prácticas, estos profesionales ganarían un mayor conocimiento no sólo de la dimensión nosológica de la psicopatología concurrente, sino también del proceso de consumo de sustancias, intoxicación y abstinencia.

En cuanto al tratamiento, si bien se están realizando esfuerzos para establecer estrategias terapéuticas efectivas farmacológicas y psicológicas, en la actualidad faltan estudios que aporten más evidencias. Promover estas investigaciones es de vital importancia para incrementar la efectividad de los tratamientos y hacer un uso eficiente de los recursos limitados.

Por último, con el fin de proveer un tratamiento integrado, efectivo y de alta calidad a estos pacientes, el objetivo principal es conseguir una interacción efectiva de lo que actualmente son dos sistemas de tratamiento separados: salud mental y adicciones.

Agradecimientos

Este capítulo ha sido parcialmente financiado por el Ministerio de Economía y Competitividad - Instituto de Salud Carlos III (Red de Trastornos Adictivos, UE-FEDER 2012, RD12/0028/0009).

Bibliografía

1. American Psychiatric Association. Diagnostic and statistical manual of mental disorders. 5th ed. Arlington, VA: American Psychiatric Association; 2013.

2. WHO. The ICD-10 classification of mental and behavioural disorders diagnostic criteria for research. Geneva: World Health Organization; 1993. Disponible en: http://site.ebrary.com/id/10227086

3. Torrens M, Martin-Santos R, Samet S. Importance of clinical diagnoses for comorbidity studies in substance use disorders. Neurotox Res. 2006; 10: 253-61.

4. Iraurgui I, González-Sáez F, editores. Instrumentos de evaluación en drogodependencias. Barcelona: Aula Médica; 2002.

5. First MB SR, Williams JBW, Gibbon M. Entrevista clínica estructurada para los trastornos del eje I del DSM-IV, Versión Clínica (SCID-I-VC). Barcelona: Masson; 1999.

6. First MB GM, Spitzer RL, Williams JBW, Benjamin LS. Entrevista clínica estructurada

para los trastornos de personalidad del eje II del DSM-IV. Barcelona: Masson; 1999.

7. Torrens M, Serrano D, Astals M, Pérez-Domínguez G, Martín-Santos R. Diagnosing comorbid psychiatric disorders in substance abusers: validity of the Spanish versions of the Psychiatric Research Interview for Substance and Mental Disorders and the Structured Clinical Interview for DSM-IV. Am J Psychiatry. 2004; 161: 1231-7.

8. Janca A, Ustun TB, Sartorius N. New versions of World Health Organization instruments for the assessment of mental disorders. Acta Psychiatr Scand. 1994; 90: 73-83.

9. Hasin DS, Trautman KD, Miele GM, Samet S, Smith M, Endicott J. Psychiatric Research Interview for Substance and Mental Disorders (PRISM): reliability for substance abusers. Am J Psychiatry. 1996; 153: 1195-201.

10. Hasin D, Samet S, Nunes E, Meydan J, Matseoane K, Waxman R. Diagnosis of comorbid psychiatric disorders in substance users assessed with the Psychiatric Research Interview for Substance and Mental Disorders for DSM-IV. Am J Psychiatry. 2006; 163: 689-96.

11. Morgello S, Holzer CE 3rd, Ryan E, Young C, Naseer M, Castellon SA, et al. Interrater reliability of the Psychiatric Research Interview for Substance and Mental Disorders in an HIV-infected cohort: experience of the National NeuroAIDS Tissue Consortium. Int J Methods Psychiatr Res. 2006; 15: 131-8.

12. Grant BF, Harford TC, Dawson DA, Chou PS, Pickering RP. The Alcohol Use Disorder and Associated Disabilities Interview Schedule (AUDADIS): reliability of alcohol and drug modules in a general population sample. Drug Alcohol Depend. 1995; 39: 37-44.

13. Robins LN, National Institute of Mental Health. NIMH diagnostic interview schedule. Rockville, Md.: Dept. of Health and Human Services, Public Health Service, Alcohol, Drug Abuse, and Mental Health Administration, National Institute of Mental Health; 1981.

14. Robins LN, Wing J, Wittchen HU, Helzer JE, Babor TF, Burke J, et al. The Composite International Diagnostic Interview. An epidemiologic instrument suitable for use in conjunction with different diagnostic systems and in different cultures. Arch Gen Psychiatry. 1988; 45: 1069-77.

15. Torrens M, Rossi PC, Martínez-Riera R, Martínez-Sanvisens D, Bulbena A. Psychiatric co-morbidity and substance use disorders: treatment in parallel systems or in one integrated system? Subst Use Misuse. 2012; 47: 1005-14.

16. Burnam MA, Watkins KE. Substance abuse with mental disorders: specialized public systems and integrated care. Health Aff (Millwood). 2006; 25: 648-58.

17. Drake RE, Mueser KT. Managing comorbid schizophrenia and substance abuse. Curr Psychiatry Rep. 2001; 3: 418-22.

18. Gilchrist G, Moskalewicz J, Slezakova S, Okruhlica L, Torrens M, Vajd R, et al. Staff regard towards working with substance users: a European multi-centre study. Addiction. 2011; 106: 1114-25.

19. Neale J, Tompkins C, Sheard L. Barriers to accessing generic health and social care services: a qualitative study of injecting drug users. Health Soc Care Community. 2008; 16: 147-54.

20. Drake RE, Wallach MA, McGovern MP. Future directions in preventing relapse to substance abuse among clients with severe mental illnesses. Psychiatr Serv. 2005; 56: 1297-302.

21. Magura S. Effectiveness of dual focus mutual aid for co-occurring substance use and mental health disorders: a review and synthesis of the "Double Trouble" in recovery evaluation. Subst Use Misuse. 2008; 43: 1904-26.

Capítulo 6

Cocaína y otros psicoestimulantes (metanfetamina, drogas de síntesis y nicotina)

L. Grau-López, E. Ros-Cucurull, C. Daigre, C. Roncero

Correspondencia
Dra. Lara Grau-López
lgrau@vhebron.net

Sinopsis

El trastorno por consumo de psicoestimulantes es crónico y está marcado por la recaída y una elevada comorbilidad con patologías médicas y psiquiátricas. No existe tratamiento farmacológico específico para dicho trastorno, por lo que se utiliza tratamiento sintomático conjuntamente con psicoterapia.

1 Introducción

Los psicoestimulantes son sustancias que aumentan la actividad del sistema nervioso central. Existen diferentes psicoestimulantes, entre los que se encuentran la cocaína, las anfetaminas, las metanfetaminas como el *speed* y derivados anfetamínicos como el MDMA (3,4-metilendioximetanfetamina) o éxtasis. También existen otros psicoestimulantes, como el khat, la cafeína y la nicotina.[1]

Tras la toma de psicoestimulantes, los pacientes refieren una mejora en el humor y se sienten eufóricos, tienen un aumento de la actividad motora con mayor sensación de energía y disminución de la sensación de cansancio, mayor claridad en el pensamiento, menor apetito y descenso de la necesidad de sueño. Sin embargo, a pesar de los efectos positivos del consumo de psicoestimulantes, también se han descrito problemas asociados a su consumo, como son complicaciones médicas y trastornos psiquiátricos asociados. Entre las patologías médicas se debe destacar las complicaciones otorrinolaringológicas (como las perforaciones del tabique nasal por el uso de la vía intranasal), las infecciones pulmonares, el fallo respiratorio, la hipertensión arterial, las cardiopatías (como arritmias e infarto agudo de miocardio), complicaciones vasculares (como hemorragias o ictus isquémico cerebral), las crisis comiciales e incluso la muerte súbita. Además, se han descrito trastornos psiquiátricos inducidos por psicoestimulantes, como intoxicación, abstinencia, trastornos psicóticos, trastornos bipolares, trastornos depresivos, trastornos de ansiedad, trastorno obsesivo-compulsivo, trastornos del sueño, disfunciones sexuales, síndrome confusional y trastornos neurocognitivos.[2-4]

La cocaína es un alcaloide extraído de la planta *Erythroxylum coca L.*, arbusto de las regiones andinas. Se conoce el consumo de sus hojas desde hace más de 5.000 años en los pueblos indígenas americanos. En 1859 se aísla la cocaína de la planta de coca, y a partir de entonces se extendió su uso por Europa para múltiples dolencias, utilizándose inicialmente de manera terapéutica por su poder anestésico y vasoconstrictor local en algunas intervenciones locales, principalmente oftálmicas. En la actualidad no tiene ningún uso terapéutico y se ha convertido en una sustancia ilegal por su capacidad adictiva y sus efectos nocivos para la salud. A pesar de ello, el consumo de cocaína ha ido aumentando y universalizándose, apareciendo diferentes presentaciones (hojas de cocaína, pasta de cocaína, clorhidrato de cocaína, cocaína base), patrones de consumo (experimental, recreativo, intensificado y compulsivo) y vías de administración (intranasal, fumada, intravenosa, etc.)[2] (véase la tabla 1).

La cocaína es la segunda droga ilegal más consumida, tanto en España como en Europa, después del cannabis.[5] En España, su consumo y la demanda de tratamiento del mismo se han incrementado durante los últimos años, hasta llegar a convertirse en el país líder de Europa en cifras de consumidores.[5] Hasta el 75 % de los pacientes que acuden a tratamiento tienen otro trastorno psiquiátrico[6] y cerca del 75 % presentan clínica psicótica en algún momento del consumo.[7]

Las anfetaminas, sintetizadas por primera vez en 1887, forman parte del gran grupo farmacológico de las feniletilaminas sustituidas. Actualmente las más consumidas son la dextroanfetamina y la metanfetamina, también conocida

Presentaciones	Vías de administración
Hojas de cocaína	Mascado
	Infusión oral
Pasta de cocaína	Fumada
Clorhidrato de cocaína	Tópica (mucosas genital y oral)
	Intranasal (mucosa intranasal)
	Parenteral (intravenosa, intramuscular, subcutánea)
Cocaína base	Fumada
	Inhalada

Tabla 1. Presentaciones y vías de administración para el consumo de cocaína.

como *speed*. Otras sustancias estimulantes, utilizadas como psicofármacos, son el metilfenidato y la pemolina. Las anfetaminas pueden encontrarse en diferentes formulaciones (polvo, tabletas, cápsulas). Los efectos observados en el ser humano son dependientes de la vía de administración y de la dosis. La vía de administración más utilizada es la oral, aunque se utilizan también la intravenosa y la intranasal, en el caso del consumo de metanfetamina. A partir de 1927 se usaron en medicina por sus propiedades broncodilatadoras, y en la década de 1930 se extendió su utilización para el tratamiento de la fiebre del heno y del catarro común, dadas sus propiedades descongestivas nasales. En el año 1933 se describió su acción sobre el sistema nervioso central y se recetaron para el tratamiento de la narcolepsia, la hipercinesia infantil, los cuadros depresivos moderados y, principalmente, la obesidad. Posteriormente su uso se generalizó como estimulantes para mejorar el rendimiento físico y mental en el ámbito laboral o académico, por lo que aparecieron los primeros casos de intoxicación y dependencia de las anfetaminas.[8,9]

El grupo de drogas de síntesis denominadas «drogas de diseño» incluye un grupo de sustancias derivadas de las anfetaminas. Su composición química exacta es variable. La más emblemática es el MDMA o éxtasis, que ha recibido otros nombres, como X, XTC, Adam o E. Está relacionada estructuralmente con la anfetamina y la mescalina. En los años 1970 se utilizó de forma experimental por psicoterapeutas con el objetivo de aumentar la introspección y facilitar la comunicación en sesiones de terapia individual y de grupo, pero en 1986 se incluyó en la lista de sustancias prohibidas por sus efectos tóxicos. Otras drogas de síntesis son DMA (dimetoximetanfetamina), MDA (metilendioxianfetamina) o píldora del amor, 4-MTA (p-metiltioanfetamina), MDEA o Eva, DOM, STP, PMA y TMA-2. Es imposible listar exactamente todas las drogas de síntesis, ya que son fáciles de sintetizar y permanentemente aparecen en el mercado nuevas sustancias.[10,11]

La principal forma de consumo del khat es el mascado de sus hojas o en infusión. La cantidad media consumida por persona en una sesión de mascado de khat es de 100-200 g de hojas frescas. En Yemen, las hojas tostadas y pulverizadas se han usado alguna vez para hacer algo similar a un café. Las hojas secas pueden fumarse solas o mezcladas con cannabis o tabaco.[12]

La cafeína (1,3,7-trimetilxantina) es un psicoestimulante de la familia de las xantinas. Se encuentra en el café, el té, el cacao, el chocolate, el mate, los refrescos de cola y las bebidas energéticas. Además, también puede encontrarse como compuesto en algunos medicamentos, principalmente antigripales y analgésicos. Se utiliza como estimulante menor y su consumo está ampliamente extendido en todo el mundo.[12]

2 Trastornos relacionados con el uso de psicoestimulantes

Los trastornos por consumo de psicoestimulantes son trastornos crónicos marcados por las recaídas y una elevada comorbilidad, que supone un importante problema de salud en todo el mundo, debido a las múltiples complicaciones asociadas, tanto somáticas como legales, sociales, cognitivas y psicológicas.[13,14]

La quinta edición del Manual Diagnóstico y Estadístico de los Trastornos Mentales (DSM-5) divide los «trastornos relacionados con psicoestimulantes y trastornos adictivos» en dos grupos: 1) trastornos inducidos por psicoestimulantes (intoxicación, abstinencia y otros trastornos mentales inducidos por psicoestimulantes, como trastornos psicóticos, trastorno bipolar y trastornos relacionados, trastornos depresivos, trastornos de ansiedad, trastorno obsesivo-compulsivo y trastornos relacionados, trastornos del sueño, disfunciones sexuales, síndrome confusional y trastornos neurocognitivos) y 2) trastornos por consumo de psicoestimulantes, que se subdividen en tres según su gravedad (leve, moderado y grave).[15]

A continuación se describirán los trastornos inducidos por psicoestimulantes.

2.1 Intoxicación

Las manifestaciones y la magnitud de los cambios fisiológicos, psicológicos y conductuales durante la intoxicación por psicoestimulantes varían según el tipo de psicoestimulante, la dosis y las características individuales del usuario (grado de absorción, tolerancia, cronicidad de uso, contexto en que se ingiere, etc.).[1,2] Respecto al consumo de cocaína, hay mayor efecto de intoxicación cuando se consume junto con alcohol. Su administración conjunta da lugar a la formación de cocaetileno, que incrementa el efecto euforizante de la cocaína y los efectos tóxicos en el sistema cardiovascular. Además, el etanol, al vasodilatar las mucosas, permite una mayor absorción de la cocaína y que aumenten sus concentraciones plasmáticas.[14]

La intoxicación aguda por cocaína incluye euforia o irritabilidad, incremento de la sensación de vigor y de la confianza en sí mismo, sociabilidad, locuacidad, aumento del estado de alerta con hipervigilancia, aumento de la actividad motora presentando inquietud o comportamiento estereotipado y repetitivo, y pueden aparecer alteraciones conductuales con ira intensa, amenazas y comportamientos agresivos, además de insomnio, anorexia, aumento de la actividad sexual y deterioro de la capacidad de juicio. Fisiológicamente produce taquicardia, activación motora con sudoración y midriasis a dosis bajas, pero a dosis altas puede producir bradicardia, elevación o disminución de la presión arterial, náuseas o vómitos, agitación o retardo psicomotor, debilidad muscular, cefalea, acúfenos, depresión respiratoria, dolor torácico o arritmia cardiaca, junto con confusión, crisis comiciales, discinesias, distonías, coma e incluso la muerte. En la intoxicación aguda por cocaína pueden producirse complicaciones psicopatológicas, como crisis de angustia, ideación suicida y reacciones paranoides con alteraciones sensoperceptivas manteniendo intacto el juicio de realidad, por lo que las personas consumidoras de cocaína saben que las ideas delirantes y las alteraciones perceptivas son causadas por la cocaína, y por lo tanto son criticadas.[2,3,16]

La intoxicación crónica por cocaína puede producir insomnio y síntomas paranoides persistentes, junto con agotamiento, letargia, irritabilidad, impotencia, afectividad embotada, retraimiento social e intenso deseo *(craving)* de su consumo. Asimismo se producen alteraciones cognitivas consistentes en déficits en la atención, la concentración, el aprendizaje, la memoria visual y verbal, la producción de palabras y la integración visuomotora. Entre las complicaciones psicopatológicas de la intoxicación crónica por cocaína se ha descrito sintomatología ansiosa, depresiva y delirante.[2-4,16]

La psicosis cocaínica (o inducida por cocaína) es una de las complicaciones psicopatológicas más frecuentes y de mayor gravedad relacionadas con el uso de cocaína, y se produce con mayor frecuencia en aquellos que la consumen en base o por vía intravenosa. Se relaciona con la dosis, la frecuencia y el tiempo de consumo, aunque no de forma lineal, y principalmente con características individuales del consumidor. Lo más típico es la sintomatología paranoide, con ideas delirantes autorreferenciales de perjuicio, persecución o celotípicas, con el consiguiente sentimiento de amenaza y episodios de autoagresividad o heteroagresividad. Pueden presentarse alteraciones perceptivas auditivas, como escuchar ruidos; trastornos perceptivos visuales, como creer ver sombras; o alucinaciones cenestésicas de formicación, en las que el paciente detecta la presencia de parásitos debajo de su piel que le puede llevar a un rascado intenso y a producirse lesiones cutáneas. Suelen presentarse estereotipias motoras, como rebuscar entre objetos buscando cocaína, o bien otros gestos sin una finalidad determinada. Estos síntomas se manifiestan habitualmente a los pocos minutos de la ingestión, aunque también pueden aparecer más tarde. Suele ser una situación autolimitada, que cede sin tratamiento a las 24-48 horas de cesar el consumo y no se observa tras la abstinencia, aunque también puede aparecer una paranoia persistente que dure días o semanas. Una vez que se ha producido un cuadro psicótico por cocaína, es probable que este vuelva a aparecer al repetir el consumo, con mayor gravedad y asociado a consumos de menor cantidad, por un fenómeno de sensibilización.[7,17,18]

Las anfetaminas, a dosis bajas, producen sensación de relajación, de energía y de autoconfianza, disminuyen la fatiga, el sueño y el hambre, y facilitan el aprendizaje. Estos efectos van aumentando de intensidad con la dosis, hasta un máximo a partir del cual, dentro de una gran variabilidad individual, provocan cambios conductuales desadaptativos y sintomatología psiquiátrica. En los cuadros de intoxicación grave aparecen síntomas físicos como dilatación pupilar, efectos cardiotóxicos con taquicardia, aumento de la presión arterial, vasoconstricción arterial de las carótidas, trombosis e infartos de miocardio. También producen sudoración o escalofríos, náuseas y vómitos asociados a cambios conductuales desadaptativos consistentes en un estado de alerta y agitación psicomotora, sentimientos de omnipotencia y grandiosidad. En algunos casos pueden llegar a producir autorreferencialidad y clínica psicótica en forma de ideas delirantes de perjuicio, con alteraciones perceptivas y conductas autoagresivas y heteroagresivas, lo que se conoce como psicosis anfetamínica.[8,9]

Entre los síntomas de intoxicación por drogas de diseño destacan la hipertermia, el bruxismo, las alteraciones cardiovasculares, las arritmias, las asistolias, el colapso vascular y las alteraciones iónicas (hiponatremia). Se han descrito accidentes vasculares cerebrales, lesiones hepáticas graves, neurológicas y teratogenia. La presencia de cansancio, mareos, dificultad para orinar, anhidrosis y calambres debe hacer sospechar un golpe de calor que, si progresa, puede cursar con alteración de la consciencia, agitación y estimulación simpática, que puede llegar a hipertermia maligna, convulsiones, rabdomiólisis, coagulación intravascular diseminada, insuficiencia renal y fallo cardiaco mortal. Es importante mantener la vigilancia hidroelectrolítica y el control médico.[10,11]

Los efectos estimulantes del khat son parecidos a los de las anfetaminas y sus derivados sintéticos, al aumentar la liberación de dopamina y su recaptación sináptica. El inicio de su acción empieza a los 20 minutos y dura hasta 4 horas. Produce hiperactividad física o mental, insomnio, reducción del cansancio y del apetito, optimismo, locuacidad, verborrea, excitación y euforia. Desencadena una activación del sistema simpático (náuseas, vómitos, retención urinaria, estreñimiento, midriasis, boca seca, hipertermia, arritmias, rabdomiólisis, etc.). La boca puede inflamarse tras el mascado (lengua verdosa y dientes marrones).[12]

La sintomatología característica de la intoxicación por cafeína incluye inquietud, nerviosismo, excitación, alteraciones del sueño, cambios del humor, pensamiento y lenguaje acelerados, rubefacción facial, diuresis, molestias gastrointestinales, contracciones musculares, taquicardia o arritmia cardiaca, y periodos de gran actividad motora o agitación psicomotriz. Se ha considerado, además, que la cafeína puede estar implicada en algunos trastornos de ansiedad y del sueño.[12]

2.2 Abstinencia

Está claramente reconocida la existencia de un síndrome de abstinencia específico para la cocaína (véase la tabla 2). Los síntomas de abstinencia aguda a la cocaína *(crash)* se observan con frecuencia después de periodos de consumo de dosis altas y repetidas *(runs* o *binges)*. Aparecen entre pocas horas y algunos días después de la interrupción o la reducción del consumo. La abstinencia se caracteriza por alteraciones del apetito y del sueño, apatía, anhedonia y clínica depresiva. Tras las primeras horas de «bajón» o *crash*, caracterizadas por anorexia, insomnio, disforia y deseo intenso de cocaína, se produce una fase de varios días de duración con hipotimia, anhedonia, cambios bruscos de apetito y del sueño (con hipersomnia o insomnio) y, de forma característica y diferencial de la abstinencia a otras sustancias, bajo o nulo deseo de cocaína. Pueden aparecer síntomas depresivos con ideas o comportamientos suicidas, lo que constituye el problema más grave en esta fase. Posteriormente aparece disforia, ansiedad e irritabilidad, y aumenta el *craving*. El ciclo atracón-bajón-abstinencia temprana sin deseo elevado se ajusta bien a los ritmos de consumo de fines de semana en el contexto lúdico, como es habitual para muchos consumidores con un patrón de abuso o dependencia. Sin embargo, algunos dependientes tienen pocos o ningún síntoma demostrable de abstinencia al interrumpir su consumo. Se describe también un síndrome de abstinencia prolongado, con mantenimiento de la anhedonia, la apatía y el bajo deseo de cocaína, de hasta 10 semanas de duración[16,19] (véase la tabla 2).

Tras la retirada del resto de los psicoestimulantes aparece un síndrome de abstinencia similar al de la retirada del consumo de cocaína, predominando un estado de ánimo disfórico con alteraciones del sueño y apetito tras la retirada tanto de anfetaminas y metanfetaminas como de otras drogas de síntesis, khat e incluso cafeína. Se han descrito ciertos síntomas de abstinencia que pueden ocurrir en ocasiones tras la retirada de algunos psicoestimulantes. Por ejemplo, tras retirar las anfetaminas se han descrito distonías, tras la retirada del consumo de khat se han descrito problemas gastrointestinales y dificultades respiratorias, y tras la retirada del consumo de cafeína se han descrito cefaleas, mareos y fatiga.[8-12,20]

Fases	Síntomas
Fase inicial, *crash* (1-7 días)	Hipersomnia
	Hiperfagia
	Ansiedad, apatía, anergia y clínica depresiva
Fase de abstinencia (1-10 semanas)	Apatía, enlentecimiento, anergia
	Irritabilidad, disforia
	Craving
Fase tardía o de extinción (meses)	*Craving* condicionado
	Recaídas
	Normalización anímica

Tabla 2. Síndrome de abstinencia de cocaína.

3 Otros trastornos inducidos por psicoestimulantes

Los trastornos inducidos por psicoestimulantes presentan síntomas parecidos a los de los trastornos mentales primarios. Estos trastornos se diagnostican sólo cuando los síntomas exceden de los habitualmente asociados a la intoxicación o abstinencia de cocaína y tienen la suficiente gravedad como para merecer atención clínica independiente.[15]

En la clasificación del DSM-5 se han descrito los criterios diagnósticos de trastornos psicóticos, trastorno bipolar y trastornos relacionados, trastornos depresivos, trastornos de ansiedad, trastorno obsesivo-compulsivo y trastornos relacionados, trastornos del sueño, disfunciones sexuales, síndrome confusional y trastornos neurocognitivos.[15]

4 Relación entre psicoestimulantes y patología dual

El trastorno por consumo de psicoestimulantes se ha relacionado con otros trastornos psiquiátricos en comorbilidad, configurando el diagnóstico de patología dual cuando una persona cumple criterios diagnósticos de un trastorno por consumo de sustancias y otra patología psiquiátrica.

Los trastornos psicóticos inducidos por cocaína deben diferenciarse de la esquizofrenia de tipo paranoide. Los pacientes que experimentan paranoia durante la intoxicación tienen más riesgo de presentar psicosis esquizofreniforme que los consumidores que no la presentan. Debe hacerse un diagnóstico diferencial entre la psicosis inducida por cocaína y la psicosis esquizofrénica con consumo de cocaína. En la psicosis inducida por cocaína hay antecedentes de consumo de cocaína, disforia, agresividad y agitación, predominio de ideación paranoide (autorreferencial y de perjuicio) y frecuentes ideas suicidas, sin que se presenten trastornos formales del pensamiento. El consumo de cocaína en pacientes esquizofrénicos se ha asociado con menor sintomatología negativa, menos síntomas depresivos, menor socialización, empeoramiento del pensamiento abstracto, disminución de la efectividad de los antipsicóticos y aparición de efectos secundarios como distonías y discinesias, con mayor incumplimiento del tratamiento y más reagudizaciones[20-23] (véase la tabla 3).

Las personas dependientes de psicoestimulantes presentan a menudo síntomas depresivos que incluso cumplen criterios diagnósticos para el trastorno depresivo mayor. Debe hacerse el diagnóstico diferencial entre pacientes dependientes de

Trastorno	Características
Psicosis inducida por cocaína	Consumo previo de cocaína
	Ideación delirante autorreferencial y de perjuicio muy frecuente
	Delirio de formicación típico
	Disforia, agresividad o agitación
	Ideas suicidas frecuentes
Psicosis esquizofrénica y dependencia de cocaína	Trastornos formales del pensamiento
	Menor sintomatología negativa y depresiva
	Mayor incumplimiento terapéutico, disminución de la efectividad de los antipsicóticos y mayor presencia de distonías y discinesias con antipsicóticos
	Reagudizaciones más frecuentes

Tabla 3. Diagnóstico diferencial entre psicosis cocaínica y esquizofrenia dual.

la cocaína que presentan un trastorno depresivo mayor y aquellos que tienen un síndrome de abstinencia tardía de psicoestimulantes, que pueden presentar sintomatología de tipo depresivo consistente en disforia, anhedonia parcial, apatía e hipoergia.[24]

Los pacientes con trastorno por consumo de psicoestimulantes también pueden presentar trastornos de ansiedad, como crisis de angustia, o síntomas comunes con fobia social, ansiedad generalizada o trastorno de estrés postraumático.[1-3,6]

Otros diagnósticos psiquiátricos que se han relacionado con el trastorno por consumo de psicoestimulantes son los trastornos de la conducta alimentaria, el trastorno antisocial de la personalidad y el trastorno por déficit de atención con hiperactividad. También se ha relacionado con adicciones comportamentales, como juego patológico o pornografía, y con dependencias de otras sustancias, especialmente de sedantes (alcohol o benzodiacepinas).[1-3,6,25]

5   Tratamiento de la adicción a psicoestimulantes

El tratamiento debe seguir las líneas generales de cualquier terapéutica de la adicción (identificación del trastorno, desintoxicación y deshabituación o rehabilitación buscando un cambio de estilo de vida), respetando las peculiaridades de los psicoestimulantes como sustancias adictivas.[26]

En el tratamiento de la adicción a psicoestimulantes debe realizarse una evaluación integrada que incluya el consumo de drogas, el deterioro funcional y la comorbilidad con patologías psiquiátricas y médicas, sobre todo del sistema cardiovascular y neurológicas.

Los tratamientos farmacológicos se utilizan junto a los tratamientos psicosociales, que incluyen psicoterapia individual, grupal con grupos de autoayuda e intervenciones familiares. No existe ningún tratamiento farmacológico con la indicación específica para la intoxicación, la desintoxicación o la deshabituación de la adicción a los psicoestimulantes, por lo que se utilizan tratamientos sintomáticos cuyo objetivo es reducir la recaída precoz, el *craving*, la disforia y la anergia en la abstinencia, y el efecto reforzante de la cocaína. Los objetivos generales del tratamiento psicoterapéutico son acudir a las sesiones de manera regular para superar la negación y admitir las consecuencias de la adicción, aprender habilidades de afrontamiento libres de drogas, discutir emociones relevantes, utilizar técnicas de reducción del *craving* y finalmente conseguir la abstinencia de psicoestimulantes, evitando personas, lugares y situaciones asociadas al uso de estas sustancias.[26-28]

El tratamiento puede llevarse a cabo en programas ambulatorios intensivos o con los pacientes hospitalizados en unidades hospitalarias o residenciales en comunidades terapéuticas.

5.1 Intoxicación

El tratamiento de la intoxicación por psicoestimulantes es farmacológico. No se dispone de ningún fármaco para revertir los efectos causados por la cocaína. La intoxicación aguda es autolimitada y no suele precisar tratamiento. Cuando es preciso, este se basa en medidas de apoyo en función de los síntomas médicos o psiquiátricos que se presenten. En casos de inquietud psicomotora leve se adoptará una actitud tranquilizadora, pudiendo usarse alguna benzodiacepina por vía oral, preferentemente de vida media larga. En caso de inquietud psicomotora moderada o de agitación se emplearán benzodiacepinas por vía intramuscular o bien antipsicóticos si la agitación es intensa o si se acompaña de alteraciones del pensamiento o de la percepción, teniendo presente el riesgo de aparición de convulsiones.

El trastorno psicótico inducido por cocaína se trata manteniendo al paciente en un ambiente tranquilo, administrando inicialmente benzodiacepinas o antipsicóticos, sobre todo si hay riesgo de autoagresión o heteroagresión. Se aconseja la administración a largo plazo de antipsicóticos cuando la sintomatología psicótica persiste más allá de 24-48 horas tras el cese del consumo de cocaína. Se prefieren los antipsicóticos atípicos o de segunda generación por sus menores efectos secundarios.[7]

5.2 Desintoxicación

El tratamiento de desintoxicación de psicoestimulantes es fundamentalmente farmacológico, pero como en general el consumo de psicoestimulantes puede ser interrumpido de manera brusca sin que exista un riesgo médico significativo, se instaura tratamiento psicofarmacológico y psicoterapéutico ya desde el inicio.[29,30]

La mayoría de los adictos a psicoestimulantes pueden ser tratados desde el principio y de manera eficaz en programas ambulatorios con tratamientos psicológicos y farmacológicos. Los contratos terapéuticos, la monitorización urinaria y las sesiones educativas son también importantes. Se trata de minimizar la exposición del paciente a situaciones y personas que puedan facilitar el consumo, e involucrar en los planes de tratamiento a familiares y allegados significativos. Se realiza tratamiento hospitalario si el consumo genera una gran alteración del funcionamiento social, complicaciones médicas o psiquiátricas, dependencia concurrente de otras drogas adictivas o incapacidad de detener el uso de cocaína durante el tratamiento ambulatorio.[29]

La abstinencia aguda de cocaína no tiene un tratamiento farmacológico específico. La administración de benzodiacepinas y la permanencia del paciente en un ambiente protegido suelen ser suficientes. Si aparece sintomatología depresiva grave, con riesgo de autoagresión, puede añadirse medicación antidepresiva, y si en el síndrome de abstinencia aparecen síntomas psicóticos se pautarán antipsicóticos.[29]

5.3 Deshabituación

El tratamiento de deshabituación es fundamentalmente psicoterapéutico, pero debe combinarse con psicofármacos para aumentar la eficacia y favorecer la abstinencia completa.

El tratamiento farmacológico de la dependencia de psicoestimulantes está orientado a revertir las alteraciones producidas sobre el sistema dopaminérgico como consecuencia de su uso prolongado, las cuales se consideran causantes de la disforia, del síndrome de abstinencia y de la anhedonia. Los tratamientos utilizados han sido diversos, ya que no hay evidencias científicas a favor de ningún tratamiento psicofarmacológico específico. Se han utilizado agonistas y antagonistas dopaminérgicos, antidepresivos como el bupropión, eutimizantes como el topiramato y la oxcarbacepina, antipsicóticos, disulfiram, modafinilo, propranolol, vigabatrina, baclofeno, vacunas contra la cocaína o terapia inmunológica con anticuerpos monoclonales, entre otros, que eliminan el refuerzo producido por los psicoestimulantes o inhiben los efectos activadores de los psicoestimulantes en el sistema nervioso central.

En el caso de la dependencia de nicotina se recomienda el tratamiento sustitutivo con parches o chicles de nicotina, aunque en los últimos estudios se ha demostrado resultados a favor del tratamiento con bupropión y vareniclina.

En el tratamiento de la dependencia de cafeína se recomienda una pauta descendente o el tratamiento sustitutivo con cafeína en comprimidos.[29,31-33]

A pesar de que se han estudiado numerosos fármacos y de que algunos estudios parecen ser prometedores, no existe en el momento actual ninguna medicación claramente efectiva en el tratamiento de la dependencia de psicoestimulantes, por lo que el tratamiento farmacológico de la dependencia de cocaína, anfetaminas, khat o drogas de síntesis es principalmente sintomático (véase la tabla 4).[29-34]

En el tratamiento de la adicción a psicoestimulantes se consideran fundamentales las intervenciones psicológicas, como la entrevista motivacional, la terapia cognitivo-conductual, el manejo de contingencias, la prevención de recaídas, el entrenamiento en habilidades, el consejo y la intervención familiar. Las terapias cognitivo-conductuales representan el tratamiento de elección para el abordaje de los dependientes de psicoestimulantes. Son eficaces tanto en formato individual como en grupo, y sus efectos dependen del tiempo en tratamiento.[35,36]

6 Conclusiones

- Los psicoestimulantes son sustancias psicoactivas que aumentan la actividad del sistema nervioso central.

- Las sustancias psicoestimulantes conocidas en la actualidad son la cocaína, las anfetaminas, las metanfetaminas como el *speed*, los derivados anfetamínicos como el MDMA o éxtasis, el khat, la cafeína y la nicotina.

Grupos farmacológicos	Fármacos y acción
Agonistas de la dopamina	Carbegolida, amantadina (agonistas de la dopamina)
	Bromocriptina (liberador de dopamina)
	L-Dopa (precursor de la dopamina)
Inhibidores de la recaptación de dopamina	Estimulantes del SNC (metilfenidato)
	Modafinilo (también inhibe la recaptación de glutamato)
	Antidepresivos (también inhiben la recaptación de serotonina y noradrenalina): bupropión, trazodona, paroxetina, fluoxetina, sertralina, escitalopram, mirtazapina
Inhibidores del metabolismo de la dopamina	Carbidopa (inhibidor de la dopamina descarboxilasa)
	Selegilina (MAO-B)
	Disulfiram (inhibidor de la dopamina B-hidroxilasa)
Agonistas de la dopamina	Antipsicóticos clásicos
	Antipsicóticos de segunda generación
Otros tratamientos	Litio
	Eutimizantes: carbamacepina, oxcarbacepina, valproato, topiramato, gabapentina, lamotrigina
	Agonistas y antagonistas opioides: buprenorfina, metadona, naltrexona
Vacunas	Inmunización activa frente a la cocaína
	Transferencia de anticuerpos anticocaína

SNC: sistema nervioso central.

Tabla 4. Fármacos ensayados en el tratamiento de la dependencia de psicoestimulantes.

- Los síntomas de intoxicación por psicoestimulantes se caracterizan por una mejora en el humor, un aumento de la actividad motora, mayor claridad en el pensamiento, menor apetito y descenso de la necesidad de sueño. Sin embargo, pueden aparecer alteraciones conductuales, problemas médicos (sobre todo cardiovasculares y neurológicos) y trastornos psiquiátricos (entre los que destaca la psicosis cocaínica).

- Los síntomas de abstinencia de cocaína se caracterizan por tres fases, en las que predominan la presencia de sintomatología de tipo depresivo y el *craving* de cocaína.

- Actualmente no existe ningún tratamiento farmacológico con la indicación específica para el trastorno por consumo de psicoestimulantes, por lo que se utilizan tratamientos sintomáticos.

- El tratamiento para el trastorno por consumo de psicoestimulantes debe incluir psicofármacos y psicoterapia cognitivo-conductual en formato individual o grupal.

Bibliografía

1. Lowinson JH, Ruiz P, Millman RB, Langrod JG, editores. Substance abuse. A comprehensive textbook. Philadelphia: Lippincott Williams and Wilkins; 2005.
2. Cocaína. Guías Clínicas Socidrogalcohol basadas en la evidencia científica. Valencia: Socidrogalcohol; 2008.
3. Ochoa E. Cocaína y comorbilidad psiquiátrica. Actas Esp Psiquiatr. 2000; 28: 40-52.
4. Madoz-Gúrpide A, Ochoa Mangado E, Martínez Pelegrín B. Consumo de cocaína y daño neuropsicológico. Implicaciones clínicas. Med Clin (Barc). 2009; 132: 555-9.
5. Observatorio Español de la Droga y las Toxicomanías. Informe 2013: Situación y tendencias de los problemas de drogas en España. Madrid: Ministerio de Sanidad, Política Social e Igualdad. Disponible en: http://www.pnsd.msc.es
6. Araos P, Vergara-Moragues E, Pedraz M, Pavón FJ, Campos Cloute R, Calado M, *et al*. Comorbilidad psicopatológica en consumidores de cocaína en tratamiento ambulatorio. Adicciones. 2014; 26: 15-26.
7. Roncero C, Daigre C, Grau-López L, Barral C, Pérez-Pazos J, Martínez-Luna N, *et al*. An international perspective and review of cocaine-induced psychosis: a call to action. Subst Abus. 2014; 35: 321-7.
8. Saiz PA, García-Portilla MP, Paredes MB, Bobes J. Anfetaminas y drogas de síntesis. En: Bobes J, Casas M, Gutiérrez M, editores. Manual de evaluación y tratamiento de drogodependencias. Barcelona: Masson; 2003. p. 343-54.
9. Darke S, Kaye S, McKetin R, Duflou J. Major physical and psychological harms of methamphetamine use. Drug Alcohol Rev. 2008; 27: 253-62.
10. Roncero C, Collazos F, Bruguera E, Ramos JA, Casas M. Drogas de síntesis y atención primaria. Psiquiatría y Atención Primaria. 2004; 5: 12-7.
11. Climent B, González V. Drogas emergentes. En: Pereiro C, editor. Manual de adicciones para médicos especialistas en formación. Madrid: Socidrogalcohol; 2010. p. 637-67.
12. Casas M, Duro P, Pinet C. Otras drogodependencias. En: Vallejo Ruiloba J, editor.

Introducción a la psicopatología y la psiquiatría. Barcelona: Masson; 2009. p. 615.

13. Grau-López L, Roncero C, Daigre C, Gonzalvo B, Bachiller D, Rodríguez-Cintas L, *et al.* Factores de riesgo de recaída en pacientes drogodependientes tras desintoxicación hospitalaria. Adicciones. 2012; 24: 115-22.

14. Casas M, Prat G, Santís R. Trastornos por dependencia de sustancias psicotropas. En: Cervilla JA, García-Ribera C, editores. Fundamentos biológicos en psiquiatría. Barcelona: Masson; 2000.

15. American Psychiatric Association. Diagnostic and Statistical Manual of Mental Disorders: DSM-5. Washington, DC: American Psychiatric Publishing; 2013.

16. Llopis JJ. Dependencia, intoxicación aguda y síndrome de abstinencia por cocaína. Monografía cocaína. Adicciones. 2001; 13: 147-66.

17. Roncero C, Ramos JA, Collazos F, Casas M. Complicaciones psicóticas del consumo de cocaína. Adicciones. 2001; 13 (Supl 2): 179-89.

18. Roncero C, Comín M, Daigre C, Grau-López L, Martínez-Luna N, Eiroa-Orosa FJ, *et al.* Clinical differences between cocaine-induced psychotic disorder and psychotic symptoms in cocaine-dependent patients. Psychiatry Res. 2014; 216: 398-403.

19. Badin de Montjoye B, Podevin P, Pharo P. [Abstinence from cocaine after long-term addiction]. Encephale. 2011; 37: 404-9.

20. Arias F, Padin JJ, Fernández-González MA. Consumo y dependencia de drogas en la esquizofrenia. Actas Luso Esp Neurol Psiquiatr. 1997; 25: 379-89.

21. Baigent M, Holme G, Hafner RJ. Self reports of the interaction between substance abuse and schizophrenia. Aust N Z J Psychiatry. 1995; 29: 69-74.

22. Roncero C, Daigre C, Barral C, Ros-Cucurull E, Grau-López L, Rodríguez-Cintas L, *et al.* Neuroticism associated with cocaine-induced psychosis in cocaine-dependent patients: a cross-sectional observational study. PLoS One. 2014; 9: 106111.

23. Roncero C, Ros-Cucurull E, Daigre C, Casas M. Prevalencia y factores de riesgo asociados a la presencia de clínica psicótica en dependientes de cocaína. Actas Esp Psiquiatr. 2012; 40: 187-97.

24. Torrens M, Fonseca F, Mateu G, Farré M. Efficacy of antidepressants in substance use disorders with and without comorbid depression. A systematic review and meta-analysis. Drug Alcohol Depend. 2005; 78: 1-22.

25. Daigre C, Roncero C, Grau-López L, Martínez-Luna N, Prat G, Valero S, *et al.* Attention deficit hyperactivity disorder in cocaine-dependent adults: a psychiatric comorbidity analysis. Am J Addict. 2013; 22: 466-73.

26. Galanter M, Kleber HD, editores. Text book of substance abuse treatment. Arlington: The American Psychiatric Press; 2008.

27. De Lima MS, de Oliveira Soares BG, Reisser AA, Farrell M. Pharmacological treatment of cocaine dependence: a systematic review. Addiction. 2002; 97: 831-49.

28. Lizasoáin I, Moro MA, Lorenzo P. Cocaína: aspectos farmacológicos. Monografía cocaína. Adicciones. 2001; 13: 36-46.

29. Ochoa E, Madoz-Gúrpide A, Caballero L. Cocaína. En: Bobes J, Casas M, Gutiérrez M, editores. Manual de trastornos adictivos. 2ª ed. Madrid: Enfoque Editorial; 2011. p. 467-73.

30. Miquel L, Casas M. Psicoestimulantes. En: Bobes J, Casas M, Gutiérrez M, editores. Manual de trastornos adictivos. 2ª ed. Madrid: Enfoque Editorial; 2011. p. 474-80.

31. Elkashef A, Vocci F, Hanson G, White J, Wickes W, Tiihonen J. Pharmacotherapy of methamphetamine addiction: an update. Subst Abuse. 2010; 29: 31-49.

32. Shoptaw SJ, Kao U, Heinzerling K, Ling W. Tratamiento para la abstinencia de anfetamina. Revisión Cochrane traducida. En: Biblioteca Cochrane Plus 2009; Nº 3. Oxford: Update Soware Ltd. Disponible en: http://www.update-soware.com

33. Shearer J. Principles of agonist pharmacotherapy for psychostimulant dependence. Drug Alcohol Rev. 2008; 27: 301-8.

34. Carroll KM, Fenton LR, Ball SA, Nich C, Frankforter TL, Shi J, *et al.* Efficacy of disulfiram and cognitive behavioral therapy

in cocaine-dependent outpatients: a randomized placebo controlled trial. Arch Gen Psychiatry. 2004; 64: 264-72.

35. Knapp WP, Soares BGO, Farrel M, Lima MS. Intervenciones psicosociales para los trastornos relacionados con el consumo de cocaína y anfetaminas psicoestimulantes. Revisión Cochrane traducida. En: Biblioteca Cochrane Plus 2008; Nº 2. Oxford: Update Software Ltd. Disponible en: http://www.update-software.com

36. Becoña E, Cortés MT, coordinadores. Guía clínica de intervención psicológica en adicciones. Guías Clínicas Socidrogalcohol basadas en la evidencia científica. Valencia: Socidrogalcohol; 2008.

Capítulo 7

Opiáceos

J. Pérez-Pazos, C. Barral, L. Prats-Torres, C. Roncero

Correspondencia:
Dr. Jesús Pérez-Pazos
jesusperezpazos@gmail.com

Sinopsis

Los opiáceos son compuestos con propiedades farmacológicas de gran interés terapéutico. Sin embargo, poseen una gran capacidad adictiva. El trastorno por consumo de opiáceos es una enfermedad multifactorial, de curso crónico y con frecuentes recaídas. El término «opiáceo» hace referencia a sustancias derivadas del jugo de la adormidera o *Papaver somniferum* (opio): dextropropoxifeno, fentanilo, loperamida, dextrometorfano y pentazocina. El término «opioide» se reserva para los péptidos de origen endógeno, como las encefalinas, las endorfinas y la beta-endorfina. Los diferentes opiáceos provocan efectos sobre el sistema nervioso central y sobre los aparatos cardiovascular, gastrointestinal, urinario y reproductor, así como sobre la piel y el sistema inmunitario. El consumo de opiáceos es la principal causa de muerte asociada al consumo de sustancias ilícitas, debido a sus complicaciones médicas (infecciosas y no infecciosas), a los diferentes trastornos adictivos (intoxicación, abstinencia y trastorno por consumo de opiáceos) y a la patología dual (trastornos psicóticos, trastornos afectivos, trastorno por déficit de atención con hiperactividad y trastornos de la personalidad) que se asocian a su consumo. Existen tratamientos farmacológicos (agonistas y antagonistas opiáceos) y psicoterapéuticos para el trastorno por consumo de opiáceos, dirigidos a la abstinencia o a la reducción de daños.

1 Introducción

Los opiáceos son compuestos con propiedades farmacológicas de gran interés terapéutico. Se han utilizado muy frecuentemente en clínica, sobre todo por sus efectos analgésicos. Sin embargo, poseen una gran capacidad adictiva.

El trastorno por consumo de opiáceos es una enfermedad multifactorial, de curso crónico y con frecuentes recaídas.[1-3] Es por esto que su abordaje requiere una estrategia multidisciplinaria que incluya tratamiento farmacológico a largo plazo y con monitorización continua. En los últimos años, el consumo de heroína se ha mantenido estable en las sociedades desarrolladas.

Se calcula que hay 1,3 millones de consumidores problemáticos de opiáceos en Europa. Los opiáceos son la droga principal en el 41 % de los pacientes que solicitan tratamiento. La prevalencia a los 12 meses de consumo problemático de opiáceos en los países europeos en la población general entre los 15 y los 64 años de edad es del 0,1 % al 0,8 %.[1] En España, la edad media de inicio del consumo se mantiene en los 21,5 años, y 2,1 de cada 1.000 habitantes entre 15 y 64 años de edad realizan un consumo de riesgo.[2]

Los opiáceos continúan siendo la principal causa de muerte asociada a sustancias ilícitas. En la actualidad, un 66 % de todas las muertes de europeos de 15 a 39 años de edad (3,4 %) son provocadas por opiáceos.[1]

1.1 Concepto de opiáceo

El término «opiáceo» hace referencia a las sustancias derivadas del jugo de la adormidera o *Papaver somniferum* (opio). Son compuestos con unas propiedades farmacológicas que les dotan de gran interés clínico, sobre todo por sus efectos analgésicos. No obstante, la administración repetida de estas sustancias produce tolerancia a la mayor parte de sus efectos, y tiene riesgo de dependencia y una gran capacidad adictiva. Entre estos productos se incluyen sustancias naturales derivadas del opio, como la morfina y la codeína, así como derivados semisintéticos de los anteriores, tales como la heroína o diacetilmorfina (DAM), la buprenorfina, la naloxona y la naltrexona. También se acepta denominar como opiáceos a aquellos productos de origen sintético cuyas propiedades farmacológicas coinciden con las de los anteriores, por ejemplo la metadona, el LAAM (levo alfa acetilmetadol), la petidina, el dextropropoxifeno, el fentanilo, la loperamida, el dextrometorfano y la pentazocina.

El término «opioide» se reserva para los péptidos de origen endógeno, como las encefalinas, las endorfinas y la beta-endorfina. Los compuestos de naturaleza opiácea inducen sus acciones farmacológicas mediante la activación selectiva de receptores que se encuentran localizados de manera predominante en el sistema nervioso central. Los receptores biológicos que reconocen los péptidos opioides y los fármacos opiáceos deben ser denominados receptores opioides (véase la tabla 1).

A continuación se describen los principales opiáceos.[4]

1.1.1 Heroína

Por vía intravenosa, provoca en pocos segundos una respuesta de «subida» caracterizada por una sensación subjetiva placentera de calor y euforia que suele durar unos 2 minutos. Posteriormente aparece el *flooding*, de unos 20 minutos de duración, que es una sensación de bienestar, con somnolencia y cabeceos, y que coincide con el pico plasmático de la sustancia. Continúa con enlentecimiento

Receptor	Localización	Efectos	Opiáceos con alta afinidad
μ	Sistema límbico (núcleo *accumbens*, área tegmental ventral, hipotálamo e hipófisis)	Analgésico, miosis, depresión respiratoria	Morfina Metadona
δ	Sistema nervioso central, sistema nervioso periférico	Analgésico, depresión respiratoria	Heroína Metadona Morfina Codeína
κ	Sistema nervioso periférico	Disforia, analgesia, despersonalización y desorientación También analgesia, miosis, depresión respiratoria (menor intensidad)	Heroína Metadona Morfina Codeína Buprenorfina

Tabla 1. Receptores opioides.

motor y a veces también con apatía y obnubilación. Su vida media es de 5 a 8 horas y en casos de intoxicación grave hay riesgo de depresión respiratoria y coma.

1.1.2 Morfina

Proporciona menor sensación de euforia que la heroína, debido a su menor liposolubilidad y a su paso más lento por la barrera hematoencefálica. Por este motivo no es tan utilizada fuera del ámbito clínico, aunque su utilización para el tratamiento del dolor de forma no controlada puede provocar la aparición de un trastorno por consumo de opiáceos. Su administración por vía parenteral provoca efectos histamínicos que aparecen antes que los efectos euforizantes y placenteros.

1.1.3 Metadona

Es un agonista opiáceo, con un efecto similar al de la morfina. Se absorbe en el tracto gastrointestinal, con una biodisponibilidad del 80 % al 95 %. La metadona se detecta en plasma a los 30 minutos de su administración y llega a concentraciones máximas a las 4 horas. La semivida de eliminación es de 24-36 horas.

La metadona es metabolizada en el hígado por isoenzimas del citocromo p450 (CYP2D6, CYP1A2 y principalmente por CYP3A4), y sus metabolitos se eliminan excretados en la orina y las heces. Su perfil farmacológico la hace útil para programas de tratamiento sustitutivo de opiáceos, dado que permite una administración oral con una única dosificación diaria y no presenta efectos euforizantes.

1.1.4 Buprenorfina

Es un agonista parcial opiáceo muy potente. Por vía oral, presenta una escasa biodisponibilidad, secundaria al importante fenómeno de primer paso producido en el hígado y en la mucosa intestinal. Sin embargo, por vía sublingual, la biodisponibilidad de la buprenorfina se mueve en valores del 30 % al 55 % al evitar el mecanismo de primer paso. El pico de absorción de la buprenorfina se alcanza entre 1 y 2 horas tras la toma, cuando esta se realiza de manera crónica. Por vía sublingual, la semivida de eliminación es de 32 a 37 horas. Se metaboliza principalmente por vía hepática. Presenta un efecto techo: por encima de 24 mg de buprenorfina por vía sublingual no aumentan los efectos.

1.1.5 Codeína

Se utiliza como analgésico, sedante y antitusígeno. Es asimilado por el hígado y se metaboliza en morfina, pero debido a la baja velocidad de transformación es menos efectivo como analgésico y sedante. Se toma en forma de comprimidos, como jarabe o por vía parenteral. Tiene menos riesgos que la morfina de provocar dependencia o efectos secundarios (náuseas, mareos, sedación, retención urinaria, hipotensión o depresión respiratoria). Su semivida es de 3 horas.

1.1.6 Fentanilo

Es un opioide sintético utilizado en analgesia y anestesia, con una potencia aproximada 77 veces mayor que la morfina. Sus principales efectos son sobre el sistema nervioso central y órganos que contienen músculo liso. Produce analgesia, euforia, sedación, náuseas, urticaria y retención urinaria. Puede producir depresión respiratoria por efecto directo sobre el sistema nervioso central. Según la Organización Mundial de la Salud, está considerado como el tercer peldaño para el tratamiento del dolor después de los antiinflamatorios no esteroideos (AINE). Además, se utiliza en procesos diagnósticos y de manipulación, por su semivida corta (7 horas). Tiene metabolismo hepático y su excreción es renal.

1.2 Efectos de los opiáceos

1.2.1 Sistema nervioso central

- Analgesia: los opiáceos deprimen estructuras donde se integra el componente afectivo del dolor, sin afectar a la capacidad de percibirlo o localizarlo.
- Depresión respiratoria: disminuyen la sensibilidad al CO_2 del centro respiratorio, lo que también provoca una disminución del reflejo de la tos.
- Miosis: es un signo típico de la intoxicación por opiáceos. Por el contario, en caso de abstinencia, encontraremos pupilas midriáticas.

- Náuseas y vómitos: son frecuentes al inicio del consumo y son dependientes de la dosis. Existe tolerancia a este efecto, por lo que suele desaparecer.
- Hipertonía y rigidez muscular.
- Acciones neuroendocrinas: los opiáceos producen una disminución de la hormona luteínica y de la hormona estimulante del folículo, aumentando la secreción de prolactina y de hormona del crecimiento. Debido a estos efectos, es frecuente la amenorrea en las mujeres, aunque también este es un efecto para el que se produce tolerancia y tiende a desaparecer con el uso crónico.
- Disminución del umbral convulsivo.

1.2.2   Aparato cardiovascular

Los efectos sobre el sistema cardiovascular son dependientes de la dosis. El consumo de heroína produce bradicardia, hipotensión, bradipnea e hipoxia. En el caso de la morfina, cuando se utiliza en dosis terapéuticas no produce cambios significativos sobre el aparato cardiovascular. Es importante destacar que la metadona a dosis altas puede producir cambios electrocardiográficos, en concreto alargamiento del intervalo QT y arritmias ventriculares graves como la *torsade de pointes*.

1.2.3   Aparato gastrointestinal

- Hiposialorrea: produce proliferación bacteriana y problemas bucales.
- Disminución de la motilidad intestinal: es frecuente la aparición de estreñimiento como efecto adverso.
- Disminución de la secreción hepática de bilis.
- Hipertonía del esfínter de Oddi: con riesgo de pancreatitis.

1.2.4   Aparato urinario

Los opiáceos producen retención urinaria debido a que provocan un aumento del tono de la contracción de los uréteres, así como un aumento del tono del músculo detrusor y del esfínter vesical.

1.2.5 *Aparato reproductor*

Aparece disminución de la libido, contracciones uterinas de menor intensidad y frecuencia en el útero gestante, y eyaculación retardada (incluso aneyaculación).

1.2.6 *Piel*

Hipersudoración y enrojecimiento cutáneo por vasodilatación.

1.2.7 *Sistema inmunitario*

Son frecuentes las reacciones histamínicas (reacciones urticariales, rubor, prurito...), tanto en el consumo ilegal como en el de prescripción. No obstante, las reacciones anafilácticas graves son excepcionales.

1.2.8 *Trastornos oculares*

Estrabismo divergente en pacientes en tratamiento con heroína o metadona, y estrabismo convergente tras la aparición de síndrome de abstinencia.

1.3 *Complicaciones médicas del consumo de opiáceos*

El consumo de opiáceos es una de las causas más importantes de muerte entre los jóvenes de la Unión Europea, bien sea por sida o por sobredosis.

Las complicaciones médicas del consumo de opiáceos se clasifican en infecciosas y no infecciosas. Las patologías infecciosas son las más frecuentes (en el 59% en algunos estudios)[3] y han llegado a motivar entre el 30% y el 60% de los ingresos hospitalarios de los heroinómanos. Por lo general, se asocian al consumo por vía parenteral, aunque hay un conjunto de factores que también están implicados y que en mayor o menor medida influyen en su inicio, desarrollo y pronóstico (véase la tabla 2).[4] Algunos de estos factores son la malnutrición, la higiene personal deficiente, la contaminación del material utilizado para su administración, la contaminación de la heroína o sus adulterantes, las alteraciones de la inmunidad, la escasa frecuentación de los servicios de salud y preventivos, la promiscuidad sexual, etc.[5]

Infección por VIH	Sida
Cardiovasculares	Endocarditis infecciosa, tromboflebitis séptica
Hematológicas	Bacteriemias, sepsis, *shock* tóxico
Pulmonares	Neumonía por embolia séptica, bronconeumonía, neumonitis, abscesos de pulmón, tuberculosis
Neurológicas	Abscesos cerebrales, cerebelosos, epidurales, meningitis bacterianas
Gastrointestinales	Gingivitis, periodontitis, glositis, hepatitis víricas agudas y crónicas (B, C y D)
Musculoesqueléticas	Miositis, fascitis, osteomielitis, osteoartritis séptica
Oculares	Endoftalmitis por *Candida*
Dermatológicas	Infecciones cutáneas y de partes blandas (celulitis, fascitis, foliculitis, abscesos, linfangitis)
Genitourinarias	Glomerulonefritis, pielonefritis, cistitis, ETS (sífilis, gonorrea, herpes, hepatitis víricas y VIH)
Otras	Candidiasis generalizada, tétanos, botulismo

ETS: enfermedades de transmisión sexual; VIH: virus de la inmunodeficiencia humana.

Tabla 2. Complicaciones médicas infecciosas del consumo de opiáceos.

Junto a la intoxicación o sobredosis por opiáceos y al síndrome de abstinencia, existen patologías no infecciosas (en el 40 % en algunos estudios)[3] que afectan a diferentes órganos y sistemas, y cuyo mecanismo patogénico, en ciertos casos, está por determinar (véase la tabla 3).[4]

2 Trastornos relacionados con el uso de opiáceos

2.1 *Trastorno por consumo de opiáceos*

Según el Manual Diagnóstico y Estadístico de los Trastornos Mentales (DSM-5),[6] el trastorno por consumo de opiáceos se define como un patrón problemático de consumo de opiáceos que provoca un deterioro o malestar clínicamente significativo y que se manifiesta en un plazo de 12 meses.

Cardiovasculares	Trastornos de la frecuencia, del ritmo y del ECG Alteraciones estructurales del sistema vascular periférico
Hematológicas	Eritrocitosis, anemia normocítica, leucocitosis, linfocitosis, trombocitopenia
Inmunitarias	Alteraciones en las poblaciones linfocitarias, de la inmunidad humoral (hipergammaglobulinemia), falsos positivos en pruebas inmunológicas
Pulmonares	Edema agudo de pulmón, embolia pulmonar no séptica, fibrosis y granulomatosis, bronquitis, asma, alteraciones funcionales
Neurológicas	Mielopatías, neuropatías, plexitis no traumáticas, ACV, encefalopatías, crisis convulsivas
Genitourinarias	Nefropatías, abortos espontáneos, placenta previa, toxemia gravídica
Gastrointestinales	Deterioro y falta de piezas dentales, hemorragias digestivas altas, gastritis, úlcera, estreñimiento crónico, hemorroides, pancreatitis aguda, cirrosis hepática, granulomas hepáticos de reacción a cuerpo extraño
Endocrino-metabólicas	Disminución de la libido, impotencia y eyaculación retardada, disminución de la fertilidad, amenorrea
Musculoesqueléticas	Rabdomiólisis, síndrome musculoesquelético, miositis, miopatías, artralgias, contracturas de Dupuytren, anquilosis articulares, contractura isquémica de Volkmann
Oculares	Retinopatía por talco
Dermatológicas	Señales de venopunción, escaras, ulceraciones, edema crónico de manos, urticaria
Otras	Síndrome febril autolimitado

ACV: accidente cerebral vascular; ECG: electrocardiograma.

Tabla 3. Complicaciones médicas no infecciosas del consumo de opiáceos.

2.2 Intoxicación por opiáceos

Los criterios diagnósticos según el DSM-5[6] para la intoxicación por opiáceos son los siguientes:

A. Consumo reciente de un opiáceo.

B. Comportamiento problemático o cambios psicológicos clínicamente significativos (p. ej., euforia inicial seguida de apatía, disforia, agitación o retrasos psicomotores, juicio alterado) que aparecen durante o poco después del consumo de opiáceos.

C. Contracción pupilar (o dilatación debida a anoxia en caso de sobredosis grave) y uno (o más) de los signos o síntomas siguientes, que aparecen durante o poco después del consumo de opiáceos:

1. Somnolencia o coma.
2. Habla pastosa.
3. Deterioro de la atención o de la memoria.

D. Los signos o síntomas no pueden atribuirse a ninguna otra afección médica y no se explican mejor por otro trastorno mental, incluida una intoxicación con otra sustancia.

2.3 *Abstinencia de opiáceos*

La supresión del consumo continuado de opiáceos o la administración de un antagonista precipitan la aparición de síntomas de distinta intensidad en función del grado de dependencia física, lo que se conoce como síndrome de abstinencia de opiáceos.

Para tratar el síndrome de abstinencia deben considerarse el tipo de opiáceo y su vida media, ya que cuanto antes comienza la abstinencia menos dura esta, si bien es más intensa. La petidina es la que presenta una más rápida aparición de este síndrome (pocas horas), seguida de la heroína (8 horas), la metadona (48 horas) y la buprenorfina (hasta 2 semanas).

En el caso de la heroína, el síndrome de abstinencia puede clasificarse teniendo en cuenta los siguientes grados: [7]

• Grado I (aparece a las 8 horas): bostezos, lagrimeo, rinorrea, ansiedad y sudoración.

• Grado II (aparece a las 12 horas): los síntomas de grado I incrementados en intensidad más midriasis, piloerección, espasmos musculares, cambios bruscos de temperatura, mialgias, artralgias y anorexia.

• Grado III (aparece a las 18-24 horas): los síntomas de grado II incrementados en intensidad más hipertensión, taquicardia, hipertermia, inquietud, náuseas e insomnio.

- Grado IV (aparece a las 24-36 horas): los síntomas de grado III incrementados en intensidad más facies febril, vómitos, diarreas, orgasmo y eyaculación espontánea.

Según el DSM-5,[6] la abstinencia de opiáceos se define como:

A. Presencia de alguno de los hechos siguientes:

   1. Cese (o reducción) de un consumo de opiáceos que ha sido muy intenso y prolongado (es decir, varias semanas o más).
   2. Administración de un antagonista de los opiáceos tras un consumo prolongado de opiáceos.

B. Tres (o más) de los hechos siguientes, que aparecen en el plazo de unos minutos o varios días tras el criterio A:

   1. Humor disfórico.
   2. Náuseas o vómitos.
   3. Dolores musculares.
   4. Lagrimeo o rinorrea.
   5. Dilatación pupilar, piloerección o sudoración.
   6. Diarrea.
   7. Bostezos.
   8. Fiebre.
   9. Insomnio.

C. Los signos o síntomas del criterio B provocan un malestar clínicamente significativo o deterioro en lo social, laboral u otras áreas importantes del funcionamiento.

D. Los signos o síntomas no pueden atribuirse a ninguna otra afección médica y no se explican mejor por otro trastorno mental, incluidas la intoxicación o la abstinencia debidas a otra sustancia.

Sean cuales sean la técnica o el fármaco utilizados en la desintoxicación, y a pesar de haberse finalizado con éxito, con frecuencia se observa, en especial en pacientes con un largo tiempo de consumo, con múltiples tratamientos de desintoxicación, edad avanzada y que han estado incluidos en programas de mantenimiento con metadona, la presencia de síntomas residuales que se prolongan durante 1-2 meses, lo que se conoce como síndrome de abstinencia demorado, que se caracteriza por apatía, algias difusas, insomnio, inquietud y nerviosismo, sensación de vacío, ansia de droga y labilidad emocional, que obliga a instaurar tratamiento sintomático durante ese periodo.

2.4   Trastornos inducidos por opiáceos

Los trastornos provocados por opiáceos sólo se diagnostican en lugar de la intoxicación o la abstinencia de opiáceos cuando los síntomas son lo suficientemente graves como para requerir atención clínica independiente[6] (véase capítulo 5).

3   Opiáceos y patología dual

La patología dual es más la norma que la excepción en los pacientes dependientes de opiáceos, lo que remarca la importancia de una correcta evaluación.[8]

3.1   Esquizofrenia

La comorbilidad de los trastornos psicóticos con el trastorno por consumo de opiáceos es quizás la más importante en cuanto a los aspectos clínicos y terapéuticos. El consumo de opiáceos en pacientes con esquizofrenia se ha relacionado con una reducción de los síntomas psicóticos durante el consumo, dado su posible efecto antipsicótico, y un empeoramiento en periodos de abstinencia.[9] Puesto que existe una mejoría sintomática con el consumo, y un empeoramiento en los periodos de abstinencia, en el tratamiento de la dependencia de opiáceos los programas de mantenimiento son más recomendables que la desintoxicación.[10,11] Además, en esta línea, en pacientes psicóticos dependientes de opiáceos puede utilizarse la metadona como potenciador del tratamiento antipsicótico de base del paciente. Es imprescindible tener en cuenta que existe un riesgo de descompensación psicótica en caso de realizar desintoxicación de metadona en estos pacientes.[9]

La buprenorfina, al tener menos interacciones farmacológicas, es una alternativa en el tratamiento de los psicóticos con dependencia de opiáceos.[12] No obstante, cabe destacar que tanto la metadona como la buprenorfina carecen de evidencia específica suficiente para constituir una indicación en el tratamiento de los esquizofrénicos dependientes de opiáceos.

3.2 Trastornos afectivos

El diagnóstico de trastornos depresivos en los pacientes dependientes de opiáceos se ve dificultado muy frecuentemente por la falta de entrenamiento en patología dual o por la presencia solapada de síntomas de intoxicación o abstinencia. No obstante, su identificación es muy importante para poder realizar un tratamiento adecuado y reducir así el riesgo de recaída en el consumo. Las entrevistas estructuradas son la mejor herramienta para establecer estos diagnósticos, y la PRISM *(Psychiatric Research Interview for Substance and Mental Disorders)* es la más apropiada para ello.[12,13] Otros instrumentos, como el inventario de depresión de Beck, han demostrado que son sensibles para identificar síntomas depresivos en adictos, aunque sin corresponderse con un diagnóstico de trastorno de depresión.[14]

3.3 Trastorno por déficit de atención con hiperactividad

La coexistencia de un déficit de atención con hiperactividad en los pacientes dependientes de opiáceos se asocia a más complicaciones, mayor consumo de sustancias y mayor gravedad y más posibilidad de otros trastornos psiquiátricos comórbidos, confiriendo así una evolución tórpida y un peor pronóstico. Cuando no exista contraindicación para el tratamiento con fármacos estimulantes, en estos pacientes es preferible utilizar formulaciones de larga duración o de liberación prolongada para evitar el riesgo de abuso. Los fármacos no estimulantes (atomoxetina) también son útiles.

3.4 Trastornos de personalidad

En los dependientes de opiáceos son frecuentes los rasgos y trastornos de los *clusters* B y C, y especialmente del trastorno antisocial de personalidad.

4 Tratamiento de la adicción a opiáceos

Los tratamientos farmacológicos que se utilizan en la actualidad incluyen dos grupos de sustancias que actúan sobre receptores cerebrales específicos, unas bloqueando el efecto de los opiáceos (antagonistas) y otras mimetizándolo (agonistas).

Dependiendo de si el objetivo es la abstinencia total o la sustitución del opiáceo, se utilizarán unas u otras.[15]

4.1   Intoxicación por opiáceos

La intoxicación por opiáceos se considera una urgencia médica y debe ser atendida en un hospital por médicos especialistas en urgencias. Debe realizarse un hemograma completo, bioquímica con pruebas de función hepática y análisis de tóxicos. Asimismo, es útil hacer un electrocardiograma para descartar alteraciones en el ritmo cardiaco y una radiografía de tórax para descartar una neumonía. Es importante descartar el consumo de otros tóxicos, ya que es muy frecuente que las intoxicaciones por opiáceos vengan acompañadas por consumo de benzodiacepinas o alcohol, o de ambos. El tratamiento farmacológico de la intoxicación por opiáceos es la naloxona, un antagonista opioide que actúa uniéndose a los receptores opioides bloqueándolos, con una afinidad mayor que el resto de los opiáceos, y desplaza del receptor cualquier sustancia opiácea que esté produciendo un efecto en ese momento. Es muy importante tener en cuenta que la naloxona es un medicamento con una vida media corta (se elimina en 20-90 minutos), y como su tiempo de acción es menor que el de la heroína y otros opiáceos, en ocasiones vuelven a aparecer los síntomas de intoxicación y es necesario administrar de nuevo naloxona. Se puede administrar por vía intravenosa, intramuscular, subcutánea o inhalada. No presenta contraindicaciones (sólo la improbable alergia a la naloxona).

4.2   Desintoxicación de opiáceos

El objetivo principal de la desintoxicación es el control de la modulación de los síntomas objetivos y subjetivos propios del síndrome de abstinencia de opiáceos. Otros objetivos importantes en este primer paso del tratamiento son crear un espacio de comunicación centrado en la motivación y el compromiso con el tratamiento, detectar y tratar cualquier problema médico existente, aprovechar para realizar educación para la salud y prevenir las recaídas.

La desintoxicación puede realizarse en un marco hospitalario o, más comúnmente, ambulatorio. Cada opción tiene sus ventajas e inconvenientes en relación con los costes, la interrupción del tipo de vida habitual del paciente, la participación o no de la familia, y las posibilidades de contención o control en relación con el acceso a sustancias. Las indicaciones para realizar una desintoxicación hospitalaria son las siguientes: antecedentes de sobredosis, riesgo de deprivación complicada (policonsumidores o con antecedentes de *delirium tremens*), complicaciones por comorbilidad con patologías médicas, anteriores fracasos de las desintoxicaciones extrahospitalarias, comorbilidad con otros trastornos psiquiátricos mayores (cuadros depresivos, psicóticos, intentos suicidas), conductas que presenten riesgo para ellos mismos o los demás, y riesgo progresivo para la salud física o mental.[16]

La desintoxicación de opiáceos puede hacerse utilizando agonistas opiáceos, agonistas alfa adrenérgicos o una combinación de ambos, incluyendo también otros psicofármacos para tratar los síntomas acompañantes del síndrome de abstinencia. En todos los casos es preciso, antes del inicio de la desintoxicación, realizar una valoración médica completa que incluya análisis elementales, así como la realización de una historia adictiva, el tiempo de consumo, las vías utilizadas, la cantidad, etc., que orientará sobre el grado de tolerancia, la intensidad del síndrome de abstinencia que pueda desarrollarse y el estado físico para afrontarlo utilizando fármacos sin riesgos.[5]

4.2.1 Agonistas opiáceos

En la actualidad suelen utilizarse fármacos como la metadona y la buprenorfina. El más usado es la metadona, agonista opiáceo de potencia similar a la morfina, que presenta una buena absorción oral y una vida media de 24-36 horas. La modalidad más habitual de uso para desintoxicación es la dispensación a dosis decreciente durante 21 días, aunque la dosis inicial de estabilización y la tolerancia por parte del paciente a los síntomas de supresión presentados serán los que definan en cada caso la duración final del proceso de desintoxicación. La reducción diaria aconsejable, tras mantener la dosis inicial 48 horas, es de alrededor del 10 % al 20 % de la dosis, aunque existe una gran variabilidad individual a la hora de percibir la retirada del fármaco.[5,17]

La buprenorfina tiene disponible una presentación asociada a naloxona. Así, en los pacientes que hayan estado en programas de mantenimiento con metadona y que manifiesten el deseo de abandonar este tratamiento y muestren dificultades en los últimos tramos de la desintoxicación (dosis de 30 mg), la transferencia a la buprenorfina puede facilitar la retirada de la metadona.[18]

4.2.2   Agonistas alfa-2-adrenérgicos

La clonidina reduce de manera importante el dolor abdominal, los escalofríos, los calambres musculares, la irritabilidad y la inquietud. No actúa de forma significativa sobre la ansiedad, el insomnio ni los dolores osteomusculares. Por ello es necesario el uso simultáneo de un ansiolítico miorrelajante y un AINE. Se requiere una vigilancia estrecha de las constantes cardiovasculares, dada la intensa hipotensión que se provoca.[19] También se han utilizado la guanfacina y la lofexidina.

4.2.3   Otros psicofármacos

Tanto para acompañar la pauta de desintoxicación con agonistas opiáceos o alfa-2-adrenérgicos como para tratar el síndrome de abstinencia demorado, se utilizan benzodiacepinas o antipsicóticos con perfil sedativo para mejorar los síntomas acompañantes y el insomnio.

4.3   Deshabituación y prevención de las recaídas

4.3.1   Tratamiento farmacológico

Pueden utilizarse agonistas opiáceos e iniciar una pauta de tratamiento sustitutivo (metadona o buprenorfina) en caso de que el tratamiento no esté orientado hacia la abstinencia, o antagonistas opiáceos (naltrexona) tras haber realizado una desintoxicación previa en caso de un tratamiento orientado hacia la abstinencia. Siempre se realizan una inducción inicial, un periodo de estabilización de la dosis y una reducción progresiva.

La naltrexona es un antagonista opiáceo con nula actividad agonista. En las personas adictas, la naltrexona produce un bloqueo completo y reversible de los efectos farmacológicos de los opiáceos, anulando la mayoría de sus efectos objetivos y subjetivos, que incluyen la depresión respiratoria, la miosis y la euforia.[20,21] Los efectos adversos digestivos (náuseas, vómitos, dolor abdominal, diarrea, estreñimiento, etc.) son los más habituales. Otros posibles efectos adversos descritos con menor frecuencia son cefaleas, pérdida de apetito, vértigos, nerviosismo, fatiga, ansiedad, somnolencia, dificultad en conciliar el sueño, astenia, dolor articular y muscular, sed, inquietud, sensación de abatimiento, irritabilidad, erupciones cutáneas, eyaculación retardada, escalofríos, congestión nasal, dolor torácico, sudoración y lagrimeo. Ocasionalmente se han descrito anormalidades en la función hepática, siendo las reacciones adversas graves excepcionales. Debe advertirse a los pacientes que un intento de anular el bloqueo que produce la naltrexona administrando dosis altas de opiáceos puede ocasionar una intoxicación aguda posiblemente mortal. La dosis total recomendada en terapia de deshabituación es de 350 mg a la semana, según varios esquemas posológicos (50 mg/día o 100 mg los lunes y miércoles y 150 mg los viernes).[22] Si el paciente estaba consumiendo un opiáceo de vida media prolongada, como la metadona, será preferible dejar un periodo de 8-10 días antes de instaurar el tratamiento. Si por el contrario se trata de un opiáceo de vida media corta, como la heroína, 3-5 días de abstinencia son suficientes para poder instaurar el tratamiento. Antes de iniciar su administración debe hacerse el test de la naloxona.

Los programas de mantenimiento con agonistas opiáceos, especialmente con metadona, experimentaron una franca expansión en los años 1990, más como un método para reducir la infección por el virus de la inmunodeficiencia humana (VIH) entre los adictos a drogas por vía parenteral. Los estudios concretan que son efectivos por la gran capacidad de retención en el tratamiento y la disminución del consumo de drogas ilegales, de las prácticas de riesgo en su uso, de la comorbilidad (VIH, hepatitis víricas), de la mortalidad, de la criminalidad asociada y de la calidad de vida. Para el tratamiento de mantenimiento suelen utilizarse preparaciones magistrales para ingestión oral en forma líquida (solución o jarabe) o sólida (comprimidos o cápsulas).

La buprenorfina se utiliza por vía sublingual en altas dosis en combinación con naloxona (8/2 mg). Como la buprenorfina tiene una fijación a los receptores muy intensa, su acción es duradera y por lo tanto su supresión conlleva una abstinencia de aparición tardía y de intensidad menor que la de los agonistas puros.[23,24]

Es indispensable tener en cuenta las posibles interacciones farmacológicas en los programas de mantenimiento con metadona (véase la tabla 4).

La determinación de metabolitos de drogas en orina es un elemento indispensable en la evaluación inicial del paciente. Además, es un parámetro objetivo de gran utilidad para evaluar la eficacia. Sera útil siempre que forme parte del plan terapéutico para el paciente y esté supervisada por algún profesional del centro. La frecuencia de los controles debe ajustarse según la disponibilidad del paciente (p. ej., actividad laboral) y el régimen de dosis para llevarse.[5,25]

En las mujeres embarazadas dependientes de opiáceos y en consumo activo es de elección el tratamiento con metadona. Permite reducir o eliminar el consumo

	Fármaco	**Efecto**
Antidepresivos tricíclicos	Desipramina	↑ concentración plasmática del antidepresivo
Inhibidores selectivos de la recaptación de serotonina	Fluoxetina Paroxetina Fluvoxamina	↑ concentración plasmática de metadona
Barbitúricos	Fenobarbital	↓ concentración plasmática de metadona
Antiepilépticos	Carbamacepina Fenitoína	↓ concentración plasmática de metadona
Antitusígenos	Dextrometorfano	↑ concentración plasmática de dextrometorfano
Anticoagulantes orales	Acenocumarol	↑ efecto del anticoagulante
Antifúngicos	Fluconazol	↑ concentración plasmática de metadona
Antagonistas H2	Cimetidina	↑ concentración plasmática de metadona
Tuberculostáticos	Rifampicina Rifabutina	↓ concentración plasmática de metadona
Antirretrovirales	Zidovudina	↑ concentración plasmática de zidovudina
	Didanosina	↓ concentración plasmática de didanosina
	Estavudina	↓ concentración plasmática de estavudina
	Nevirapina	↓ concentración plasmática de metadona
	Efavirenz	↓ concentración plasmática de metadona
	Ritonavir	↓ concentración plasmática de metadona
	Nelfinavir	↓ concentración plasmática de metadona
	Amprenavir	↓ concentración plasmática de metadona
	Lopinavir	↓ concentración plasmática de metadona

Tabla 4. Interacciones farmacológicas de la metadona.

de opiáceos, el riesgo de exposición al VIH y la morbilidad en general (obstétrica, fetal y perinatal). Durante el embarazo pueden ser necesarios ajustes de dosis debido a cambios del metabolismo y al incremento del volumen sanguíneo. Las dosis deberían ser lo más bajas posible, pero siempre es más importante conseguir la abstinencia en el uso de otras sustancias, aunque se requiera el manejo de dosis moderadas o altas.[26]

4.3.2 Tratamiento psicoterapéutico

El terapeuta debe programar una serie de objetivos a conseguir en el control y la eliminación del consumo de opiáceos: adquisición de consciencia de enfermedad, aumento de la motivación para dejar de consumir y conseguir una mejoría del estado físico, tratamiento de la comorbilidad psíquica, adquisición de un nuevo estilo de vida y mejora de la actividad laboral y de la situación económica. Hay que diseñar un plan de tratamiento individualizado que pueda realizarse ambulatoriamente, en comunidad terapéutica, etc.

En determinados pacientes que inicialmente no aceptan un abordaje dirigido a la abstinencia, es básico ofrecer estrategias de reducción de daños para disminuir la frecuencia de comorbilidad médica. Este tipo de estrategias se explican en el capítulo 15.

5 Conclusiones

El trastorno por consumo de opiáceos es una enfermedad multifactorial, de curso crónico y con frecuentes recaídas. En los últimos años, el consumo de heroína se ha mantenido estable en las sociedades desarrolladas. Los trastornos por consumo de opiáceos más frecuentes se deben al consumo de heroína, aunque cada vez existen más casos de pacientes que desarrollan un trastorno al consumir opiáceos de prescripción. El tratamiento del trastorno por consumo de opiáceos suele ser largo y son fundamentales la intervención farmacológica, con agonistas y antagonistas opiáceos, y la intervención psicoterapéutica, realizada ambulatoriamente o en régimen de ingreso en una comunidad terapéutica.

Bibliografía

1. Informe Europeo sobre Drogas. Observatorio Europeo de Drogas y Toxicomanías (EMCDDA). 2015. Disponible en: http://www.emcdda.europa.eu/

2. Encuesta sobre Alcohol y Drogas en España (EDADES). Madrid: Ministerio de Sanidad, Servicios Sociales e Igualdad. Secretaría de Estado de Servicios Sociales e Igualdad. Delegación del Gobierno para el Plan Nacional sobre Drogas. 2015. Disponible en: http://www.lamoncloa.gob.es/serviciosdeprensa/notasprensa/Documents/Encuesta%20sobre%20alcohol%20y%20drogas%202013-14.pdf

3. Roncero C, Fuste G, Barral C, Rodríguez-Cintas L, Martínez-Luna N, Eiroa-Orosa FJ, *et al.* Therapeutic management and comorbidities in opiate-dependent patients undergoing a replacement therapy programme in Spain:

the PROTEUS study. Heroin Addict Relat Clin Probl. 2011; 13: 5-16.

4. Fernández JJ, Arias Cl, Castillo C, Roncero C, Rovira MA, Secades R. Opiáceos. En: Guías Clínicas Socidrogalcohol basadas en la evidencia científica. Barcelona: Socidrogalcohol; 2008.

5. Levine D, Brown P. Infectious in injecting drug users. En: Mendell, Douglas and Barnett's. Principles and practice of infectious diseases. 6th ed. Philadelphia: Churchill Livingstone, 2005.

6. American Psychiatric Association. Diagnostic and statistical manual of mental disorders. 5th ed. Arlington, VA: American Psychiatric Publishing; 2013.

7. Fernández JJ, Pereiro C. Opiáceos. En: Manual de adicciones para médicos especialistas en formación. Barcelona: Socidrogalcohol, 2010.

8. Applebaum AJ, Bullis JR, Traeger LN, O'cleirigh C, Otto MW, Pollack MH, *et al.* Rates of mood and anxiety disorders and contributors to continued heroin use in methadone maintenance patients: a comparison by HIV status. Neurobehav HIV Med. 2010; 2010: 49-57.

9. Pérez de los Cobos J, Casas M. Opiáceos y esquizofrenia. En: Trastornos psíquicos en las toxicomanías. Barcelona: Ediciones en Neurociencias; 1992.

10. Haro G, Cervera G, Martínez-Raga J, Pérez-Gálvez B, Fernández Garcés M, Sanjuan J. Pharmacological treatment of substance dependence from a neuroscientific perspective (I): opiates and cocaine. Actas Esp Psiquiatr. 2003; 31: 205-19.

11. Cervera G, Valderrama JC, Bolinches F, Martínez J. Pauta de desintoxicación frente a estabilización y mantenimiento con metadona en adictos a opiáceos con trastornos de personalidad. Psiquiatría Biológica. 1997; 4: 181-6.

12. Torrens M, Fonseca F, Mateu G, Farré M. Efficacy of antidepressants in substance use disorders with and without comorbid depression. A systematic review and metaanalysis. Drug Alcohol Depend. 2005; 78: 1-22.

13. Nunes EV, Levin FR. Treatment of co-occurring depression and substance dependence: using metaanalysis to clinical recomendations. Psychiatric Annals. 2008; 38: 730-8.

14. Barral, C., Rodríguez-Cintas, L., Martínez-Luna, N., Bachiller, D., Pérez-Pazos, J., Alvarós, J., Casas, M., Roncero, C. Reliability of the Beck Depression Inventory in opiate-dependent patients. Journal of Substance Use. 2016; 21 (2) 128-32.

15. Casas M, Roncero C, Duro P, Pinet C, Ribalta E. Abordaje de la dependencia de opiáceos y atención primaria. Psiquiatría y Atención Primaria. 2001; (2): 4-12.

16. Loimer N, Hofmann P, Claudhry II. Ultra short non invasive opiate detoxification. Am J Psychiatry. 1993; 150: 839.

17. San L. Evolución de la dependencia de heroína y su asistencia en España. En: Fernández Miranda JJ, Torrens M, editores. Monografía opiáceos. Adicciones. 2005; 17: 9-20.

18. García A, González A. Uso de la buprenorfina en la desintoxicación del mantenimiento con metadona. Trastornos Adictivos. 2003; 5: 223-8.

19. San L, Cami J, Peri JM, Mata R, Porta M. Efficacy of clonidine, guanfacine and methadone in the rapid detoxification of heroin addicts: a controlled clinical trial. Br J Addict. 1990; 85: 141-7.

20. O'Brien CP, Greenstein RA. Treatment approaches: opiate antagonists. En: Lowinson JH, Ruiz P, editores. Substance abuse: clinical problems and perspectives. Baltimore: Williams & Wilkins; 1981. 403-6.

21. Álvarez Y, Farré M. Farmacología de los opioides. Adicciones. 2005; 17(Supl 2): 21-40.

22. Fernández JJ, Pereiro C. Guía clínica para el tratamiento de la dependencia de opiáceos. Valencia: Socidrogalcohol; 2007.

23. Galanter M, Dermatis H, Resnick R, Maslansky R, Neumann E. Short-term buprenorphine maintenance: treatment outcome. J Addict Dis. 2003;22(3):39-49.

24. Roncero C, Casas M. Eficacia clínica de la buprenorfina. Trastornos Adictivos. 2005; 7: 23-6.

25. Rodríguez-Martos A. Reflexiones sobre los programas de mantenimiento con metadona. Adicciones. 1994; 6: 353-72.

26. Fernández JJ, Marina PA. Manual de los tratamientos de mantenimiento con opiáceos. Asturias: Gráficas Papiro; 1999.

Capítulo 8

Alcohol

R. Ashbaugh, F. Arias, G. Rubio

Correspondencia:
Dr. Gabriel Rubio
gabriel.rubio@salud.madrid.org

Sinopsis

El consumo de alcohol está muy extendido en la población española y ello representa un importante coste sociosanitario. Es además una de las drogas que más afectación orgánica provoca, lo que implica que casi todos los profesionales sanitarios atienden a pacientes afectados por patologías derivadas del consumo de alcohol. Se han recogido las manifestaciones clínicas y el abordaje terapéutico de los trastornos relacionados con el alcohol más frecuentes: adicción, intoxicación y síndrome de abstinencia. En cada uno de ellos se han incluido los elementos clave para realizar el diagnóstico, los fármacos que han demostrado eficacia en su manejo y las técnicas de psicoterapia más eficaces. También se abordan los problemas neuropsiquiátricos más relevantes que pueden ocurrir en esta población, como el síndrome de Wernicke-Korsakoff, las crisis epilépticas y el daño neuropsicológico. Respecto a los tratamientos farmacológicos de la adicción al alcohol, se comentan las estrategias para la prevención de las recaídas y para la disminución del daño.

1   Introducción

El consumo de bebidas alcohólicas en España representa un importante problema debido a las consecuencias sociosanitarias que asocia. De todo el mundo, España es el quinto país consumidor de alcohol, con 10,2 litros per cápita al año; el 2-7 % de la población está dentro del grupo de bebedores excesivos (consumo superior a 80 g/día).[1]

En un hospital general, cerca de un tercio de los pacientes ingresados en los servicios de medicina interna o cirugía tienen patología derivada del consumo de alcohol, y un 10-15 % cumplen criterios de dependencia alcohólica en el momento del ingreso.[2,3] Además, el 37 % de las urgencias generales están relacionadas con el alcoholismo.

2   Farmacología del etanol

El alcohol es absorbido principalmente en la parte proximal del intestino delgado. El grado de absorción del alcohol es variable y hay una serie de factores que afectan a este proceso. La presencia de alimento en el estómago, así como la existencia de factores que dificulten el vaciamiento gástrico, reducen la velocidad de absorción del alcohol y disminuyen las concentraciones máximas que se alcanzan en sangre.[4] En cambio, la absorción aumenta en casos de vaciamiento gástrico rápido y en ausencia de proteínas, grasas o hidratos de carbono en el estómago. La absorción también depende del tipo de bebida y de su concentración de alcohol.[5] Así, el tiempo desde la ingestión hasta alcanzar las concentraciones máximas en sangre puede variar entre 30 y 90 minutos.

El etanol se distribuye de manera uniforme por todos los tejidos (excepto el tejido graso) y los fluidos del organismo, y atraviesa con facilidad la barrera hematoencefálica.

El 90 % del alcohol ingerido se metaboliza por oxidación en el hígado, a un ritmo de 10 ml de alcohol puro por hora.[6] Concentraciones mayores desbordan la capacidad metabólica del hígado, lo que permite que llegue mayor cantidad de alcohol a la sangre y al cerebro.

En el metabolismo oxidativo hepático del etanol se distinguen varias fases. En primer lugar se produce la oxidación del etanol a acetaldehído, por tres vías diferentes: a través de la alcohol deshidrogenasa, por vía microsomal y mediante la acción de la catalasa. Después, el acetaldehído vuelve a ser oxidado para originar acetato mediante la enzima aldehído deshidrogenasa, y este se biotransformará en acetil-CoA, que sigue la misma ruta metabólica que el resto generado en el organismo.[7] Un 2-10 % del etanol, dependiendo de la cantidad ingerida, se elimina sin metabolizar a través de la respiración, la orina y el sudor. Estas pequeñas cantidades permiten determinar indirectamente la alcoholemia, por lo que presentan un gran interés toxicológico y legal.

3 Mecanismo de acción

Los principales sistemas de neurotransmisores implicados en los efectos agudos del alcohol son el sistema gabaérgico y el glutamatérgico.[5,8,9] Aunque el etanol es fundamentalmente un depresor de la transmisión nerviosa en el sistema nervioso central, los efectos del alcohol dependerán de si estos son agudos o por el consumo crónico. El consumo agudo de etanol produce una acción sedativa sobre el sistema nervioso central, ya sea por inhibición de los factores de irritabilidad neuronal (inhibición de los canales de calcio dependientes del voltaje, bloqueo del receptor NMDA) o por activación de los neurotransmisores inhibidores, como el GABA.[5,6,10]

El consumo crónico de alcohol produce un aumento de la tolerancia para los efectos mencionados, ya que el consumo crónico ocasiona un aumento de los receptores NMDA y de los canales de calcio, así como una disminución de los receptores GABAérgicos. Estos cambios contribuyen a explicar la hiperexcitabilidad que sufren los pacientes alcohólicos abstinentes. Además, estas alteraciones de la transmisión glutamatérgica podrían estar relacionadas con el deseo de consumir y las recaídas alcohólicas.[5,10,11]

4 Etanol y sistema de recompensa

Puede decirse que hay dos tipos de fenómenos que contribuyen al desarrollo de la dependencia: 1) aquellas acciones del alcohol que promueven el consumo por su capacidad para actuar como refuerzo positivo, actuando directamente sobre el sistema de recompensa, y 2) cuando el consumo de alcohol intenta paliar los efectos indeseables de la abstinencia, de forma que se comporta como un refuerzo negativo.[12]

El etanol actúa sobre el sistema opioide, produciendo cierta sensación de euforia. Interacciona con los receptores opioides mu, delta y kappa. Las dos primeras acciones producen un aumento de la liberación de dopamina en el circuito de la recompensa. Los efectos clínicos producidos por estas acciones son gratificación (por su acción sobre el subtipo 1 del receptor μ) y deseo de consumir alcohol (por sus acciones sobre los subtipos δ-1 y μ-1). El uso continuado hace que estos receptores estén implicados en el desarrollo de la dependencia. Por lo tanto, el consumo agudo, a través del sistema opioide, produciría un aumento de la dopamina en el núcleo *accumbens*, mientras que el uso continuado ocasionaría una menor disponibilidad de dopamina, es decir, un estado hipodopaminérgico que se traduciría en el deseo de beber para que la transmisión dopaminérgica vuelva a la situación inicial.

Alteraciones digestivas	Alteraciones hepáticas (esteatosis hepática, hepatitis alcohólica, cirrosis alcohólica), pancreatitis (aguda y crónica), gastritis y úlceras pépticas, malabsorción intestinal, síndrome de Mallory-Weiss
Alteraciones musculoesqueléticas	Gota, osteoporosis, miopatía
Alteraciones endocrinas	Hipogonadismo masculino y alteraciones en el ciclo hormonal reproductivo femenino, produciendo infertilidad
Alteraciones cardiovasculares	Arritmias y muerte súbita; la fibrilación atrial es el tipo de arritmia que se asocia con más frecuencia al consumo abusivo, crónico o agudo, de alcohol Hipertensión arterial, accidente vascular cerebral isquémico o hemorrágico, cardiomiopatía
Alteraciones respiratorias	Neumonía, tuberculosis
Alteraciones metabólicas	Hipoglucemia, cetoacidosis, hiperlipidemia, síndrome metabólico
Alteraciones hematológicas	Anemia con macrocitosis, ferropenia, neutropenia, trombocitopenia
Alteraciones neurológicas	Crisis convulsivas, neuropatía periférica, alteraciones cerebelosas, ambliopía y encefalopatía alcohólica
Cáncer	El alcohol incrementa el riesgo de padecer cáncer de boca, esófago, laringe, hígado y mama, y en menor medida cáncer de estómago, colon y recto
Traumatismos y accidentes	Existe una relación causal entre el consumo de alcohol y el riesgo de sufrir un accidente

Tabla 1. Complicaciones médicas asociadas con mayor frecuencia al consumo de alcohol.

Por otra parte, la serotonina y el sistema GABA, que también son modificados por el alcohol, pueden estar implicados como reforzadores, sin que medie el sistema opioide, por su efecto ansiolítico.

5 Complicaciones médicas

Los problemas físicos relacionados con el consumo de alcohol se presentan con una alta frecuencia. El riesgo para la mayor parte de estos trastornos aumenta de manera proporcional a la intensidad del consumo de alcohol, sin que exista una dosis umbral y con diferentes riesgos en función del sexo, la vulnerabilidad individual y la edad. Las patologías habitualmente asociadas se detallan en la tabla 1.

El alcohol produce un efecto tóxico sobre el feto. Puede producir un cuadro de alteraciones cognitivas presentes desde el momento del nacimiento, aunque estas alteraciones generan disfunciones que muchas veces se manifiestan en la adolescencia. El síndrome alcohólico fetal es el cuadro más grave dentro del espectro de las diversas alteraciones, y se asocia a malformaciones características junto con las alteraciones cognitivas. El fenotipo característico de este síndrome puede observarse en la figura 1.

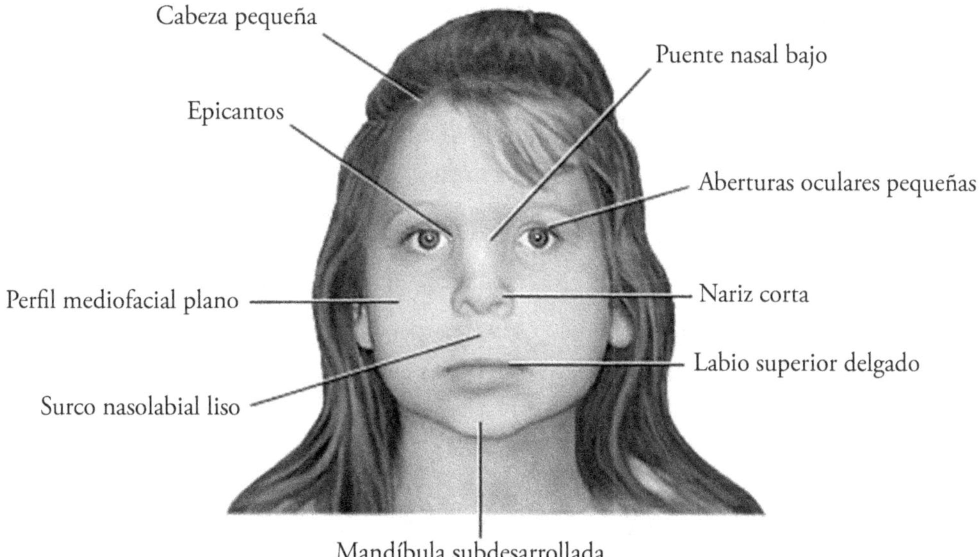

Figura 1. Síndrome alcohólico fetal.

6 Trastorno relacionado con el consumo de alcohol

En la clasificación del Manual Diagnóstico y Estadístico de los Trastornos Mentales (DSM-5)[13] se refieren como trastornos relacionados con el alcohol el trastorno por consumo de alcohol, la intoxicación y la abstinencia de alcohol.

6.1 Trastorno por consumo de alcohol

Consiste en un patrón de consumo de alcohol que provoca un deterioro o un malestar clínicamente significativo que se mantiene en el tiempo. Aparecen conductas que demuestran la necesidad y la pérdida de libertad frente al alcohol, con dificultad para controlar su consumo, así como la existencia de criterios de neuroadaptación al alcohol (tolerancia y síndrome de abstinencia). No es necesaria la presencia de fenómenos de neuroadaptación para hablar de un trastorno por consumo de alcohol. Los síntomas de abstinencia suelen manifestarse como hiperactividad autonómica, temblor distal de manos, insomnio, náuseas o vómitos, alucinaciones visuales, táctiles o auditivas transitorias, o ilusiones, agitación psicomotriz, ansiedad y crisis comiciales generalizadas. Los signos y síntomas de la hiperactividad autonómica son los más precoces, junto con la sensación de náuseas matutinas. Se produce un consumo de alcohol para calmar dichos síntomas.[13]

Existe una disminución de la capacidad de controlar el consumo de alcohol. El deseo de consumir *(craving)* hace referencia a la dificultad para resistir el deseo de beber o de no sobrepasar determinados límites. Cuando se ingiere alcohol, el deseo disminuye. También puede aparecer la vivencia de compulsión por beber, que se produce una vez iniciado el consumo y se denomina «pérdida de control» o *priming*.

El abandono de las actividades laborales y de ocio suele llevar aparejado el hecho de que el sujeto pasa cada vez más tiempo en actividades relacionadas con el consumo de alcohol. Suelen transcurrir años hasta que esto ocurre y, cuando sucede, las personas tienen que remontarse muchos años atrás para percibir el cambio.

El alcohol comienza a consumirse durante la adolescencia, periodo este en que también suele aparecer el primer episodio de intoxicación. La sintomatología propia de la dependencia aparece entre los 25-40 años, y en el 15-20 % de los casos puede haber una remisión espontánea.[14] La abstinencia suele producirse en respuesta a problemas interpersonales, sociales o médicos. Tras un periodo de abstinencia de semanas o meses, se vuelve a beber. Alrededor del 65 % de los casos que inician un tratamiento para la dependencia del alcohol consiguen estar 1 año abstinentes, y en torno al 20 % consiguen una abstinencia duradera.

El «consumo perjudicial» es un concepto introducido en la Clasificación Internacional de Enfermedades (CIE-10)[15] que intenta clasificar a aquellas personas que tienen problemas físicos o psicológicos como consecuencia del consumo de alcohol, independientemente de la cantidad consumida.

7   Trastornos inducidos por el alcohol

7.1   *Intoxicación*

Los criterios de la intoxicación incluyen una ingestión reciente de alcohol, así como cambios y comportamientos problemáticos que aparecen poco después de dicha ingestión. Como síntomas más frecuentes aparecen habla pastosa, incoordinación, marcha inestable, nistagmo, alteración de la atención o de la memoria, y descenso del nivel de consciencia que puede llegar al coma.[13] Por supuesto, deben excluirse otras enfermedades corporales y trastornos psiquiátricos. En la CIE-10 se mantiene el diagnóstico de «intoxicación patológica» para los cuadros de intoxicación aguda con cantidades mínimas de alcohol, que suelen ser insuficientes para ocasionar intoxicación en el resto de personas, y aparición de alteraciones conductuales que se acompañan casi siempre de comportamientos agresivos. Es preferible la denominación de «intoxicación o embriaguez atípica o idiosincrática».[15]

Según la alcoholemia puede llegarse al estupor y al coma. Concentraciones sanguíneas de etanol de 50-100 mg/100 ml suelen producir mínimas alteraciones. Las alcoholemias de 100-200 mg/100 ml se asocian a euforia, excitación, locuacidad, disminución del rendimiento intelectual y alargamiento de los tiempos de reacción. Las concentraciones de 200-300 mg/100 ml conllevan importantes alteraciones de la coordinación, como ataxia, disartria y obnubilación. El coma etílico suele aparecer con alcoholemias superiores a 300-500 mg/100 ml. La muerte puede producirse por depresión respiratoria. La mortalidad asociada al coma etílico es del 5 %.

7.2 Abstinencia

Las características fundamentales del síndrome de abstinencia al alcohol son el estado de hiperactividad autonómica, el temblor distal de manos, el insomnio, las náuseas o vómitos, las alucinaciones visuales, táctiles o auditivas transitorias, o ilusiones, la agitación, la ansiedad y las convulsiones tónico-clónicas generalizadas. Según el DSM-5,[15] puede establecerse el diagnóstico de síndrome de abstinencia por alcohol cuando existen al menos dos de los síntomas anteriores tras la disminución o la supresión del consumo de alcohol, siempre y cuando los síntomas no puedan ser explicados mejor por otra patología médica o psiquiátrica.

Los síntomas suelen comenzar cuando las concentraciones de alcohol en sangre disminuyen bruscamente, en torno a 4-12 horas después de la última ingestión. La mayor intensidad de los síntomas se alcanza durante las primeras 48 horas y luego mejoran sustancialmente durante el cuarto o quinto día.[16] En ocasiones pueden prolongarse durante meses diferentes grados de disfunción autonómica, ansiedad e insomnio. Las crisis comiciales y la complicación con *delirium tremens* aparecen en menos del 3 % y el 5 % de los casos, respectivamente.

7.2.1 *Síndrome de abstinencia con delirio* (delirium tremens)

El *delirium tremens* es un estado agudo confusional que aparece en individuos dependientes del alcohol con una larga historia de consumo. Puede presentarse de forma diversa, con un *continuum* de gravedad y de posibles síntomas. Es más frecuente en el sexo masculino, en edades comprendidas entre los 40 y los 60 años, y suele existir alguna enfermedad subyacente.

Los factores implicados en la génesis del *delirium tremens* son el síndrome de abstinencia y situaciones de afectación orgánica. Los factores de riesgo están relacionados con una grave dependencia, antecedentes de síndromes de abstinencia complicados con *delirium tremens* y la presencia de alguna patología médica aguda o un inadecuado estado nutricional.[17]

El cuadro es a menudo fluctuante y suele agravarse por la tarde. La tríada sintomática típica incluye la disminución del nivel de consciencia o confusión *(delirium)*, las alucinaciones (micropsias, zoopsias, etc.) y el temblor. También son frecuentes los delirios, la agitación, el insomnio y la hiperactividad autonómica. Los síntomas pueden aparecer entre 24 y 150 horas después de la última ingestión etílica, aunque el periodo de mayor incidencia es el comprendido entre las 72 y las 96 horas. Suele durar 3-5 días, aunque en algunos casos puede prolongarse hasta 4-5 semanas. Los síntomas prodrómicos suelen ser el insomnio, el miedo y la inquietud. La gravedad se ve incrementada por la presencia de malnutrición, hipertermia, alteraciones del equilibrio ácido-base e infecciones respiratorias. Se trata de una urgencia médica, que de no tratarse presenta una mortalidad del 20%, pasando al 5% cuando se trata correctamente.

Con relación al curso, en algunos casos el síndrome de abstinencia se produce de manera brusca e induce la aparición del *delirium tremens*. Esta situación es frecuente en personas que han sido hospitalizadas o encarceladas, o que como consecuencia de alguna enfermedad no han tenido acceso al consumo de alcohol. Otras veces el síndrome de abstinencia no aparece bruscamente; de hecho, el *delirium tremens* puede aparecer mientras el individuo continúa bebiendo, aunque en cantidades inferiores. En estos casos, el sujeto suele experimentar durante días o semanas experiencias alucinatorias transitorias como pródromos del *delirium tremens*.

7.2.2   *Crisis convulsivas*

Se han relacionado con un predominio de la actividad de neurotransmisores excitadores, como el glutamato, y una disminución de los inhibidores, como el GABA. Las crisis convulsivas pueden aparecer tanto en el contexto de la abstinencia como durante la intoxicación. Si se producen, lo hacen a las 7-48 horas tras el cese del consumo. Son generalizadas y de características tónico-clónicas. Es frecuente que se repitan tres o cuatro veces a lo largo de 48 horas, aunque también pueden tratarse de un único episodio. Es muy rara la complicación en forma de *status* epiléptico (menos del 3%). Los factores predisponentes para la aparición de las crisis son la hipopotasemia, la hipomagnesemia y los antecedentes de epilepsia o de crisis comiciales en síndromes de abstinencia previos. La mortalidad se asocia al desarrollo de *delirium tremens* y a la aparición de *status* epiléptico[18]. El tratamiento de estas crisis debe realizarse en un hospital general. Se utiliza diazepam como tratamiento de elección.

7.3   *Trastornos cognitivos*

Existe una clara relación entre la cantidad de alcohol consumido y el deterioro cognitivo. El trastorno amnésico persistente, el síndrome de Wernicke-Korsakoff y la demencia persistente alcohólica son los trastornos más característicos.

7.3.1   Trastorno amnésico

El trastorno amnésico persistente se caracteriza por una pérdida transitoria de memoria, que habitualmente ocurre tras una intoxicación. Puede encontrarse en más del 70 % de los dependientes del alcohol. Está relacionado con un comienzo temprano del consumo etílico, un patrón de consumo rápido de grandes cantidades y antecedentes de daño cerebral. Desde una perspectiva fisiopatológica se ha relacionado con la acción inhibitoria del alcohol sobre los receptores NMDA (N-metil-D-aspartato).[19] La presencia de estas alteraciones no se ha relacionado con la aparición de demencia o síndrome de Wernicke-Korsakoff.

7.3.2   Síndrome de Wernicke-Korsakoff y demencia

El síndrome de Wernicke-Korsakoff está relacionado con la deficiencia de tiamina y con alteraciones vasculares secundarias al consumo de alcohol. El cuadro clínico se caracterizada por parálisis de la mirada, marcha atáxica, confusión mental (confusión, apatía, somnolencia) y síndrome amnésico-confabulatorio. La determinación de la tiamina es definitiva para establecer el diagnóstico. Las exploraciones neuropsicológicas darán información sobre el grado de deterioro. Se caracteriza por presentar un deterioro cognitivo circunscrito a las alteraciones mnésicas (los síntomas más frecuentes son las alteraciones de la memoria reciente y remota), que no es progresivo, sino que incluso revierte con la abstinencia etílica. También se ven afectados el aprendizaje, la organización visual y espacial, la abstracción visual, así como el control de los impulsos. La no progresión y la afectación circunscrita a las funciones mnésicas son dos características diferenciadoras de la demencia alcohólica.[20] El tratamiento específico del síndrome de Wernicke-Korsakoff consiste en la administración de tiamina (300-600 mg/día por vía parenteral).

En cuanto a la demencia alcohólica, existe una correlación entre el consumo de alcohol y el grado de deterioro cognitivo; así, un consumo igual o superior a 140 gramos de alcohol por día durante un periodo prolongado de tiempo implica alteraciones cognitivas moderadas. El consumo abusivo de alcohol produce una atrofia cerebral, más intensa en los lóbulos frontales, detectable con pruebas de neuroimagen. Esta atrofia se asocia a las alteraciones cognitivas y es reversible, en parte o totalmente, si la persona mantiene la abstinencia de alcohol durante un tiempo prolongado. Entre las funciones más afectadas se encuentran las funciones ejecutivas y la memoria.

8 Patología dual en el trastorno por consumo de alcohol

Los diferentes trastornos asociados a la dependencia alcohólica pueden aparecer antes o una vez que la dependencia ya está establecida. En estos casos se tiende a considerar la dependencia como un factor de vulnerabilidad para dichos trastornos.

Los trastornos afectivos aparecen en el 30-50 % de los dependientes del alcohol, y más de un tercio de los dependientes del alcohol presentan sintomatología ansiosa. Se considera que la presencia de trastornos de ansiedad eleva el riesgo para la dependencia hasta más de cuatro veces respecto de la población general, en parte por el efecto ansiolítico del alcohol.[21]

El trastorno de personalidad que más se ha relacionado con el alcoholismo es el trastorno antisocial, y su coexistencia agrava el curso de la dependencia.[22]

El trastorno por déficit de atención e hiperactividad es considerado un factor de riesgo para la dependencia alcohólica. Se considera que el 23 % de los sujetos que abusan de sustancias y que acuden a tratamiento tienen antecedentes de este trastorno.[23]

La bulimia es frecuente en las mujeres jóvenes dependientes del alcohol, especialmente en las denominadas «multiimpulsivas».[24]

Los trastornos psicóticos no inducidos que con más frecuencia se observan en los dependientes del alcohol son la esquizofrenia y la celotipia. La esquizofrenia es un trastorno presente en el 3-4 % de los sujetos con problemas por el alcohol. El uso de alcohol va encaminado a disminuir la ansiedad o los sentimientos desagradables, o a mitigar determinados efectos secundarios del tratamiento para la esquizofrenia.[25]

Los pacientes dependientes del alcohol suelen tener problemas con más de una droga, siendo las más frecuentes la nicotina, la cocaína, el cannabis, los opiáceos y las benzodiacepinas. El alcohol puede potenciar o mitigar los efectos de otras drogas. Los datos sobre la prevalencia del juego patológico en los individuos con problemas por el alcohol la estiman en un 15-55 %. Esta asociación se ha explicado como la expresión de un mismo fenómeno: la conducta adictiva.

El consumo abusivo de alcohol es un importante factor de riesgo para las conductas suicidas, pues existe una relación directa entre la intoxicación alcohólica y el riesgo suicida.

9   Tratamiento de la adicción al alcohol

En el abordaje del paciente alcohólico suele distinguirse entre desintoxicación, deshabituación y reinserción social, aunque existe una marcada tendencia a englobar la deshabituación y la reinserción social bajo el término «rehabilitación».

9.1   Tratamiento farmacológico de la intoxicación

El tratamiento de la intoxicación etílica es sintomático. Las intoxicaciones con alcoholemias inferiores a 200 mg/100 ml no requieren ningún tipo de tratamiento, salvo el reposo.[26] Tampoco se requieren medidas especiales en los casos de estupor de corta duración, siempre que se mantengan las constantes vitales. Cuando se evidencia riesgo de coma etílico, el tratamiento debe realizarse en el servicio de urgencias. El aporte de tiamina (100 mg) sirve como profilaxis de la encefalopatía de Wernicke, y la posterior administración de soluciones glucosadas (20-40 ml al 50 % de glucosa intravenosa) pueden prevenir la aparición de hipoglucemia.[26] En caso de intoxicaciones patológicas, suelen emplearse diazepam o neurolépticos para manejar la agresividad y la agitación de los pacientes.

9.2   Tratamiento farmacológico de la desintoxicación

La desintoxicación incluye un conjunto de medidas terapéuticas que tienen por objetivo facilitar la interrupción controlada del consumo de alcohol, previniendo la aparición del síndrome de abstinencia. Suele ser la puerta de entrada al tratamiento para la mayoría de los pacientes.[27] Aunque menos del 10 % de los alcohólicos presentan un síndrome de abstinencia grave, la utilización de pautas preventivas del síndrome de abstinencia hace más fácil la cesación del consumo y el establecimiento de una buena relación terapéutica. Existe una clara tendencia a intentar realizar la desintoxicación en el domicilio, siempre y cuando el paciente no cumpla criterios de ingreso hospitalario (dependencia intensa o consumo de grandes cantidades de alcohol a diario, patología psiquiátrica asociada, politoxicomanía, patología orgánica grave que suponga un riesgo vital en caso de presentarse síntomas de abstinencia, síndrome de abstinencia presente en el momento de indicar la desintoxicación o disfunción familiar o social grave).

Por regla general, las pautas farmacológicas de prevención del síndrome de abstinencia alcohólica se realizan con fármacos que tengan tolerancia cruzada con el alcohol, básicamente el clometiazol y las benzodiacepinas. Se utilizan pautas descendentes que permiten la supresión de la medicación en un plazo inferior a 10 días, debido al alto potencial adictivo de estos fármacos.

Normalmente se recomienda el uso de benzodiacepinas de semivida larga. En presencia de una hepatopatía grave se recomienda utilizar clometiazol o lorazepam. Otros fármacos que han demostrado su eficacia son la tiaprida y la carbamacepina.

9.3 *Tratamiento farmacológico y psicoterapéutico de la deshabituación y la prevención de recaídas*

En el curso de la rehabilitación se emplean recursos farmacológicos y psicoterapéuticos (cognitivo-conductual, motivacional, grupos de autoayuda, terapia grupal, intervenciones breves en el consumo de riesgo), así como instrumentos que permitan monitorizar la abstinencia y los consumos.

Se han ensayado numerosos fármacos para el tratamiento de la dependencia alcohólica. En la revisión sistemática realizada por Garbutt *et al.*,[28] sólo el acamprosato, la naltrexona y en segundo término el disulfiram muestran evidencia consistente de eficacia para tratar la dependencia alcohólica en la fase de rehabilitación.

El disulfiram y la cianamida son dos fármacos aversivos que se utilizan ampliamente en el tratamiento del alcoholismo. Estos fármacos interfieren el metabolismo del alcohol, inhiben la acción de la aldehído deshidrogenasa y provocan un incremento de las concentraciones plasmáticas de acetaldehído, causante de la sintomatología aversiva. La eficacia de los fármacos aversivos mejora si se consigue aumentar la adhesión al tratamiento con una supervisión del cumplimiento o asociando el disulfiram a otros programas de tratamiento psicosocial. La dosis de disulfiram empleada es de 250 mg diarios en una sola toma durante 6-12 meses.

La naltrexona y el acamprosato, aunque con propiedades farmacológicas y mecanismos de acción diferentes, suelen definirse como fármacos *anticraving*, es decir, que disminuyen el deseo de beber alcohol.

El acamprosato tiene una moderada acción gabaérgica y una acción antagonista sobre el sistema glutamatérgico, a las que se atribuye su acción *anticraving*. Es eficaz en el mantenimiento de la abstinencia, pero no parece reducir el consumo en aquellos pacientes que empiezan a beber. Se recomienda su utilización durante unos 6 meses y a una dosis de 2 g diarios repartidos en tres tomas.

La naltrexona es un antagonista opiáceo. La hipótesis más plausible sobre su acción es que, al bloquear el sistema opioide endógeno, atenúa el efecto reforzador positivo del alcohol. Se recomienda una dosis de 50 mg diarios en una sola toma.

En la práctica clínica habitual, algunos profesionales utilizan de forma combinada naltrexona y acamprosato, aunque se desconoce si su combinación tiene un efecto superior a la monoterapia con cada uno de ellos.[29]

Existe un interés creciente por las terapias encaminadas a la reducción del consumo de alcohol. El nalmefeno, un modulador del sistema opioide, se comporta como un antagonista de los receptores mu y delta implicados en la liberación de dopamina en el núcleo *accumbens,* y como agonista parcial del receptor kappa, implicado en la sensación displacentera tras el consumo de alcohol. Reduce los efectos de refuerzo del alcohol y es el primer tratamiento farmacológico aprobado en la Unión Europea para reducir el consumo de alcohol en adultos con dependencia y un consumo de riesgo alto. La reducción del consumo se considera en algunos pacientes como un objetivo intermedio en el camino a la abstinencia total, reduciendo las barreras para iniciar un tratamiento. Pero también puede ser el objetivo final en otros pacientes, ya que hay que tener en cuenta que reducir el consumo se acompaña de una disminución de los daños y de una menor morbimortalidad. Se ha observado que el nalmefeno a demanda puede producir una reducción significativa del número de días de consumo excesivo, así como de la cantidad de alcohol total consumida.[30]

Dada la alta prevalencia de clínica depresiva o ansiosa en los pacientes alcohólicos, es frecuente la utilización de fármacos antidepresivos. Hasta la fecha no ha podido demostrarse de forma consistente un efecto directo de los antidepresivos sobre la dependencia y el consumo de alcohol, aunque es aconsejable su utilización si la clínica depresiva se mantiene cuando el paciente lleve abstinente un mínimo de 3-4 semanas.

En los últimos años se tiende a preconizar el uso de anticonvulsivantes. El topiramato en dosis de 300 mg/día ha mostrado su efectividad, incrementando las tasas de abstinencia y reduciendo los días de alto consumo.[31]

10   Conclusiones

El alcohol es una sustancia muy extendida en nuestro medio, lo que supone un problema debido a las consecuencias sociosanitarias derivadas de su consumo. Es importante reconocer los diferentes trastornos relacionados con el consumo de alcohol, así como las posibles complicaciones médicas, con el fin de realizar un abordaje terapéutico adecuado.

El consumo agudo de alcohol produce una acción sedativa del sistema nervioso central, mientras que en el consumo crónico se produce una tolerancia para este efecto, dando lugar a una hiperexcitabilidad en los periodos de abstinencia. Este efecto de tolerancia y abstinencia, junto con la capacidad directa del alcohol para actuar como reforzador positivo en el sistema de recompensa (mediante el sistema opioide), son los principales fenómenos que contribuyen al desarrollo de dependencia.

El trastorno por consumo de alcohol se manifiesta clínicamente por la pérdida de control sobre la ingesta, bien por no poder suspender o reducir el consumo, o por no conseguir evitar el reiniciarlo de forma repetida. El consumo de grandes cantidades a lo largo del tiempo da lugar a graves consecuencias médicas, psicopatológicas y sociales, con un riesgo proporcional a la intensidad del consumo.

Entre los trastornos que puede inducir el alcohol directamente se encuentran el estado de intoxicación y la abstinencia, siendo las complicaciones más graves de esta última las crisis convulsivas y el *delirium tremens.*

Es importante tener en cuenta las consecuencias a largo plazo del alcohol sobre las funciones cognitivas, cuya intensidad guarda una correlación entre el grado de deterioro y la cantidad de alcohol consumida. Entre los diferentes trastornos cognitivos se encuentran el trastorno amnésico, el síndrome de Wernicke-Korsakoff y la demencia de origen alcohólico.

A su vez, el trastorno por consumo de alcohol puede verse acompañado de otros trastornos, entre los cuales los trastornos afectivos y los trastornos de ansiedad son los más frecuentes. Muchas veces estos trastornos son facilitadores de la aparición de la dependencia del alcohol, pero en otras ocasiones la dependencia puede considerarse como un factor de vulnerabilidad para el desarrollo de otros trastornos. Igualmente hay que tener en cuenta la posibilidad de que los pacientes con dependencia del alcohol presenten problemas con más de una droga.

El tratamiento farmacológico del trastorno por consumo de alcohol depende de la situación clínica en la que se encuentre el paciente en cada momento. Así, el tratamiento de la intoxicación aguda se basa en medidas de soporte, mientras que los objetivos del tratamiento farmacológico en la desintoxicación alcohólica son el alivio del malestar y la prevención y el tratamiento de complicaciones (síndrome de abstinencia y *delirium tremens*), siendo las benzodiacepinas los fármacos más utilizados, aunque el clometiazol, la tiaprida y la carbamacepina también se usan en esta situación. Para la prevención de recaídas, los antidisotrópicos como la naltrexona y el acamprostato, y los fármacos aversivos como la cianamida y el disulfirám, son los medicamentos más empleados. Existe un interés creciente en las terapias encaminadas a disminuir el consumo, siendo el nalmefeno un fármaco destinado a este fin.

Bibliografía

1. Portella E, Ridao M, Ribas E, Ribó C, Salvat M. El alcohol y su abuso: impacto socioeconómico. Madrid: Médica Panamericana; 1998.

2. Arolt V, Driessen M. Alcoholism and psychiatric comorbidy in general hospital inpatients. Gen Hosp Psychiatry. 1996; 18: 271-7.

3. Gerke P, Hapke U, Rumpf HJ, John U. Alcohol-related diseases in general hospital patients. Alcohol and Alcoholism. 1997; 32: 179-84.

4. Fox AW, Guzmán NJ, Friedman PA. The clinical pharmacology of alcohol. En: Barnes HN, Aronson MD, Delbanco TL, editores. Alcoholism: a guide for the primary care physician. New York: Springer Verlag; 1987. p. 29-43.

5. Valenzuela CF, Harris RA. Alcohol: neurobiology. En: Lowinson JH, Ruiz P, Millman RB, Langrod JG, editores. Substance abuse. A comprehensive textbook. 3th ed. Baltimore: Williams and Wilkins; 1997. p. 157-98.

6. Kalant H. Pharmacokinetics of ethanol: absortion, distribution, and elimination. En: Begleiter H, Kissin B, editores. The pharmacology of alcohol and alcohol dependence. New York: Oxford University Press; 1996. p. 15-58.

7. Alguacil LF. Aspectos farmacológicos del alcoholismo. En: Valbuena A, Álamo C, editores. Avances en toxicomanías y alcoholismo. Madrid: Universidad de Alcalá; 1996. p. 31-8.

8. Goldstein DB. Effects of alcohol on membrane lipids. En: Begleiter H, Kissin B, editores. The pharmacology of alcohol and alcohol dependence. New York: Oxford University Press; 1996. p. 309-34.

9. Tabakoff B, Hoffman PL. Effect of alcohol on neurotransmitters and their receptors and enzymes. En: Begleiter H, Kissin B, editores. The pharmacology of alcohol and alcohol dependence. New York: Oxford University Press; 1996. p. 356-430.

10. Tsai G, Coyle JT. The role of glutamatergic neurotransmission in the pathophysiology of alcoholism. Ann Rev Med. 1998; 49: 173-84.

11. Ripley TL, Little HJ. Effects on ethanol withdrawal hyperexcitability of chronic treatment with a competitive N-methyl-D-aspartate receptor antagonist. J Pharmacol Exp Ther. 1995; 272: 112-8.

12. Rubio G, Mejías E. Epidemiología y etiología de los trastornos por uso de alcohol. En: Rubio G, Santo-Domingo J, coordinadores. Curso de especialización en alcoholismo. Madrid: FAD; 2001. p. 7-13.

13. American Psychiatric Association. Diagnostic and Statistical Manual of Mental Disorders. 5th ed. Arlington, VA: American Psychiatric Association; 2013.

14. Vaillant G. The natural history of alcoholism revisited. Cambridge, Mass: Harvard University Press; 1995.

15. OMS. Clasificación Internacional de Enfermedades. 10ª ed. Trastornos mentales y del comportamiento. Descripciones clínicas y pautas para el diagnóstico. Madrid: Meditor; 1992.

16. Elton M. Alcohol withdrawal: clinical symptoms and management of the syndrome. Act Psychiatr Scand. 1986; 86(Suppl 73): 80-91.

17. Wetterling T, Kanitz D, Veltrup C, Driessen M. Clinical predictor of alcohol withdrawal delirium. Alcohol Clin Exp Res. 1994; 18: 1100-2.

18. Mayo-Smith MF, Bernard D. Late-onset seizures in alcohol withdrawal. Alcohol Clin Exp Res. 1995; 19: 656-9.

19. Kopelman MD. Alcohol brain damage. En: Glass IB, editor. The international handbook of addictive behavior. London: Routlege; 1991.

20. Santo-Domingo J, Rubio G. Demencia en el alcoholismo y por otros trastornos tóxicos. En: Alberca R, director. Demencias: diagnóstico y tratamiento. Barcelona: Masson; 1998. p. 387-405.

21. Poyo F. Tratamiento de los trastornos de ansiedad en dependientes del alcohol. En: Rubio G, López-Muñoz F, Álamo C, Santo-Domingo J, editores. Trastornos psiquiátricos y abuso de sustancias. Madrid: Médica Panamericana; 2002.

22. Valderrama JC, Cervera G, de Vicente P, Bolinches F, Ochando B, Sánchez P. Tratamiento de los trastornos de personalidad en sujetos con trastorno por uso de sustancias. En: Rubio G, López-Muñoz F, Álamo C, Santo-Domingo J, editores. Trastornos psiquiátricos y abuso de sustancias. Madrid: Médica Panamericana; 2002. p. 134-47.

23. Martínez-Rey T, Birmaher B, Gutiérrez-Casares JR. Tratamiento de los trastornos por déficit de atención en sujetos con trastorno por abuso de sustancias. En: Rubio G, López-Muñoz F, Álamo C, Santo-Domingo J, editores. Trastornos psiquiátricos y abuso de sustancias. Madrid: Médica Panamericana; 2002. p. 324-52.

24. Díaz Marsa M. Tratamiento de los trastornos de la conducta alimentaria en sujetos con trastornos por uso de sustancias. En: Rubio G, López-Muñoz F, Álamo C, Santo-Domingo J, editores. Trastornos psiquiátricos y abuso de sustancias. Madrid: Médica Panamericana; 2002. p. 216-28.

25. Ochoa E. Tratamiento de los trastornos psicóticos (esquizofrenia) en sujetos con trastorno por abuso de sustancias. En: Rubio G, López-Muñoz F, Álamo C, Santo-Domingo J, editores. Trastornos psiquiátricos y abuso de sustancias. Madrid: Médica Panamericana; 2002. p. 153-56.

26. Hyman SE. Manual de urgencias psiquiátricas. Barcelona: Salvat; 1987. p. 87-93.

27. Rubio G, Ponce G. Alcohol detoxification. En: Intervention for addiction: comprehensive addictive behaviors and disorders. San Diego: Elsevier Academic Press; 2013. p. 355-66.

28. Garbutt JC, West SL, Carey TS, Lohr KN, Crews FT. Pharmacological treatment of alcohol dependence: a review of the evidence. JAMA. 1999; 281: 1318-25.

29. Anton RF, O'Malley S, Ciraulo DA, Cisler RA, Couper D, Donovan DM, *et al.* Combined pharmacotherapies and behavioral interventions for alcohol dependence. The COMBINE study: a randomized controlled trial. JAMA. 2006; 295: 2003-17.

30. Keating MG. Nalmefeno: revisión de su uso en el tratamiento de la dependencia de alcohol. CNS Drugs. 2013; 27: 761-72.

31. Johnson BA, Rosenthal N, Capece JA, Wiegand F, Mao L, Beyers K, *et al.* Topiramate for treating alcohol dependence: a randomized controlled trial. JAMA. 2007; 298: 1641-51.

Capítulo 9

Cannabis, benzodiacepinas y alucinógenos

A.C. ABAD, V. BARRAU, C. RONCERO

Correspondencia
Dr. Alfonso C. Abad González
aabad@vhebron.net
Dr. Víctor Barrau Alonso
vbarrau@vhebron.net

Sinopsis

Se abordarán tres importantes sustancias de consumo: el cannabis, las benzodiacepinas y los alucinógenos. El cannabis es la droga ilegal más consumida en el mundo. Está compuesto por más de 400 sustancias, siendo las más importantes el delta 9 tetrahidrocannabinol (THC) y el cannabidiol (CBD). Estas sustancias actúan sobre los receptores del denominado sistema cannabinoide endógeno, alterando los procesos fisiológicos en los que interviene. Destaca el incremento del riesgo de desarrollar una enfermedad psiquiátrica, en especial psicosis sobre todo en individuos vulnerables. Se recomienda un abordaje y un tratamiento multimodales. Las benzodiacepinas son fármacos ampliamente prescritos en la práctica clínica para el manejo de la ansiedad, pero por su potencial de abuso se recomienda emplear las de vida media larga y por un tiempo breve. En los pacientes con abuso o dependencia de benzodiacepinas será muy importante el abordaje de la comorbilidad psiquiátrica, tanto farmacológico como psicoterapéutico. Los alucinógenos más consumidos con intención recreacional son los «hongos mágicos» y la dietilamida del ácido lisérgico (LSD). Estos agentes serotoninérgicos, cuya potencialidad adictiva es ampliamente debatida, pueden ser causa de graves complicaciones, como el riesgo de suicidio o de psicosis.

1 Cannabis

1.1 Introducción

El cannabis es la droga ilegal más consumida en el mundo.[1] Es el producto de la planta de cáñamo *(Cannabis sativa),* una planta herbácea anual de la familia de las cannabáceas (junto al lúpulo de la cerveza) con propiedades psicoactivas. Su cultivo se remonta a miles de años como fuente de fibra textil, aceite de semillas y alimento.[2] El primer uso documentado de los cannabinoides para uso médico se remonta al año 2800 a.C. en el herbario chino Pen-ts'ao, describiéndolo como *ma,* que significa «caótica». Pen-ts'ao describió el alivio del dolor y las propiedades estupefacientes y alucinógenas del cannabis, y lo recomendó para el estreñimiento, la malaria, la gota, el reumatismo y las anomalías menstruales.[3] En la Grecia clásica, médicos como Galeno utilizaron la planta como analgésico, aunque se observaba que podía producir una «conversación carente de sentido». En el siglo XIX destacan los trabajos del médico francés Moreau de Tours, que describió sus efectos psíquicos y utilizó la intoxicación por cannabis como modelo de enfermedad mental.[4]

1.2 Efectos del consumo de cannabis

El cannabis está compuesto por más de 400 sustancias, de las cuales unas 60 son cannabinoides.[4] Los más importantes son el delta 9 tetrahidrocannabinol (THC) y el cannabidiol (CBD).[5] Estas sustancias actúan sobre los receptores cannabinoides. Hasta la fecha, se han identificado dos receptores cannabinoides endógenos: el receptor CB1, localizado en el sistema nervioso central y en neuronas periféricas, y el receptor CB2, localizado predominantemente en el sistema nervioso periférico.[6] Existen ligandos endógenos para estos receptores: la anandamida, derivado del ácido araquidónico, y el 2-araquidonilglicerol. Se trata en su conjunto de un sistema de comunicación intercelular denominado sistema cannabinoide endógeno, que desempeña un papel modulador en diferentes procesos fisiológicos, principalmente en el cerebro (actividad motora, aprendizaje, memoria, nocicepción y desarrollo cerebral), pero también en el sistema inmunitario. La estimulación exógena, principalmente por el THC, altera los procesos fisiológicos en los que interviene el sistema cannabinoide endógeno.[7] El contenido de THC, principal sustancia psicotrópica en el cannabis, ha aumentado considerablemente en la última década, mientras que el CBD (que podría contrarrestar los efectos del THC) ya no está presente en muchas cepas.[8] Esto se debe a la selección de semillas que han realizado productores y distribuidores para conseguir variedades cada vez más psicoactivas. Además, existen cannabinoides sintéticos, un grupo amplio y heterogéneo de sustancias, no presentes en la naturaleza, capaces de simular los efectos del cannabis y que mantienen un estatus legal en muchos países.

El cannabis, en dosis bajas, tiene simultáneamente actividad depresora y psicoestimulante, y en dosis altas puede tener efectos similares a los producidos por los alucinógenos.[2]

Las vías fundamentales de administración son la respiratoria y la oral. El pico plasmático de concentración es a los 10-20 minutos de haber fumado y a los 30-60 minutos de haber ingerido la sustancia. El metabolismo hepático se lleva a cabo por el citocromo P450, fundamentalmente por las isoformas 2C9 y 3A. Los cannabinoides son muy liposolubles, por lo que permanecen mucho tiempo en el organismo depositados en el tejido graso. La vida media de eliminación es de 30 horas, pero sus metabolitos pueden detectarse en orina durante 2-4 semanas. Se excreta fundamentalmente con las heces (70 %) y la orina. El THC atraviesa la placenta y pasa a la leche materna. La dosis mínima activa de THC es de unos 2 mg.[9]

1.3　Complicaciones asociadas

1.3.1　Efectos cardiovasculares

Produce un aumento de la frecuencia cardiaca y del gasto cardiaco. Puede aparecer hipotensión postural. Estos efectos son dependientes de la dosis y pueden aumentar el riesgo cardiovascular en personas con cardiopatía previa.[10]

1.3.2　Sistema respiratorio

Los fumadores crónicos de marihuana pueden tener muchos de los mismos problemas respiratorios que experimentan los fumadores de tabaco, como bronquitis y enfisema, así como un mayor riesgo de infecciones pulmonares.[11]

Existe una mayor exposición al humo y a sustancias cancerígenas, con el consiguiente riesgo de carcinoma broncopulmonar y de carcinoma orofaríngeo, descrito este en población más joven.[10,12]

1.3.3   Sistema reproductor

Se ha sugerido que el sistema cannabinoide endógeno desempeña un papel importante en la fertilidad y la gestación. El consumo de cannabis podría producir distintas alteraciones, como una reducción de la fertilidad (no totalmente demostrada), menor peso al nacer y posible afectación cognitiva. Sobre los posibles efectos teratógenos, la literatura científica arroja datos contradictorios. Pese a ello, puesto que atraviesa la barrera placentaria y pasa a la leche materna debe desaconsejarse su uso durante el embarazo y la lactancia.[2,9,10]

1.3.4   Sistema digestivo

Produce hiposalivación, xerostomía, reducción del peristaltismo intestinal y enlentecimiento del vaciado gástrico. También tiene efecto antiemético.[9,10] Su uso crónico, solo o en combinación con otras drogas, se ha asociado a alteraciones morfológicas y enzimáticas hepáticas.[10]

1.3.5   Efectos oculares

Produce hiperemia conjuntival, reducción de la producción de lágrimas, dificultad en la acomodación, disminución del reflejo pupilar a la luz y disminución de la presión intraocular.[9]

1.3.6   Otros sistemas

Se han descrito efectos inmunosupresores, aunque no queda claro que exista un mayor riesgo de infecciones. En el sistema endocrino-metabólico produce aumento del apetito, que no es tan notable en los consumidores crónicos. El THC altera el patrón sueño-vigilia.[2,9,10]

1.4 Trastorno por consumo de cannabis

Es difícil distinguir entre consumo recreacional y abuso o dependencia del cannabis. Para valorar la adicción al cannabis hay que recoger los datos sobre el tipo, la frecuencia y la duración de su consumo.[2] En el Manual Diagnóstico y Estadístico de los Trastornos Mentales (DSM-5), el abuso y la dependencia se presentan como un único trastorno, del que se describe desde un estado leve a uno grave de consumo compulsivo y continuamente recidivante.[13]

1.5 Intoxicación por cannabis

Consiste en cambios conductuales o comportamentales, clínicamente significativos, que se presentan tras el consumo de cannabis. Puede darse con concentraciones plasmáticas variables de cannabis, ya que incluso está mediatizada por el ambiente del consumo y por la experiencia previa del consumidor. Sus efectos, también variables, pueden durar horas, sobre todo si se consume por vía oral, e incluyen euforia, risas inadecuadas, sensación de bienestar, sedación, aumento de la autoconfianza, deterioro de la memoria inmediata y de la capacidad de juicio, dificultad para llevar a cabo operaciones mentales complejas, alteraciones perceptivas y transformación de la percepción temporal. Como síntomas físicos relevantes suelen aparecer sequedad de boca, aumento de la sed, sensación de hambre, taquicardia, aumento de la presión arterial, hiperreflexia, temblor, náuseas y debilidad muscular. A dosis muy altas puede producir síntomas de desrealización y despersonalización, alucinaciones visuales, suspicacia e incluso ideación paranoide transitoria. La sobredosis de cannabis no es mortal.[2]

1.6 Síndrome de abstinencia de cannabis

Las anteriores clasificaciones diagnósticas no incluían el síndrome de abstinencia de cannabis (DSM-IV-TR: «Se han descrito síntomas [...] pero su importancia clínica es dudosa») o lo reconocían con unos criterios diagnósticos poco claros y mal definidos (como la Clasificación Internacional de Enfermedades [CIE-10]). Pese a ello, se encontraba plenamente referenciado en la literatura científica.[14] Actualmente el DSM-5 lo recoge considerando los síntomas que se detallan en la tabla 1.[13]

A. Cese brusco de un consumo intenso y prolongado de cannabis.
B. Aparición en 1 semana tras el cese de tres (o más) de los siguientes signos y síntomas: 1. Irritabilidad, rabia o agresividad. 2. Nerviosismo o ansiedad. 3. Dificultades para dormir (p. ej., insomnio o pesadillas). 4. Pérdida de apetito o peso. 5. Intranquilidad. 6. Estado de ánimo deprimido. 7. Al menos uno de los siguientes síntomas físicos: dolor abdominal, espasmos y temblores, sudoración, fiebre, escalofríos o cefaleas.
C. Los signos y síntomas del criterio B provocan malestar clínico significativo o deterioro en áreas importantes del funcionamiento diario.
D. Los signos y síntomas no se explican mejor por otra condición médica, mental o la intoxicación o abstinencia a otras sustancias.

Tabla 1. Criterios DSM-5 para la abstinencia de cannabis.

1.7 Trastornos inducidos por cannabis

El consumo de cannabis puede producir trastornos mentales o cuadros clínicos asociados[15], y se han documentado efectos negativos en la salud mental de los adultos jóvenes con consumo frecuente de cannabis en la adolescencia, relacionados con la frecuencia del consumo.[15-17]

1.7.1 Psicosis

La mayoría de los estudios señalan que el consumo de cannabis es un factor de riesgo para el posterior desarrollo de psicosis.[18] Se ha descrito que el consumo de cannabis puede aumentar en dos a tres veces el riesgo de aparición de psicosis a lo largo de la vida.[16] Este riesgo aumenta cuanto mayor es la cantidad consumida[16,18] y si se produce a edades tempranas.[18] Posiblemente el cannabis no es una causa necesaria ni suficiente, sino que actúa amplificando la vulnerabilidad genética del individuo, con otros factores de riesgo ambientales, en el desarrollo de los trastornos psicóticos.[19]

1.7.2   Trastornos afectivos y ansiedad

Pese a que la asociación entre el consumo de cannabis, la clínica depresiva, la ansiedad y el suicidio es frecuente,[2] la evidencia disponible es menor que la referente a los trastornos psicóticos.[16] El consumo puede producir la aparición temprana de un trastorno bipolar.[20] La relación con la ansiedad tampoco es concluyente, posiblemente debido a que los cannabinoides pueden producir efectos tanto ansiogénicos como ansiolíticos.[2]

1.7.3   Síndrome amotivacional

Síndrome controvertido que consiste en apatía, falta de motivación, desinterés por el trabajo o los estudios y por el cuidado personal, y que remite tras el cese del consumo.[2,9]

1.7.4   Flashback

Consiste en revivir las experiencias de la intoxicación sin haber consumido. Es más propio de los alucinógenos, pero también se ha observado con el consumo de cannabis. Es poco frecuente.[4]

1.7.5   Síndrome confusional inducido por cannabis

Poco frecuente, relacionado con el consumo de altas dosis, en personas mayores o con patologías médicas concomitantes.[4]

1.8   Cannabis, patología dual y policonsumo

Al 50-90 % de las personas con trastorno por consumo de cannabis se les diagnostica un trastorno mental mayor.[8] Existe una amplia variedad psicopatológica asociada al consumo de cannabis, siendo notoria la asociación con trastornos de la personalidad y conducta antisocial.[4,18] Hay una estrecha asociación entre el consumo de cannabis y el de otras sustancias.[2]

1.9 Tratamiento

1.9.1 Tratamiento de la intoxicación

La intoxicación no suele requerir tratamiento farmacológico porque en general es leve y autolimitada. Los síntomas más graves, como ansiedad, ataques de pánico o sintomatología psicótica, pueden ser tratados con benzodiacepinas o antipsicóticos de segunda generación, según proceda, de forma aguda.[21]

1.9.2 Desintoxicación

No existen fármacos específicos para el tratamiento del trastorno por consumo de cannabis.[8] Se están estudiando tres estrategias principales para el tratamiento: la sustitución agonista, la sustitución antagonista y la modulación de otros sistemas de neurotransmisores. El dronabinol, el litio, la entacapona, la N-acetilcisteína, la atomoxetina, la buspirona y el divalproato son algunos de los fármacos estudiados.[21] Deben tratarse de manera simultánea y específica los otros trastornos psiquiátricos o las adicciones concomitantes.[9]

1.9.3 Deshabituación

Las terapias motivacional y cognitivo-conductual son efectivas para reducir el consumo de cannabis, administradas en sesiones individuales o grupales. El manejo de contingencias puede mejorar su resultado. Las intervenciones familiares muestran mejor resultado en la población adolescente.[8,21]

1.10 Conclusiones

El consumo de cannabis está ampliamente extendido en las sociedades occidentales y sus riesgos son banalizados.[18] La concentración de THC en el cannabis consumido ha aumentado desde la década de 1960, con una mayor proporción de THC que de CDB.[5] Su consumo incrementa el riesgo de desarrollar una enfermedad psiquiátrica, especialmente psicosis, sobre todo en individuos vulnerables.[7] Se asocia a un peor rendimiento académico[8], lo que debe tenerse muy en cuenta dada la gran prevalencia de su consumo entre la población adolescente.

El tratamiento debe ser multimodal y hay que tratar de manera simultánea y específica los trastornos psiquiátricos y las adicciones concomitantes. La psicoterapia, ya sea individual o grupal, basada en modelos cognitivo-conductuales y motivacionales, ha demostrado ser eficaz.

2 Benzodiacepinas

2.1 Introducción

En el año 1956, Leo Sternbach sintetizó el clordiacepóxido (Librium®), la primera benzodiacepina, con acción ansiolítica y menos efectos secundarios. En 1963 se desarrolló el diazepam (Valium®), cuyo uso se extendió y desde los años 1970 se comenzó a alertar sobre su potencial adictivo.

España se sitúa por encima de la media europea en consumo de ansiolíticos,[22] con una mayor presencia en mujeres (2:1) y una edad de inicio tardía (35 años).[23]

2.2 Tipos de benzodiacepinas y efectos clínicos

Las benzodiacepinas son fármacos cuya diana es el receptor del ácido gamma-aminobutírico (GABA$_A$), de modulación inhibitoria por vía canal de cloro, que posee dos regiones de unión específicas para las benzodiacepinas. Todas las benzodiacepinas tienen efectos comunes: ansiolítico, miorrelajante, hipnótico, sedante y anticonvulsivante. Debido a estos efectos, sus usos clínicos son diversos: tratamiento de la ansiedad y del insomnio, relajante muscular, tratamiento de las crisis epilépticas, inductor de la anestesia y desintoxicación del consumo de alcohol, entre otros. En el ámbito recreacional se han usado buscando sus efectos relajantes y también como potenciadoras de los efectos de otras sustancias (alcohol y opiáceos), o para paliar los efectos indeseables de otros consumos (cocaína y estimulantes) y los síntomas de la abstinencia.

Las principales diferencias entre las benzodiacepinas son farmacocinéticas, y condicionarán la elección de la benzodiacepina según el efecto deseado o las características del paciente.

Las benzodiacepinas se metabolizan en el hígado principalmente en dos fases: oxidación y glucuronoconjugación. Pueden generarse metabolitos activos que pro-

Nombre	$T_{máx.}$ (h)	$T_{1/2}$ (h)	Equivalencia (mg)	Absorción oral	Metabolismo	Aplicaciones
Alprazolam	1-2	12-15	0,5	Muy rápida	Fase I y II	Hipnótico Ansiolítico Sedante
Bromazepam	1-3	10-20	6	Muy rápida	Fase I y II	Ansiolítico Anticonvulsivante
Clobazam	1-4	18	20	Rápida	Fase I y II	Hipnótico Ansiolítico Anticonvulsivante
Clonazepam	1-2	20-40	0,5	Muy rápida	Fase I y II	Ansiolítico Anticonvulsivante Antiespasmódico
Clorazepato	1-3	36-200	15	Rápida	Fase I y II	Ansiolítico Anticonvulsivante
Diazepam	1	100	10	Muy rápida	Fase I y II	Ansiolítico Anticonvulsivante
Lorazepam	1-2	9-22	1	Lenta	Sólo fase II	Hipnótico Ansiolítico Anticonvulsivante
Lormetazepam	2-3	9-15	1-2	Muy rápida	Sólo fase II	Hipnótico

Tabla 2. Farmacocinética y objetivo comercial de diversas benzodiacepinas.

longan la vida media. Algunas, como el lorazepam, sólo requieren glucuronoconjugación, por lo que podrán usarse con mayor seguridad en pacientes con insuficiencia hepática o de edad avanzada. La eliminación de estos fármacos es por vía renal.[24]

En la tabla 2 se describen las características más importantes de las benzodiacepinas de mayor prescripción.

2.3 Complicaciones asociadas

Las complicaciones asociadas al uso de benzodiacepinas se basan en su efecto depresor central y en las alteraciones cognitivas que se han visto relacionadas con su uso tanto a corto como a largo plazo.

2.3.1 Depresión del centro respiratorio

La disminución del nivel de consciencia y la depresión directa del centro respiratorio en el cerebro pueden llevar a neumonías por aspiración, y en caso de intoxicación grave hasta un fallo respiratorio.[25]

2.3.2 Reacción paradójica a las benzodiacepinas

Pueden producirse reacciones paradójicas (<1 % al 20 %), con incremento de la ansiedad, desinhibición y excitación, producirse incluso impulsos agresivos, sobre todo en pacientes con problemas de impulsividad, personalidades del *cluster* B (antisocial y límite) del DSM-5 o consumidores de otras sustancias.[26]

2.3.3 Alteraciones cognitivas y de la atención

Afectación de los procesos de memoria anterógrada que puede llegar a producir episodios de amnesia completa durante el efecto de la benzodiacepina. Así mismo, se han observado alteraciones de las habilidades complejas, de la memoria verbal, de la coordinación y de la atención. Estas alteraciones aumentan el riesgo de accidentes y de caídas,[26,27] así como el riesgo de demencia tras un uso prolongado.[28]

2.3.4 Complicaciones en el embarazo y la lactancia

Se han identificado casos de malformación durante el primer trimestre del embarazo. El uso o abuso de estos fármacos durante el tercer trimestre puede conllevar la aparición de un síndrome de abstinencia en el recién nacido, o bien un cuadro caracterizado por hipotonía generalizada, dificultad para la succión e incluso cianosis.[27]

2.4 Trastorno por uso de sedantes, hipnóticos o ansiolíticos

En este grupo, además de las benzodiacepinas se incluirían otros fármacos como el clometiazol y los análogos benzodiacepínicos.[13]

Los criterios diagnósticos DSM-5 son los mismos que se han descrito para la dependencia de otras sustancias, sin que haya condiciones ni criterios específicos para estos fármacos.

2.5 Intoxicación por benzodiacepinas

La sintomatología que puede presentarse en una intoxicación por benzodiacepinas depende del grado de depresión central que se produzca, pudiendo aparecer habla farfullante, disminución del nivel de consciencia (somnolencia, obnubilación, estupor, coma), debilidad muscular, ataxia e incluso depresión respiratoria (que pese a ser muy infrecuente puede resultar grave, sobre todo si se han consumido alcohol u opiáceos).[29]

2.6 Síndrome de abstinencia de benzodiacepinas

El síndrome de abstinencia se produce tras el descenso o la interrupción del fármaco. El inicio y la gravedad de la clínica dependerán de la vida media de la benzodiacepina y de la dosis de esta, siendo más frecuente en las benzodiacepinas de vida media más corta. Los síntomas pueden aparecer desde las primeras 24 horas hasta semanas después. El insomnio y la cefalea son los más frecuentes, pero la sintomatología es variable y diversa (tabla 3).

Síntomas físicos		Síntomas psíquicos
Cefalea	Tics	Insomnio
Dolor muscular	Fotofobia	Ansiedad
Temblor	Sonofobia	Ataques de pánico
Náuseas	Debilidad	Fenómenos de desrealización o
Vómitos	Alteraciones	de despersonalización
Diaforesis	gastrointestinales	Alteraciones de la sensopercepción
Parestesias	Palpitaciones	Alucinaciones
Entumecimiento	Disgeusia	Disforia
Espasmos	Fiebre	Sintomatología depresiva
Crisis convulsivas	Prurito	Ideas delirantes

Tabla 3. Sintomatología del síndrome de abstinencia de benzodiacepinas.[22,30]

2.7   Trastornos inducidos por benzodiacepinas

En el caso de las benzodiacepinas parece ser relevante la presencia de cuadros ansiosos o depresivos asociados al uso prolongado o a sintomatología por abstinencia prolongada, pudiendo haber síntomas más graves que los que inicialmente motivaron la introducción de los ansiolíticos. Se cree que esto se debe, como con el alcohol, a un descenso de las concentraciones de serotonina y noradrenalina.[31]

El abuso de benzodiacepinas de manera prolongada produce cambios en la arquitectura del sueño, con disminución del sueño delta (profundo) que produce un sueño menos reparador y con tendencia a la fragmentación.[32]

2.8   Benzodiacepinas, patología dual y policonsumo

Uno de los factores de riesgo para el desarrollo de un trastorno por uso de hipnosedantes es la presencia de un trastorno mental (principalmente ansiedad o depresión, psicosis y trastornos de personalidad), así como la existencia de otras adicciones como el alcohol o los opiáceos. Los pacientes con mayor presencia de sintomatología afectiva presentan un riesgo elevado de abuso de benzodiacepinas cuando se les prescriben.[33]

Las benzodiacepinas aportan claros beneficios en pacientes con trastornos mentales graves, pero también pueden conllevar o exacerbar un abuso de sustancias. Existe controversia en cuanto a la prescripción de benzodiacepinas en el paciente dual, aunque diversos expertos afirman que pueden utilizarse de manera segura bajo una estrecha supervisión.[34]

2.9   Tratamiento

2.9.1   Tratamiento de la intoxicación

Consiste en medidas de soporte vital, según la clínica. Se dispone de un antídoto, el flumazenilo, antagonista competitivo del receptor $GABA_A$. En los adultos se recomienda una dosis inicial de 0,2 mg por vía intravenosa durante 30 segundos, que puede repetirse hasta un máximo de 1 mg. En los niños, la dosis es de 0,01 mg/kg. Una vez revertida la intoxicación debe observarse y en su caso tratarse la posible aparición de síntomas de abstinencia de benzodiacepinas.[29]

2.9.2   Desintoxicación

Se basará en la sustitución por benzodiacepinas de vida media larga, como el diazepam, a dosis equivalentes, o programando un descenso más lento y gradual de la benzodiacepina original. En el tratamiento ambulatorio se recomienda un descenso del 5-25 % de la dosis cada 1-2 semanas, mientras que en el hospital pueden realizarse descensos en torno al 10 % diario. No existe un consenso claro y el descenso deberá evaluarse según las características del paciente e implicándole en la toma de decisiones. La posible aparición de sintomatología por abstinencia, el antecedente de crisis convulsivas, la presencia de ansiedad o el insomnio marcarán el ritmo de descenso o la necesidad de fármacos coadyuvantes, principalmente anticomiciales como la pregabalina.[22,35]

2.9.3   Deshabituación

Se recomienda la realización de visitas de control frecuentes, aunque sean breves. Hay que identificar situaciones o síntomas de riesgo por los que solicitar ayuda, así como explicar la posibilidad de recaídas y establecer un marco de confianza y un plan de actuación rápida. Se recomienda realizar psicoeducación, así como pautas de higiene del sueño y manejo de la ansiedad (p. ej., técnicas de relajación). Resulta necesaria la intervención psicológica en el proceso de deshabituación, y la evidencia es mayor para el abordaje cognitivo-conductual tanto individual como en terapia grupal.[35] Durante el periodo de deshabituación puede ser preciso utilizar psicofármacos para el manejo de la ansiedad, el *craving* y el insomnio, tales como antidepresivos (principalmente inhibidores selectivos de la recaptación de serotonina), anticomiciales (como la pregabalina o la gabapentina) o antipsicóticos (como la quetiapina o la olanzapina).[22,35]

2.10   Conclusiones

Las benzodiacepinas son fármacos con potencial de abuso y de dependencia ampliamente utilizados por sus efectos ansiolíticos, miorrelajantes, hipnóticos, sedantes y anticonvulsivantes. Estos efectos se deben a la modulación gabaérgica.

Se recomienda su uso por un periodo breve, ya que se producen fenómenos de tolerancia y riesgo de aparición de síntomas de abstinencia tras su retirada.

En caso de intoxicación grave se dispone de un antídoto, el flumazenilo. Debe vigilarse el riesgo de depresión respiratoria, garantizando un soporte vital adecuado.

Para la desintoxicación de benzodiacepinas se recomienda su sustitución por una benzodiacepina de vida media larga (p. ej., diazepam o clonazepam) a dosis equivalentes y una reducción progresiva según las características del paciente y la posible aparición de síntomas de abstinencia. En el proceso de deshabituación será necesaria una intervención psicoterapéutica, para la cual la terapia cognitivo-conductual posee una mayor evidencia.

3　Alucinógenos

3.1　Introducción

Los alucinógenos (también conocidos como psicodélicos) son sustancias que pueden inducir en el individuo, a dosis no tóxicas, estados perceptivos y mentales alterados. En este apartado nos centraremos en las dos drogas alucinógenas más consumidas en nuestro entorno: la dietilamida del ácido lisérgico (LSD) y los «hongos mágicos» (principalmente contenedores de psilocibina). Otros alucinógenos son la mescalina (presente en el peyote), la harmina (ayahuasca), la fenciclidina y algunas drogas de síntesis. También se encuentra potencial alucinógeno en otras sustancias como la ketamina, la metilendioximetanfetamina (MDMA) y ciertos derivados cannabinoides.

3.2　Alucinógenos y sus efectos

3.2.1　LSD

El LSD es un ergotamínico sintetizado inicialmente a partir del cornezuelo del centeno (hongo del pan). Coloquialmente es conocido como «ácido» o «tripi», y se consume habitualmente en forma de papel impregnado. Tras 30-90 minutos de la ingestión de una dosis de 20-100 μg aparecen los efectos psicodélicos, con mayor potencia a las 3-5 horas y una duración de hasta 8-12 horas.[36,37]

3.2.2 *Psilocibina*

Es una triptamina (alcaloide) presente principalmente en la familia de hongos *Psylocibes,* con una potencia alucinógena menor que el LSD. Son necesarios 15 mg de psilocibina para la producción de efectos psicodélicos. Los hongos se consumen en crudo o cocinados, sus efectos empiezan a hacerse presentes a los 20-40 minutos y suelen tener una duración de 6-8 horas (máximo 24 horas).[36]

3.2.3 *Efectos*

El potencial alucinógeno parece estar relacionado con el agonismo serotoninérgico que producen (principalmente en el receptor $5HT_{2A}$). Los efectos que pueden presentarse son:

- Efectos físicos: midriasis, leve incremento de la presión arterial y de la frecuencia cardiaca y respiratoria, bostezos, diaforesis, náuseas y vómitos, debilidad, mareo, temblor, somnolencia, hiperreflexia de tendones y visión borrosa.
- Efectos psíquicos: alteración de la percepción espaciotemporal, estados de ensoñación, ilusiones principalmente visuales (raro el fenómeno alucinatorio propiamente dicho), sinestesias, introspección y relativización de problemas, vivencia de revelación, sensación de conexión interpersonal, pensamientos mágicos o inusuales, y cambios de humor. También puede haber síntomas desagradables («mal viaje»): nerviosismo, desrealización, despersonalización y síntomas psicóticos. Estos síntomas estarán condicionados por la variabilidad individual y del entorno *(set and setting).*[38]

3.3 *Complicaciones médicas asociadas*

No se ha observado neurotoxicidad ni tampoco complicaciones somáticas asociadas a su consumo de manera continuada. En la intoxicación, las complicaciones vienen derivadas de las alteraciones del estado mental o de la presencia de un síndrome serotoninérgico grave.[38]

3.4   Trastorno por uso de otros alucinógenos

Se dispone de pocos datos y casos de diagnóstico confirmado, y las cifras de prevalencia (0,1 %) pueden deberse a la ambigüedad de la inclusión del MDMA en los alucinógenos y en los estimulantes. La rapidez de generación de tolerancia, difícilmente superable en el ámbito recreacional con aumentos de dosis, y la ausencia de síntomas de abstinencia, parecen ser factores que favorecen la no aparición de un trastorno por dependencia.[13,36]

3.5   Intoxicación y abstinencia por alucinógenos

3.5.1   Intoxicación por alucinógenos

Se trata de una situación inusual en la que se producen los descritos efectos físicos y psíquicos con una mayor intensidad. Puede producirse un síndrome serotoninérgico grave con presencia de hipertermia, convulsiones, rigidez, confusión e incluso coma. Se han documentado muertes accidentales (p. ej., creer que se puede volar) y suicidios (por sintomatología psicótica o ansiosa aguda).[38]

3.5.2   Abstinencia de alucinógenos

No se han establecido síntomas de abstinencia, físicos ni psíquicos, tras la interrupción del consumo tanto a corto como a medio plazo.[13,36]

3.6   Trastornos inducidos por alucinógenos

3.6.1   Trastorno de alucinaciones persistentes

Trastorno consistente en la reexperimentación de síntomas perceptuales (principalmente visuales, como distorsión de formas, colores, falsas percepciones de movimiento, haces de color, ilusiones línea-forma...) que estuvieron presentes durante el consumo de un alucinógeno. Es un fenómeno de mecanismo desconocido y de muy baja prevalencia, más frecuente en consumidores de LSD y de duración variable (de semanas a años). Para ser considerado trastorno tiene que causar un distrés significativo o deterioro funcional y haber un juicio de realidad conservado. Debe diferenciarse de los posibles *flashbacks* (de duración ultracorta y sin generación de distrés).[37,39]

3.6.2 Trastorno psicótico inducido por alucinógenos

Se han descrito casos de inicio de un trastorno psicótico tras el uso de alucinógenos, principalmente en personas vulnerables (antecedentes personales y familiares o policonsumo). En este caso el juicio de realidad no está conservado.[39]

3.7 Alucinógenos y patología dual

El contacto con los agentes alucinógenos puede ser más frecuente en sujetos con trastornos de personalidad del *cluster* B o con trastorno por déficit de atención e hiperactividad (mayor consumo de tóxicos y búsqueda de sensaciones), así como en personalidades esquizotípicas. El riesgo de tentativa suicida durante el consumo es infrecuente, pero está más presente en pacientes psiquiátricos (0,12 %).[38]

3.8 Tratamiento

3.8.1 Tratamiento de la intoxicación

Más allá del soporte médico que pudiera precisarse según la clínica, la intervención psicológica en situaciones de «mal viaje» suele ser suficiente, aunque en casos de mayor gravedad puede ser necesario el uso de ansiolíticos o de antipsicóticos atípicos.[36,38]

3.8.2 Desintoxicación y deshabituación

Al no producirse síntomas de abstinencia para la desintoxicación, basta con la interrupción del consumo. En el periodo de deshabituación será útil la intervención psicoterapéutica, al igual que para otras sustancias.

3.9   Conclusiones

Los alucinógenos más consumidos en nuestro medio son el LSD y los «hongos mágicos». Sus efectos físicos y psíquicos se deben a su agonismo serotoninérgico.

Estas sustancias presentan un fenómeno de tolerancia rápido, pero no se han descrito síntomas de abstinencia tras la interrupción de su consumo. La generación de dependencia es debatida.

La aparición de complicaciones es inusual, aunque pueden aparecer sintomatología psicótica y riesgo de suicidio, por lo que habrá que prestar atención sobre todo en los pacientes vulnerables.

Bibliografía

1. Degenhardt L, Ferrari AJ, Calabria B, Hall WD, Norman RE, McGrath J, *et al.* The global epidemiology and contribution of cannabis use and dependence to the global burden of disease: results from the GBD 2010 Study. PLoS One. 2013; 8: 1-13.

2. Casas M, Bruguera E, Roncero C, San L, coordinadores. Consenso de la Sociedad Española de Psiquiatría sobre el consumo de cannabis. Fundación Española Salud Mental. Barcelona: Glosa; 2007.

3. Deiana S. Medical use of cannabis. Cannabidiol: a new light for schizophrenia? Drug Test Anal. 2013; 5: 46-51.

4. Arias Horcajadas F. Tratamiento de los trastornos psiquiátricos asociados al consumo de cannabis. Trastor Adict. 2011; 13: 113-8.

5. Schwitzer T, Schwan R, Angioi-Duprez K, Ingster-Moati I, Lalanne L, Giersch A, *et al.* The cannabinoid system and visual processing: a review on experimental findings and clinical presumptions. Eur Neuropsychopharmacol. 2015; 25: 100-12.

6. Grotenhermen F, Müller-Vahl K. Das Therapeutische Potenzial von Cannabis und Cannabinoiden. Dtsch Arztebl Int. 2012; 109: 495-501.

7. Sagredo O. Efectos farmacológicos y fisiológicos del consumo de cannabis. Trastor Adict. 2011; 13: 94-6.

8. Hoch E, Bonnetn U, Thomasius R, Ganzer F, Havemann-Reinecke U, Preuss UW. Risks associated with the non-medicinal use of cannabis. Dtsch Arztebl Int. 2015; 112: 271-8.

9. Arias F, Madoz A. Cannabis. En: Pereiro Gomez C, editor. Manual de adicciones para médicos especialistas en formación. Valencia: Sociodrogalcohol; 2010. p. 613-36.

10. Otero F, Pino C, Sánchez C, Fontenla A. Afectación orgánica por consumo de cannabis. En: Monografía Patología orgánica en adicciones. Adicciones. 2005; 18 (Supl 1).

11. Tetrault JM, Crothers K, Moore BA, Mehra R, Concato J, Fiellin DA. Effects of marijuana smoking on pulmonary function and respiratory complications: a systematic review. Arch Intern Med. 2007; 167: 221-8.

12. Mehra R, Moore B, Crothers K, Tetrault J, Fiellin D. The association between marijuana smoking and lung cancer: a systematic review. Arch Intern Med. 2006; 166: 1359-67.

13. American Psychiatric Association. Diagnostic and statistical manual of mental disorders. 5th ed. Arlington: American Psychiatric Association; 2013.

14. Allsop DJ, Copeland J, Norberg MM, Fu S, Molnar A, Lewis J, *et al.* Quantifying the clinical significance of cannabis withdrawal. PLoS One. 2012; 7(9): e44864.

15. Chadwick B, Miller ML, Hurd YL. Cannabis use during adolescent development: susceptibility to psychiatric illness. Front Psychiatry. 2013; 4: 129.

16. Moore THM, Zammit S, Lingford-Hughes A, Barnes TRE, Jones PB, Burke M, *et al.* Cannabis use and risk of psychotic or affective mental health outcomes: a systematic review. Lancet. 2007; 370: 319-28.

17. Degenhardt L, Tennant C, Gilmour S, Schofield D, Nash L, Hall W, *et al.* The temporal dynamics of relationships between cannabis, psychosis and depression among young adults with psychotic disorders: findings from a 10-month prospective study. Psychol Med. 2007; 37: 927-34.

18. Roncero C, Collazos F, Valero S, Casas M. Cannabis consumption and development of psychosis: state of the art. Actas Españolas Psiquiatr. 2007; 35: 182-9.

19. Degenhardt L, Hall W, Lynskey M. Testing hypotheses about the relationship between cannabis use and psychosis. Drug Alcohol Depend. 2003; 71: 37-48.

20. Leite RTP, Nogueira SDO, do Nascimento JPR, de Lima LS, da Nóbrega TB, Virgínio M da S, *et al.* The use of cannabis as a predictor of early onset of bipolar disorder and suicide attempts. Neural Plast. 2015; 2015: 434127.

21. Danovitch I, Gorelick D. State of the art treatments for cannabis dependence. Psychiatr Clin North Am. 2012; 35: 309-26.

22. Medhi T. Benzodiazepines revisited. Br J Med Pract. 2012; 5: a501.

23. Plan Nacional sobre Drogas. Ministerio de Sanidad, Servicios Sociales e Igualdad. Informe EDADES 2013 del Observatorio Español sobre Drogas. 2013. Disponible en: http://www.pnsd.msc.es/Categoria2/observa/pdf/EDADES2013.pdf

24. Nelson J, Chouinard G. Guidelines for the clinical use of benzodiazepines: pharmacokinetics, dependency, rebound and withdrawal. Canadian Society for Clinical Pharmacology. Can J Clin Pharmacol. 1999; 6: 69-83.

25. Wilson KC, Saukkonen JJ. Acute respiratory failure from abused substances. J Intensive Care Med. 2004; 19: 183-93.

26. Lader M. Benzodiazepines revisited – will we ever learn? Addiction. 2011; 106: 2086-109.

27. Uzun S, Kozumplik O, Jakovljević M, Sedić B. Side effects of treatment with benzodiazepines. Psychiatr Danub. 2010; 22: 90-3.

28. Zhong G, Wang Y, Zhang Y, Zhao Y. Association between benzodiazepine use and dementia: a meta-analysis. PLoS One. 2015; 10: e0127836

29. Goldfrank L, Flomenbaum N, Lewin N, Howland MA, Hoffman R, Nelson L, editores. Goldfrank's Toxicologic emergencies. 10th ed. New York: McGraw-Hill; 2013.

30. Marriott S, Tyrer P. Benzodiazepine dependence. Avoidance and withdrawal. Drug Saf. 1993; 9: 93-103.

31. Lader M. Anxiety or depression during withdrawal of hypnotic treatments. J Psychosom Res. 1994; 38 (Suppl 1): 113-23.

32. Mazza M, Losurdo A, Testani E, Marano G, Di Nicola M, Dittoni S, *et al.* Polysomnographic findings in a cohort of chronic insomnia patients with benzodiazepine abuse. J Clin Sleep Med. 2014; 10: 35-42.

33. Brunette MF, Noordsy DL, Xie H, Drake RE. Benzodiazepine use and abuse among patients with severe mental illness and co-occurring substance use disorders. Psychiatr Serv. 2003; 54: 1395-401.

34. Ciraulo DA, Nace EP. Benzodiazepine treatment of anxiety or insomnia in substance abuse patients. Am J Addict. 2000; 9: 276-9.

35. Lader M, Tylee A, Donoghue J. Withdrawing benzodiazepines in primary care. CNS Drugs. 2009; 23: 19-34.

36. Baumeister D, Tojo LM, Tracy DK. Legal highs: staying on top of the flood of novel psychoactive substances. Ther Adv Psychopharmacol. 2015; 5: 97-132.

37. Solé J. LSD y alucinógenos. Adicciones. 2003; 15: 179-98.

38. Tylš F, Páleníček T, Horáček J. Psilocybin – summary of knowledge and new perspectives. Eur Neuropsychopharmacol. 2014; 24: 342-56.

39. Halpern JH, Pope HG Jr. Hallucinogen persisting perception disorder: what do we know after 50 years? Drug Alcohol Depend. 2003; 69: 109-19.

Capítulo 10

Psicosis y patología dual

C. Barral, J. Pérez-Pazos, C. Roncero

Correspondencia
Dra. Carmen Barral
cbarral@vhebron.net

Sinopsis

El trastorno relacionado con sustancias es la patología más comórbida con la esquizofrenia, incluso en los primeros episodios. Esta comorbilidad o patología dual confiere a los pacientes una mayor gravedad psicopatológica y social. El tipo de consumo de sustancias descrito en los estudios sobre psicosis dual es muy variable, con mayor predominio del alcohol, la cafeína y el tabaco por su amplia disponibilidad. No existe un patrón clínico que prediga el consumo específico de una determinada sustancia, pero varias hipótesis, como la de la automedicación, han defendido las posibles propiedades terapéuticas que encuentran estos pacientes en el consumo para explicar su alta prevalencia. Se desconocen muchos aspectos de la patología dual, pues son pocos los estudios y muy heterogéneos, y por ello las recomendaciones terapéuticas se basan en la experiencia clínica y en algunos ensayos clínicos. En cuanto a su farmacología, los antipsicóticos atípicos acumulan mayor evidencia en estos pacientes, y respecto a su psicoterapéutica, las técnicas cognitivo-conductuales y motivacionales son las más recomendadas. Se proponen tratamientos integrados, con una visión multidisciplinaria que aborde tanto la patología mental como la adicción, para cubrir las necesidades terapéuticas y el manejo de la complejidad de la psicosis dual.

1   Introducción: esquizofrenia y patología dual

La psicosis es una enfermedad que produce gran afectación y deterioro, no solo del individuo sino también de su entorno, además de un importante gasto sanitario. La prevalencia para cualquier trastorno psicótico en la población general ronda el 3,5 %, del que se estima que un 0,9 % corresponde a la esquizofrenia.[1]

El consumo de sustancias es el trastorno psiquiátrico más asociado a la esquizofrenia.[2] Se han descrito prevalencias cercanas al 50 % en muestras clínicas e incluso al 80 % en muestras de pacientes drogodependientes.[3] El consumo de sustancias en estos pacientes puede producirse tanto en los primeros episodios psicóticos como en la esquizofrenia.

Los psicóticos duales son pacientes que se caracterizan por una mayor gravedad psicopatológica y social. Presentan más recaídas y rehospitalizaciones, y peor adherencia a los tratamientos. Al mismo tiempo, tienen mayores tasas de exclusión social y de suicidio, y menor asistencia a los dispositivos de salud, así como un peor pronóstico en comparación con los pacientes no duales, ya que además a menudo presentan comorbilidad (infección por el virus de la inmunodeficiencia humana [VIH], infección por el virus de la hepatitis C [VHC], etc.).[4]

También hay diferencias clínicas según el sexo: las mujeres tienen mejor evolución y pronóstico de la enfermedad que los hombres, ya que el inicio de la enfermedad es más tardío y supone un impacto menor, lo que permite un mayor desarrollo premórbido en diferentes áreas (laboral, familiar, etc.).[5]

2   Psicosis y consumo de sustancias (véase la tabla 1)

2.1   *Psicosis y consumo de estimulantes*

No hay muchos estudios epidemiológicos sobre la prevalencia del consumo de estimulantes en este grupo de población. Se ha descrito un consumo muy variable de anfetaminas (10 %) y de cocaína (22-30 %), ya que los estudios al respecto son muy heterogéneos. En cuanto al consumo de cafeína y nicotina,

Prevalencia	Sustancia	Recomendación de tratamiento: valorar posibles interacciones y efectos secundarios con el tratamiento
90%	Cafeína Nicotina	Un consumo excesivo puede provocar síntomas de ansiedad e insomnio. Tratamiento sustitutivo o control del consumo con descensos paulatinos.
20-60%	Alcohol	Tratamiento de desintoxicación con benzodiacepinas o antiepilépticos. Naltrexona y disulfiram en la fase de deshabituación. En pacientes que mantienen el consumo de alcohol puede plantearse una reducción del daño y el uso de nalmefeno. Valorar posibles interacciones farmacológicas y ajustar las dosis de los psicofármacos.
22-30%	Cocaína	Tratamiento sintomático: fármacos con efectos ansiolíticos (antiepilépticos, antidepresivos, antipsicóticos sedativos...) para el manejo de la ansiedad, el *craving* y el insomnio. Se recomienda evitar fármacos con alto potencial adictivo (benzodiacepinas). Valorar posibles factores de riesgo favorecedores del mantenimiento del consumo en relación a síntomas psicóticos.
10%	Anfetaminas	
65%	Cannabis	
4-12%	Opiáceos	Tratamiento sustitutivo con otro agonista opiáceo (metadona o buprenorfina/naloxona). El uso de agonistas opiáceos puede potenciar el efecto antipsicótico del tratamiento psicofarmacológico.

Tabla 1. Psicosis y consumo de sustancias.

hay un mayor consenso (en torno al 90%), con prevalencias muy similares para ambas ya que su consumo se encuentra asociado en la mayoría de los casos.[6]

El consumo de estimulantes se ha relacionado en esta población con una mejora de los síntomas negativos, como el aplanamiento afectivo y el enlentecimiento del pensamiento; de ahí que se proponga la hipótesis de la «automedicación» como mecanismo etiopatogénico, aunque también su consumo se relaciona con más efectos secundarios y peor eficacia del tratamiento, contradiciendo dicha hipótesis.

Hay estudios que han planteado el uso de estimulantes como alternativa de tratamiento de los síntomas negativos, pero los riesgos de descompensación psicopatológica, dados sus efectos psicotizantes, sobre todo de las anfetaminas, no han permitido acumular experiencia al respecto.[7]

No hay un tratamiento específico para la dependencia de cocaína y de anfetaminas en los pacientes psicóticos. Las recomendaciones terapéuticas se limitan al
tratamiento sintomático.

En el caso de la nicotina hay bastantes evidencias de sus efectos para contrarrestar la hipodopaminergia frontal de los pacientes en tratamiento con antipsicóticos,
mejorando sus niveles de atención y aminorando los efectos parkinsonianos de
los tratamientos con antipsicóticos. Por el contrario, son conocidos sus efectos
perjudiciales sobre la salud general.

El tratamiento de elección en la dependencia de la nicotina es el sustitutivo con
parches o chicles de nicotina. También existen evidencias favorables al tratamiento
con bupropión. Una consideración a tener en cuenta en estos pacientes duales a la
hora de prescribir un tratamiento antipsicótico es la posible interacción del tabaco
en el metabolismo de este, particularmente con la clozapina, el haloperidol y la
olanzapina por su poder inductor del CYP 1A2.[4,6]

El consumo de cafeína en pacientes esquizofrénicos se caracteriza por ser más
abusivo que en la población general. Explorar la presencia de su consumo problemático puede explicar los síntomas de ansiedad e irritabilidad. El tratamiento
recomendado es la pauta descendente y el consumo controlado de cafeína.[4,6]

2.2 Psicosis y consumo de sustancias depresoras

El consumo de alcohol en los pacientes psicóticos se ha cifrado en torno al 60 %,
el de cannabis en un 64,4 % y el de heroína hasta en el 12 %. Respecto al uso de
benzodiacepinas por los pacientes con esquizofrenia, las prevalencias descritas son
muy variables (14-41 %). El consumo de sustancias depresoras se ha relacionado
con efectos positivos: ansiolíticos y mejora del humor, de las relaciones sociales y
de los síntomas negativos de la esquizofrenia. Sin embargo, también se producen
efectos negativos; por ejemplo, el cannabis se sabe que es un factor de riesgo y
precipitante de psicosis en población vulnerable, e incluso se plantea como factor
causante en población no vulnerable.[8]

El tratamiento de la dependencia del alcohol incluye la fase de desintoxicación y deshabituación, teniendo cuidado de posibles descompensaciones psicopatológicas y de las interacciones farmacológicas de los antipsicóticos y el
alcohol. El tratamiento sigue las mismas pautas que en la población general
(véase la tabla 1). En tratamientos de mantenimiento, con el objetivo de lograr
la abstinencia se recomienda el uso de cianamida cálcica o de naltrexona. En

pacientes con objetivos de tratamiento con menos exigencia (reducción del daño), el nalmefeno es una alternativa, aunque todavía es poca la experiencia en patología dual.

El tratamiento de la dependencia del cannabis en los pacientes psicóticos es principalmente sintomático.

El consumo de opiáceos se relaciona con una mejoría de los síntomas psicóticos, y con un empeoramiento de los mismos en la abstinencia. El tratamiento recomendado de la dependencia de opiáceos es emplear un sustitutivo, como metadona o buprenorfina. El uso de antipsicóticos en estos pacientes requiere ajustes de dosis y monitorización de los posibles efectos secundarios (alargamiento del QT, sedación…) (véase el apartado 5.1).

3 Diagnóstico

Aunque hay muchas presentaciones de la psicosis, con distinta evolución y pronóstico, ante un primer episodio debe hacerse el diagnóstico diferencial entre psicosis primaria o secundaria o inducida, ya que es sabido que el consumo de sustancias puede provocar síntomas psicóticos.

Un correcto diagnóstico en los pacientes con un episodio psicótico comórbido y consumo de sustancias es importante de cara a plantear un tratamiento y unos objetivos terapéuticos adecuados.

Es necesario considerar el consumo de las sustancias valorando exhaustivamente los siguientes aspectos: historia toxicológica (edad de inicio, patrón de consumo, abuso/dependencia, evolución); relación temporal del consumo con la sintomatología psicótica; antecedentes familiares de consumo; factores de riesgo y protección; y estadificación del momento de cambio en que se encuentra el paciente (véase la tabla 2).

Asimismo, debe realizarse una evaluación clínica que incluya exploración de la sintomatología, inicio y gravedad de los síntomas psicóticos positivos y negativos, ideación autolítica y posible deterioro cognitivo; antecedentes psiquiátricos familiares; factores estresantes relacionados con la aparición de episodios psicóticos; y tratamientos previos y psicofármacos.

A partir de esta exploración detallada, y en un periodo de mantenimiento de la abstinencia mínimo de unas 4 semanas, es posible hacer un diagnóstico diferencial entre psicosis primaria o inducida. Para ayudar a establecer el diagnóstico pueden utilizarse diferentes instrumentos psicométricos[6] (véase capítulo 14.1).

Psicosis dual	
Adaptación premórbida	
Historia adictiva	Historia psiquiátrica
1º consumo	1º síntomas (pródromos)
Gravedad y características del consumo	Gravedad psicopatológica (sintomatología positiva, negativa, deterioro cognitivo…)
Antecedentes familiares	
Situación sociofamiliar	
Valoración en abstinencia/tratamientos previos	

Tabla 2. Diagnóstico diferencial entre psicosis primaria y psicosis inducida por sustancias o secundaria.

Igualmente, los estudios de seguimiento a 10 años muestran una inestabilidad diagnóstica de hasta un 50,7 % en población general con un primer diagnóstico de psicosis. Se refleja así la importancia de hacer un buen seguimiento de los primeros episodios psicóticos.[9]

4　Evolución natural de la psicosis-esquizofrenia dual

El consumo de tóxicos influye en el pronóstico y la evolución de un paciente que manifiesta la enfermedad (véanse tabla 3 y figura 1).[10] En una fase premórbida, o en sujetos vulnerables, el consumo de sustancias puede precipitar la manifestación de la enfermedad e incluso se plantea la duda de si esta se hubiese presentado sin el efecto inductor de los tóxicos. No hay evidencias claras al respecto, pero sí se ha demostrado, por ejemplo, que el cannabis puede actuar como factor independiente para el desarrollo de psicosis.[11]

Se han planteado varias hipótesis para explicar la relación entre el consumo de drogas y la psicosis. Una es la hipótesis de la drogoinducción, por la cual el consumo de sustancias sería la causa directa del inicio y del desarrollo de un trastorno psicótico en sujetos vulnerables o con síntomas subclínicos. Y otra hipótesis, quizás la más popular, es la automedicación, por la cual el consumo de sustancias en estos sujetos tendría efectos terapéuticos, tanto en fases precoces de la enfermedad como a lo largo de su evolución.

	Signos clínicos	**Intervención**
Fase premórbida	Se ha descrito una mejor adaptación premórbida en los pacientes duales que en los pacientes psicóticos no consumidores, que en parte es lo que les facilita el acceso al consumo.	Prevención primaria en poblaciones especialmente vulnerables (exclusión social, antecedentes familiares de psicosis, drogodependencias…). Detección de pacientes de riesgo con síntomas subclínicos.
Fase de pródromos	El consumo de drogas puede precipitar la manifestación de la enfermedad, al mismo tiempo que puede enmascarar o mimetizar síntomas psicóticos.	Se recomiendan intervenciones psicoeducativas y seguimiento en estos pacientes de alto riesgo para favorecer la toma de conciencia de la enfermedad. No se recomienda el tratamiento psicofarmacológico para la psicosis, a excepción de los síntomas psicóticos atenuados. La intervención se centra en la prevención de las recaídas y en fomentar la adherencia a los dispositivos de salud.
Fase de progresión	El consumo de drogas puede afectar a la evolución y al pronóstico de la enfermedad, con mayores tasas de recaídas y rehospitalizaciones.	En un paciente con mala evolución y mala respuesta al tratamiento siempre es importante explorar la posible comorbilidad con un consumo de sustancias. El objetivo en estos pacientes es la abstinencia o, de no ser así, la estabilización o la minimización de los riesgos del consumo (reducción del daño).
Fase de estabilización		

Tabla 3. Curso evolutivo de la psicosis dual.

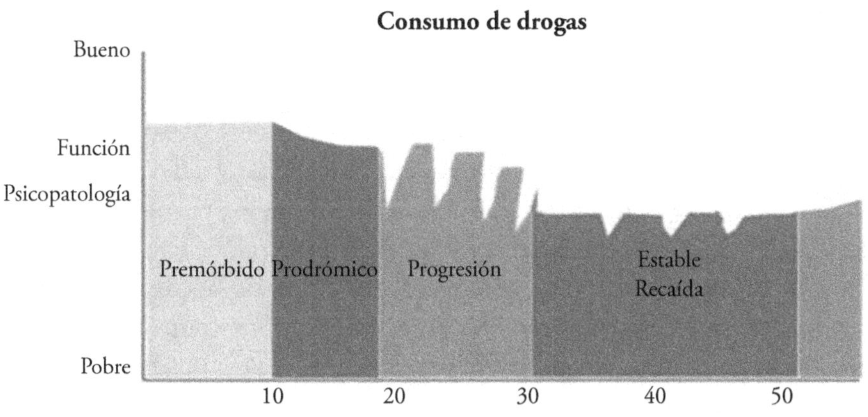

Figura 1. Pronóstico y evolución de la esquizofrenia. (Adaptada de Lieberman et al.[17])

Ambas hipótesis, con defensores y detractores, no son suficientes para explicar la patología dual. De ser enteramente cierta la primera, siguiendo con el ejemplo del cannabis, el aumento de su consumo que se ha experimentado en los últimos años estaría asociado a un aumento de la incidencia de esquizofrenia en la población, lo cual no se ha objetivado y da a entender que otros múltiples factores influyen en el desarrollo de la enfermad (vulnerabilidad genética, factores ambientales…). Igualmente, la hipótesis de la automedicación no explicaría el mantenimiento del consumo en aquellos pacientes que, lejos de beneficiarse del mismo, pueden empeorar, como ocurre por ejemplo con el cannabis, que tiene efectos psicotizantes claros. También se han planteado otras hipótesis (vulnerabilidad biológica) para explicar la presentación de ambos trastornos, especialmente en las primeras fases de la enfermedad.[4,6] En fases más establecidas, el consumo se ha relacionado con una manera de socialización en estos pacientes y de aminorar el efecto de los síntomas negativos (apatía, abulia, etc.), al mismo tiempo que puede ser causa de un empeoramiento de los síntomas cognitivos y de descompensaciones.

5   Tratamiento de la esquizofrenia dual

5.1   *Tratamiento farmacológico*

La evidencia científica acumulada en relación al tratamiento de la psicosis dual, basada en ensayos clínicos, no es aún suficiente como para hacer recomendaciones de alto grado. Hasta el momento los estudios se han realizado con muestras muy pequeñas y heterogéneas, lo que hace que los resultados sean poco concluyentes. Por eso, en patología dual, es común la prescripción fuera de las indicaciones de la ficha técnica *(off-label)*.

Hay una mayor evidencia a favor del uso de antipsicóticos atípicos, que se han asociado a una mejoría de los síntomas de la esquizofrenia y del *craving*, con menos efectos secundarios (síntomas extrapiramidales) y mejor perfil de interacciones farmacológicas en comparación con los antipsicóticos clásicos.[9]

El mayor número de estudios se han realizado con clozapina, pero son de baja calidad metodológica si se comparan con estudios más recientes con risperidona y olanzapina, que han obtenido resultados dispares. A pesar de ello, su uso en la actividad clínica es más restringido que el de otros antipsicóticos por la dificultad que pueden suponer los controles hematológicos.

Existen estudios favorables al uso de tratamientos de larga duración o *depot* en estos pacientes, ya que mejoran el cumplimiento terapéutico y la adherencia, pero son necesarios más ensayos clínicos.[12]

El tratamiento conjunto de las adicciones y de la psicosis plantea en estos pacientes la necesidad casi obligada de polifarmacia, lo que añade una dificultad de manejo por las posibles interacciones farmacológicas además de los consabidos efectos secundarios de los tratamientos, principalmente de los antipsicóticos. Es importante conocer estos efectos secundarios para evitar que se potencien debido a la interacción con otros fármacos (véase la tabla 4).

Entre los efectos secundarios más importantes destacan:

- Sedación: deben evitarse en lo posible los fármacos con propiedades sedativas, como las benzodiacepinas, o usarlos con especial precaución en aquellos pacientes psicóticos que tomen antipsicóticos más sedativos (clozapina, quetiapina). Así mismo, si además están en tratamiento o con consumo activo de opiáceos, es importante conocer la tolerancia cruzada de los mismos y el riesgo de sedación excesiva y de depresión respiratoria.

- Alargamiento del QT: los antipsicóticos (ziprasidona) pueden provocar prolongación del intervalo QT y riesgo de arritmias *(torsade de pointes)* en el electrocardiograma, por lo que no se recomienda su uso con otros fármacos con potencial de producir el mismo efecto. En los pacientes que consuman o estén en tratamiento con opiáceos (buprenorfina, metadona) se recomienda hacer un registro electrocardiográfico y revisiones, pues es un efecto dependiente de la dosis.

- Aumento de peso: los pacientes psicóticos presentan una mayor incidencia de sobrepeso que la población general, con un mayor riesgo, por tanto, de dislipidemia, hipertensión arterial y diabetes mellitus por resistencia insulínica, lo que se define como síndrome metabólico. Se recomiendan programas de prevención y entrenamiento en hábitos saludables, así como el uso de fármacos con menos riesgo de aumento de peso.[13]

En relación a las interacciones farmacocinéticas de los antipsicóticos atípicos, la mayoría son por su uso conjunto con otros fármacos que también son metabolizados por las principales enzimas hepáticas: el citocromo P-450 (CYP), las monooxigenasas y la uridina-difosfato-glucuronosil transferasa (UGT).

Antipsicóticos atípicos	Clozapina	Risperidona	Olanzapina	Quetiapina	Amisulprida	Aripiprazol	Ziprasidona	Pa iperidona	Asenapina
CYP450	CYP1A2	CYP2D6 Y CYP3A4	CYP1A2	CYP3A4	Excreción renal	CYP2D6 Y CYP3A4	CYP3A4 y CYP1A2	Excreción renal	CYP1A2
Agranulocitosis	++	0	0	0	0	0	0	0	0
Anticolinérgicos	+++	+/–	++	+/–	?	+/–	+/–	+	–
Efectos extrapiramidales	+/–	++	+/–	+/–	++	+	+/–	+	+/–
Hipotensión ortostática	+++	+	+/–	++	+	–	+	++	–
Hiperprolactinemia	0	++	+/–	+/–	+	–	+/–	+++	–
Incremento del QT	+	+	+	+	+	+	++	+	+
Sedación	+++	+	++	++	+	+	+	+	+/–
Convulsiones	+++	+/–	+/–	+/–	?	+/–	?	+/–	+/–
Aumento de peso	+++	++	+++	++	++	+/–	+/–	++	+/–

0: ausente; +/-: mínimo; +: leve; ++: moderado; +++ importante; ?: datos insuficientes.

Tabla 4. Efectos secundarios de los antipsicóticos atípicos.[14]

Estas interacciones farmacológicas pueden elevar las concentraciones plasmáticas de los antipsicóticos a valores potencialmente tóxicos y producir efectos adversos, o disminuirlas hasta ser infraterapéuticas.

La metadona puede inhibir el CYP2D6, por lo que se recomienda valorar un ajuste de dosis de algunos antipsicóticos, como la risperidona y el aripiprazol, por el riesgo de toxicidad. La buprenorfina se metaboliza por el CYP3A4, con lo cual los fármacos que inhiben o inducen esta enzima pueden intensificar o debilitar su acción. Por ejemplo, la fluvoxamina y el ritonavir pueden aumentar la cantidad de buprenorfina en plasma, con el consecuente riesgo de toxicidad o efectos secundarios.

El disulfiram, al igual que la metadona, puede inhibir al CYP2E1, pero no se afecta el metabolismo de los antipsicóticos y no es necesario un ajuste de dosis.

La naltrexona tiene metabolización hepática, pero no por vía CYP450, lo que hace que tenga un buen perfil de interacciones farmacológicas. Por su efecto antagonista está contraindicada en pacientes dependientes de opiáceos o en tratamiento con un sustitutivo opiáceo.

Debe evitarse el uso conjunto de naltrexona y disulfiram por su potencial efecto hepatotóxico.

Con el uso de anticonvulsivantes en psicóticos duales se han descrito propiedades *anticraving* (topiramato) y ansiolíticas (gabapentina, pregabalina). No presentan importantes interacciones, a excepción del ácido valproico y la carbamacepina por ser potentes inhibidor e inductor, respectivamente, de las enzimas hepáticas del grupo CYP450.

Una consideración a tener en cuenta en estos pacientes es la polimedicación debida a enfermedades médicas (VIH, VHC, etc.). En el tratamiento de la infección por VIH, por ejemplo, el ritonavir, un inhibidor de la proteasa, inhibe el metabolismo de CYP450 y afecta a los antipsicóticos atípicos como la clozapina, la risperidona y la olanzapina, con riesgo de toxicidad al multiplicar sus concentraciones plasmáticas. El resto de los inhibidores de la proteasa no interactúan con los antipsicóticos atípicos. Los análogos nucleósidos de la transcriptasa inversa (zidovudina, didanosina, zalcitabina, lamivudina y estavudina) interaccionan con la clozapina, por lo que no se recomienda su prescripción. Los inhibidores no nucleósidos de la transcriptasa inversa pueden disminuir la concentración plasmática del haloperidol.[14]

En el tratamiento del VHC (telaprevir, boceprevir…) se recomienda prescribir antipsicóticos con escaso poder hepatotóxico (paliperidona), y una estrecha monitorización para valorar posibles interacciones y la estabilidad psicopatológica.[15]

5.2   *Tratamiento psicoterapéutico*

La intervención psicoterapéutica en patología dual, tanto individual como grupal y familiar,[4] es un complemento indispensable de la farmacoterapia, pero son pocos los estudios al respecto. La mayor evidencia acumulada es con intervenciones cognitivo-conductuales (entrevista motivacional), de las que cada vez hay más experiencia. Los objetivos de la psicoterapia en la psicosis dual han de incluir, además del mantenimiento de la abstinencia y la prevención de las recaídas, trabajar la conciencia de ambos trastornos.[16]

5.3   *Tratamiento integrado*

El tratamiento de la esquizofrenia dual requiere atenciones especiales. Son pacientes con un peor ajuste social y con problemas legales, tienen peor adherencia a los dispositivos de salud mental, acceden menos a estos recursos y en ocasiones son excluidos de los dispositivos de tratamiento por el consumo de sustancias. Los recursos tienden a ser insuficientes para dar cobertura a estos pacientes.

El modelo de tratamiento integrado, que contempla de manera coordinada y unificada ambos trastornos, es el más propuesto al establecer un plan terapéutico. No existe un «patrón» de modelo de tratamiento integrado, ya que los abordajes de la patología dual pueden tener diferencias en la intensidad y el contenido, y es posible desarrollarlos en distintos ámbitos (hospitalario, ambulatorio, en régimen de hospital de día…).

Es fundamental que un modelo de tratamiento integrado en la psicosis dual sea:

- Abordable: se sabe que estos pacientes presentan más dificultades para el acceso, la iniciativa y la adherencia a los tratamientos. Es recomendable, por ello, que todo recurso de patología dual simplifique la burocracia y sea accesible a cualquier paciente que acuda en busca de tratamiento.

- Intensivo y con objetivos realistas: los pacientes psicóticos duales precisan una mayor frecuencia de visitas de seguimiento para poder determinar las necesidades individuales y marcar objetivos realistas de tratamiento, que incluyen desde una abstinencia completa hasta la tolerancia de los consumos y la reducción del daño. La abstinencia debe entenderse como un objetivo y no como un requisito para iniciar el tratamiento.

- A largo plazo: el proceso de tratamiento en los pacientes duales es largo, incluso de años. Comprender esta cualidad de proceso longitudinal puede evitar crear expectativas poco realistas y ofrecer intervenciones para las que el usuario aún no está preparado.

- Multidisciplinario: los programas de tratamiento de patología dual deben pretender un tratamiento unitario, huyendo de la «parcelación» de los pacientes en diferentes recursos de salud mental[4] y de salud general, y ofreciendo una continuidad de los cuidados (control de tratamientos para VIH y VHC, etc.).

El tratamiento efectivo de los pacientes con esquizofrenia dual necesita ser más tolerante y flexible que las intervenciones tradicionales, y debe abordar las recaídas como parte de la evolución.

6   Conclusiones

La psicosis dual es una realidad cada vez más prevalente en la práctica clínica. Es un diagnóstico complejo, con importantes repercusiones en la evolución y en el pronóstico de la enfermedad. Por ello, los objetivos de su tratamiento deben ser realistas, a largo plazo y acordes con las necesidades individuales de cada paciente, y como parte del tratamiento hay que contemplar tanto la abstinencia como las recaídas, dentro de un marco de tratamiento integrado.

Bibliografía

1. Baldwin P, Browne D, Scully PJ, Quinn JF, Morgan MG, Kinsella A, *et al.* Epidemiology of first-episode psychosis: illustrating the challenges across diagnostic boundaries through the Cavan-Monaghan study at 8 years. Schizophr Bull. 2005; 31: 624-38.
2. Malchow B, Hasan A, Fusar-Poli P, Schmitt A, Falkai P, Wobrock T. Cannabis abuse and brain morphology in schizophrenia: a review of the available evidence. Eur Arch Psychiatry Clin Neurosci. 2013; 263: 3-13.
3. Regier DA, Shapiro S, Kessler LG, Taube CA. Epidemiology and health service resource allocation policy for alcohol, drug abuse, and mental disorders. Public Health Rep Wash DC 1974. 1984; 99: 483-92.
4. Roncero C, Barral C, Grau-López L. Protocolos de intervención. Esquizofrenia. En: Patología dual. Protocolos de intervención. Barcelona: Edikamed; 2010. Disponible en: http://www.patologiadual.es/docs/protocolos_patologiadual_modulo3.pdf
5. Miquel L, Roncero C, García-García G, Barral C, Daigre C, Grau-López L, *et al.* Gender differences in dually diagnosed outpatients. Subst Abuse. 2013; 34: 78-80.

6. Roncero C, Barral C, Grau-López L, Bachiller D, Szerman N, Casas M, *et al.* Protocols of duals diagnosis intervention in schizophrenia. Addict Disord Their Treat. 2011; 10: 131-54.

7. Mohite S, Ngana I, Okusaga OO. Cocaine use in individuals with schizophrenia: impact on doses of discharge antipsychotic medications. J Addict Med. 2015; 9: 177-80.

8. Caton CLM, Hasin DS, Shrout PE, Drake RE, Domínguez B, Samet S, *et al.* Predictors of psychosis remission in psychotic disorders that co-occur with substance use. Schizophr Bull. 2006; 32: 618-25.

9. Sørensen HJ, Mortensen EL, Schiffman J, Reinisch JM, Maeda J, Mednick SA. Early developmental milestones and risk of schizophrenia: a 45-year follow-up of the Copenhagen Perinatal Cohort. Schizophr Res. 2010; 118: 41-7.

10. Green AI, Salomon MS, Brenner MJ, Rawlins K. Treatment of schizophrenia and co-morbid substance use disorder. Curr Drug Targets CNS Neurol Disord. 2002; 1: 129-39.

11. Colizzi M, Iyegbe C, Powell J, Ursini G, Porcelli A, Bonvino A, *et al.* Interaction between functional genetic variation of DRD2 and cannabis use on risk of psychosis. Schizophr Bull. 2015; 41: 1171-82.

12. Mohamed S, Rosenheck RA, Lin H, Swartz M, McEvoy J, Stroup S. Randomized trial of the effect of four second-generation antipsychotics and one first-generation antipsychotic on cigarette smoking, alcohol, and drug use in chronic schizophrenia. J Nerv Ment Dis. 2015; 203: 486-92.

13. Newcomer JW. Second-generation (atypical) antipsychotics and metabolic effects: a comprehensive literature review. CNS Drugs. 2005; 19(Suppl 1): 1-93.

14. National Institute for Clinical Excellence. Guideline on the use of newer (atypical) antipsychotic drugs for the treatment of schizophrenia. 2005. Disponible en: www.nice.org.uk/

15. Sockalingam S, Tseng A, Giguere P, Wong D. Psychiatric treatment considerations with direct acting antivirals in hepatitis C. BMC Gastroenterol. 2013; 13: 86.

16. Hunt GE, Siegfried N, Morley K, Sitharthan T, Cleary M. Psychosocial interventions for people with both severe mental illness and substance misuse. Schizophr Bull. 2014; 40: 18-20.

17. Lieberman JA, Dixon LB, Goldman HH. Early detection and intervention in schizophrenia: a new therapeutic model. JAMA. 2013; 310: 689-90.

Capítulo 11

Trastornos afectivos duales

E. Ros-Cucurull, L. Grau-López, R. Martínez-Arias, C. Roncero

Correspondencia:
Dra. Elena Ros-Cucurull
elenaroscucurull@gmail.com

Sinopsis

La existencia de un trastorno por consumo de sustancias y patología depresiva es muy prevalente y genera complicaciones en el abordaje de ambos trastornos. Debe detectarse y tratarse simultáneamente ambas patologías con el fin de evitar complicaciones y un peor pronóstico.

1 Introducción

El diagnóstico de patología dual confiere complejidad al abordaje de este tipo de pacientes. La concurrencia de un trastorno psiquiátrico con un trastorno por consumo de sustancias se ha asociado a una mayor afectación funcional de los pacientes, una peor respuesta al tratamiento y un pronóstico más grave, y por todo ello a un aumento en el coste para la sociedad.[1,2] Los trastornos depresivos y ansiosos son los que se presentan con más frecuencia de forma comórbida con un trastorno por consumo de sustancias.[3]

El consumo de drogas como los opiáceos, el cannabis, las benzodiacepinas y las drogas de síntesis se relacionan con la depresión. Sin embargo, no se conocen la epidemiología, la patoplastia ni el tratamiento exacto de las depresiones duales.

Para realizar un diagnóstico apropiado y diseñar un tratamiento idóneo es indispensable disponer de la información precisa acerca de la secuencia de aparición de los síntomas, para poder discernir entre aquellos primarios subyacentes independientes del trastorno adictivo y aquellos otros inducidos por el consumo. En este último caso, el tratamiento de un trastorno depresivo inducido requiere la estabilización del trastorno por consumo de sustancias con el objetivo de alcanzar la abstinencia durante al menos 2-4 semanas. Un periodo de estabilización suele acompañarse de la resolución de los síntomas psiquiátricos. Por ejemplo, es frecuente que los síntomas depresivos remitan cuando el paciente con dependencia de opiáceos consigue la estabilización en tratamiento con un agonista opiáceo como la metadona.[4]

Se ha demostrado que la respuesta al tratamiento de la adicción a sustancias está relacionada con la gravedad de la psicopatología asociada. Los pacientes con psicopatología leve podrían evolucionar favorablemente con un simple tratamiento de desintoxicación sencillo basado en farmacoterapia, mientras que los pacientes de más gravedad podrían requerir, además, psicoterapia a medio-largo plazo y otras maniobras.

Los pacientes que presentan el trastorno depresivo con consumo de sustancias suelen mostrar un inicio más temprano de la sintomatología afectiva, más gravedad sintomática, más clínica ansiosa comórbida y un mayor riesgo suicida.

El tratamiento de estos trastornos comórbidos requiere, por tanto, un abordaje conjunto de ambas patologías y de manera simultánea,[4] para evitar así repercusiones importantes.

No obstante, dado que los fármacos antidepresivos han demostrado mayor eficacia en los trastornos independientes o primarios que en los inducidos, la clave está en asegurar una buena aproximación diagnóstica y un adecuado abordaje (véase la figura 1).

2 Depresión y trastorno por consumo de opiáceos

Los pacientes con trastorno por consumo de opiáceos que consultan para tratamiento presentan una alta prevalencia de comorbilidad psiquiátrica (47-93 %),

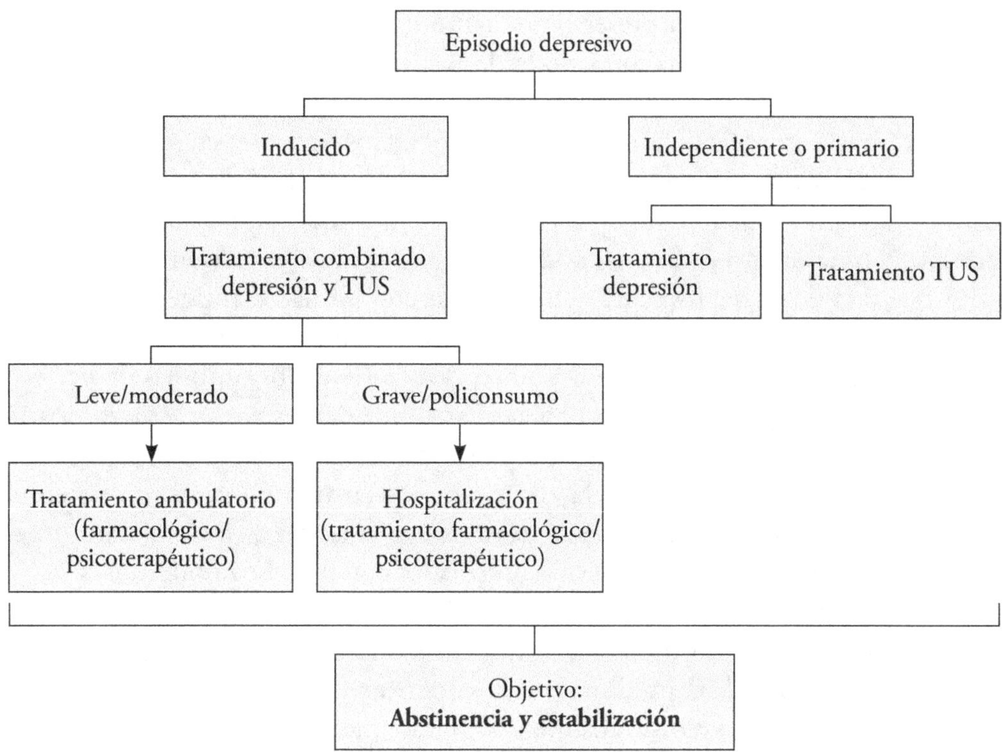

Figura 1. Algoritmo diagnóstico y terapéutico del trastorno depresivo dual. TUS: trastorno por uso de sustancias.

y son los trastornos depresivos, los trastornos de ansiedad y los trastornos de personalidad antisocial y límite los diagnósticos más frecuentemente hallados.[4,5]

El trastorno mental más prevalente en los pacientes con trastorno por dependencia de opiáceos y que muestra mayor consistencia es el trastorno depresivo, con una prevalencia a lo largo de la vida del 4-54 %. Esta gran variabilidad según los estudios refleja diferencias muestrales, utilización de instrumentos de evaluación diversos, criterios diagnósticos dispares y dificultades para discernir si el paciente presenta un trastorno depresivo independiente o inducido por sustancias.[6,7]

Los diversos estudios epidemiológicos sobre la prevalencia de la depresión en los pacientes con trastorno por dependencia de opiáceos la sitúan alrededor del 50 %,[8] por lo que debería prestarse una especial atención a la presencia de síntomas de índole depresivo.[9]

La hipotimia es el síntoma principal de los trastornos depresivos, y suele presentarse del mismo modo en población adicta a opiáceos con comorbilidad depresiva, hecho ya descrito.[10]

Se ha observado que la presencia de síntomas depresivos puede interferir y dificultar el mantenimiento del periodo de abstinencia en pacientes con adicción a opiáceos tras un proceso de desintoxicación. Ello sugiere la necesidad de evaluar con cautela la existencia de síntomas depresivos en los pacientes en mantenimiento con metadona, tanto antes como durante el proceso de desintoxicación.[11] La comorbilidad de consumo de opiáceos y depresión implica un peor pronóstico, aunque el tratamiento con metadona suele lograr reducir el consumo.

A este tipo de pacientes se les debería tratar con fármacos antidepresivos para incrementar las probabilidades de éxito y, de este modo, evitar recaídas en caso de retirada de la metadona.[12] No obstante, la mejoría de los síntomas depresivos como resultado del tratamiento con fármacos antidepresivos no se acompaña necesariamente de una reducción en el consumo de sustancias.

En un metaanálisis se valoró la eficacia de los fármacos antidepresivos en el tratamiento de la depresión en pacientes con dependencia de alcohol, cocaína u opiáceos.[13] De los 44 ensayos clínicos controlados con placebo publicados, se analizaron 14 y un total de 848 pacientes. Se halló un efecto antidepresivo moderado en los pacientes con trastorno por consumo de sustancias y depresión comórbida, aunque la mejoría de la depresión no necesariamente iba acompañada de una reducción en el consumo o de la abstinencia, por lo que se requeriría el tratamiento concomitante del consumo de sustancias.

Por el contrario, en otro metaanálisis[14] que únicamente incluyó tres estudios no se encontró un resultado significativo en la mejoría de los síntomas depresivos, y en cambio sí se vio que los pacientes que habían recibido tratamiento antidepresivo disminuían significativamente el consumo.

Hasta el momento actual existe escasa bibliografía en relación con la utilidad de un fármaco antidepresivo para el tratamiento de los pacientes dependientes de opiáceos con depresión comórbida. Los estudios existentes se llevaron a cabo en pacientes dependientes de opiáceos que estaban siguiendo un programa de mantenimiento con metadona. Sólo dos estudios hallaron una mejoría significativa de la sintomatología depresiva en los pacientes que recibieron tratamiento antidepresivo con respecto al placebo,[13,15] uno de ellos con imipramina, que es el único que no presenta limitaciones metodológicas y que apoya la eficacia de este fármaco. Los otros estudios no mostraron una mejora significativa de los síntomas depresivos por parte del fármaco (doxepina, sertralina y fluoxetina) frente al placebo.[16,17] Otros estudios han evaluado la eficacia de otros antidepresivos, como el bupropión y los inhibidores de la monoamino oxidasa (IMAO), y observaron que no sólo no eran eficaces en el tratamiento de la sintomatología depresiva, sino que asociaban importantes efectos secundarios (riesgo de convulsiones, toxicidad…).

A pesar de la escasa evidencia científica existente, habitualmente se recomienda la utilización de los inhibidores selectivos de la recaptación de serotonina (ISRS) como fármacos de primera elección en pacientes con coexistencia de depresión y dependencia de opiáceos. Esto se debe a la mayor seguridad de los ISRS en comparación con los antidepresivos tricíclicos en caso de sobredosis, la mayor tolerabilidad en la dosificación terapéutica y el menor potencial de interacción farmacológica.

Como recomendaciones generales en el tratamiento de los pacientes adictos a opiáceos con depresión, los ISRS podrían considerarse de primera elección por ser fármacos con menor riesgo de mortalidad asociado a la sobredosis y un mejor perfil de tolerabilidad. Así mismo, los antidepresivos tricíclicos resultan también eficaces, pero presentan un peor perfil de tolerabilidad. Los fármacos duales, como la venlafaxina, la desvenlafaxina y la duloxetina, son eficaces en el tratamiento de la depresión, con mejor tolerabilidad que los tricíclicos, si bien faltan estudios que avalen su uso en pacientes con patología dual. El bupropión estaría relativamente contraindicado por su efecto proconvulsivante, y los IMAO tendrían una contraindicación absoluta por el alto riesgo de interacción y toxicidad debido al consumo de sustancias. La agomelatina ha demostrado eficacia en el tratamiento de pacientes consumidores de opiáceos con clínica depresiva, así como una reducción en el consumo, aunque por el momento no existen estudios controlados al respecto.

3   Depresión y trastorno por consumo de cannabis

El trastorno por dependencia de cannabis se relaciona de forma relevante con los trastornos depresivos.[18] De hecho, se trata de la sustancia más ampliamente utilizada entre los pacientes con depresión.[19]

Aunque la asociación entre el uso de cannabis y los cuadros afectivos parece generar menos expectación, ambos son trastornos altamente prevalentes y los cuadros depresivos son los trastornos mentales mejor estudiados en pacientes consumidores. Es posible que la razón de este menor interés sea consecuencia de una presentación clínica menos aparatosa de los cuadros depresivos frente a otros trastornos mentales, como las psicosis, o de la menor demanda de tratamiento que hacen los consumidores de cannabis en comparación con los que presentan otros trastornos por uso de sustancias.[20]

El síndrome amotivacional es una situación controvertida que se ha relacionado con los trastornos depresivos debidos a intoxicaciones crónicas.[20] Se ha planteado si podría ser en sí mismo un trastorno depresivo. Se caracteriza por apatía, desinterés, pasividad, incapacidad para desarrollar planes futuros, empobrecimiento afectivo, abandono del autocuidado, inhibición sexual...; todo ello acompañado de una serie de alteraciones psicomotrices como disminución de los reflejos, parquedad de movimientos, lentitud, etc. Las consecuencias de dicho síndrome serían una ausencia de voluntad, un descenso en el rendimiento académico o laboral, un deterioro de las habilidades comunicativas y retraimiento social. El consumo crónico y mantenido de cannabis durante años puede conllevar la aparición de esta sintomatología, la cual incluso podría persistir una vez interrumpido el consumo.[21]

Se ha planteado que el síndrome amotivacional pudiera ser una manifestación de una psicopatología subyacente. Un estudio comparó individuos consumidores de cannabis a diario de años de evolución con otros que lo hacían esporádicamente durante menos tiempo, y se observó que los síntomas que en el primer grupo se atribuían al síndrome amotivacional correspondían a una depresión.[22] Otros autores añaden que el síndrome amotivacional no sólo lo causa el consumo prolongado de altas dosis de cannabis, sino que también puede estar producido por el consumo de otras sustancias como piscoestimulantes o inhalantes.[23]

La asociación entre consumo de cannabis y presencia de clínica depresiva, ansiedad y riesgo suicida es muy frecuente.[24] Según la hipótesis de la automedicación, los pacientes con clínica depresiva podrían utilizar el cannabis para mejorar su estado de ánimo.[25] Sin embargo, esta hipótesis no está bien demostrada y algunos estudios sugieren que precisamente ese consumo podría incrementar la clínica depresiva o ansiosa, considerando el síndrome amotivacional como síntoma de depresión.[26]

Algunos autores indican que habría una vulnerabilidad común condicionada por una base genética y un entorno socioambiental desfavorable que facilitaría la aparición de las dos patologías en un mismo individuo.[27]

Los distintos estudios no coinciden en cuanto a la relación existente entre ambas patologías. Mientras los estudios longitudinales en adultos tienden a indicar que el consumo de cannabis aumenta el riesgo de depresión, los estudios transversales sugieren que el antecedente de depresión podría explicar la disforia asociada al consumo. El consumo crónico de cannabis puede llevar a la aparición de disforia, así como de síntomas similares a los propios de un trastorno distímico.[26]

También se ha sugerido su asociación con alteraciones de la memoria, de la atención y de la concentración, lo que afectaría al rendimiento sociolaboral del paciente exponiéndole a una situación ambiental adversa y facilitando la aparición de clínica depresiva. Otra hipótesis indica que la vulnerabilidad podría generarse de manera indirecta, puesto que el consumo de cannabis se asocia al uso de otras drogas con un efecto facilitador de la aparición de patología psiquiátrica.[28]

Los estudios apoyan la existencia de una relación entre el consumo de cannabis y un mayor riesgo de desarrollar depresión y ansiedad, en especial cuando el consumo se da precozmente, en la adolescencia[27] (parece haber menos relación durante la edad adulta en los estudios de seguimiento).[29] Así mismo, se ha señalado que la relación entre el consumo de cannabis y la presencia de clínica depresiva sería más frecuente en el sexo femenino,[30] y que mayor es el riesgo cuanto más precoz y frecuente sea el consumo y en más cantidad.[28]

Sin embargo, la asociación entre el consumo de cannabis y la clínica depresiva no está por completo demostrada, ya que hay trabajos en los no se han hallado resultados estadísticamente significativos en cuanto a la presencia de trastorno depresivo mayor o ansiedad y el consumo posterior de cannabis.[28]

Por el momento, esta relación no se refleja en las clasificaciones nosológicas, como lo demuestra que no exista una categoría de trastorno afectivo inducido por cannabis en el Manual Diagnóstico y Estadístico de los Trastornos Mentales (DSM-5).

A pesar de todos estos datos, en numerosas encuestas y entrevistas los pacientes han informado de un efecto antidepresivo y ansiolítico del cannabis. Los enfermos que sufren patologías crónicas afirman que este consumo no sólo mitiga los síntomas físicos, como el dolor, las náuseas y la anorexia, sino que también mejora el bienestar general y disminuye la ansiedad y la depresión.[31] En varios estudios clínicos que monitorizaron parámetros subjetivos, los cannabinoides mejoraron los síntomas físicos y también produjeron una mejora del bienestar y efectos antidepresivos cuantificados.[29]

Existen, pues, discrepancias en cuanto a si el consumo de cannabis puede producir depresión o euforia. En estudios con ratas se ha observado que la administración aguda de cannabinoides puede producir dos tipos de respuesta en función de la dosis y del contexto: dosis bajas tienen un efecto ansiolítico y dosis altas tienen un efecto ansiogénico.[32] También se ha sugerido que el sistema cannabinoide endógeno puede tener relación con la regulación del estado del ánimo.[33]

Existen escasas evidencias acerca del diagnóstico y el tratamiento de la depresión dual. Ambos trastornos deberían abordarse con los recursos farmacológicos, psicoterapéuticos y psicosociales que se emplearían por separado, con el objetivo de lograr un tratamiento integral, abordando tanto la clínica afectiva como el trastorno por uso de sustancias.

Hay que evaluar y tratar las descompensaciones depresivas, así como reducir sus consecuencias, suprimir o reducir el consumo y los efectos negativos del cannabis, reducir la frecuencia y la gravedad de las recaídas en el consumo, mejorar el funcionamiento psicosocial, y rehabilitar y fortalecer el entorno familiar.

El tratamiento psicofarmacológico con fármacos antidepresivos deberá emplearse cuando exista sintomatología afectiva que así lo requiera, como por ejemplo incapacitación funcional, aparición de ideación suicida, alteración de biorritmos, etc.

Según las guías, debería iniciarse el tratamiento una vez se tenga la certeza de que no se trata de un cuadro inducido, en general tras 2-4 semanas de abstinencia del consumo de la sustancia. Sin embargo, en la práctica clínica se toma esta decisión basándose en criterios sintomatológicos o en la repercusión en el paciente.

Hay escasa evidencia científica de cuáles son los antidepresivos más eficaces para el tratamiento de la depresión comórbida con consumo de cannabis.[34]

Los antidepresivos de primera elección son los ISRS, ya que se han mostrado eficaces tanto en la depresión como en la depresión comórbida con trastorno por uso de sustancias, y son seguros y tienen un buen perfil de tolerabilidad. Los antidepresivos tricíclicos deben utilizarse con precaución debido a los posibles efectos secundarios que pueden aparecer y al potencial de interacción con el cannabis, como el *delirium* inducido por la desipramina, caracterizado por fotofobia, labilidad emocional, taquicardia, alteración del nivel de conciencia y alteraciones perceptivas. Una alternativa adecuada podrían ser los fármacos duales, mejor tolerados que los tricíclicos en general, aunque no hay datos sobre su eficacia y su tolerabilidad en depresiones comórbidas con abuso o dependencia del cannabis.

El manejo de los IMAO, que presentan riesgo de toxicidad grave y que en combinación con el cannabis pueden desencadenar un síndrome serotoninérgico,[34] no estaría recomendado.

En conclusión, no hay ningún antidepresivo que haya demostrado su eficacia para disminuir el consumo de cannabis o lograr la abstinencia y a la vez mejorar la sintomatología depresiva de un trastorno depresivo. Lo habitual es que produzcan un efecto moderado sobre el cuadro depresivo y parcial sobre el consumo de sustancias.

4   Depresión y trastorno por consumo de benzodiacepinas

Tras la introducción de las benzodiacepinas y sus derivados en la práctica clínica fueron considerados como carentes de riesgos significativos de adicción, y por tanto fueron ampliamente prescritos para el tratamiento de la ansiedad, el insomnio, la depresión y otras indicaciones menos claras. Sin embargo, en la actualidad no existe duda alguna de que puede llegar a desarrollarse una dependencia a estas sustancias.

Los pacientes en tratamiento de mantenimiento con metadona, alcohólicos o politoxicómanos, tienen mayor probabilidad de desarrollar un trastorno por dependencia de las benzodiacepinas. Por el contrario, los estudios no han hallado problemas significativos relacionados con el abuso de estas sustancias en pacientes con trastornos depresivos o ansiosos sin comorbilidad con otra adicción.

Una revisión de diferentes estudios[35] concluye que, en los pacientes con trastornos depresivos, las benzodiacepinas pueden aumentar la eficacia de los fármacos antidepresivos y no crear dependencia si se utilizan de forma controlada, debido fundamentalmente a dos motivos: 1) las benzodiacepinas reducen los posibles secundarismos propios de las primeras etapas del tratamiento antidepresivo, logrando así una reducción en la tasa de abandono del tratamiento, en particular en los estudios con ISRS; y 2) se produce una reducción de la clínica ansiosa y de los trastornos del sueño, de frecuente aparición en los cuadros depresivos, facilitando la remisión sintomática y una evolución más favorable.

Igualmente, en estos estudios se describe que la eficacia de las benzodiacepinas es máxima a la semana del inicio del tratamiento, perdura hasta 4 semanas y su efecto desaparece después de 6-8 semanas; por esta razón se recomienda a los clínicos que prescriban benzodiacepinas sólo a pacientes con ansiedad grave y únicamente por periodos breves de tiempo (2-4 semanas).

En aquellos pacientes que desarrollan dependencia de las benzodiacepinas se han utilizado diversos fármacos como tratamiento coadyuvante para aliviar los síntomas de ansiedad, tras la retirada o en el proceso de desintoxicación. Sin embargo, no puede recomendarse ninguno de ellos de forma específica, por no haber datos suficientes. La experiencia clínica sugiere que la primera alternativa son los fármacos antidepresivos, tanto por su efecto ansiolítico como porque los síntomas depresivos, y en ocasiones la aparición de conducta suicida, pueden aparecer tras la retirada de las benzodiacepinas. Los antidepresivos están claramente indicados cuando se diagnostica un trastorno depresivo comórbido, pero no existen evidencias procedentes de ensayos controlados con placebo para su uso sistemático en el tratamiento de la abstinencia de benzodiacepinas.

Hay algunos autores que recomiendan los antidepresivos tricíclicos sedativos, muchos de los cuales son también eficaces en dosis relativamente bajas en el tratamiento de la ansiedad y el insomnio que en ocasiones se asocian.

Existen pocos datos respecto a la utilización de ISRS en la abstinencia de benzodiacepinas, pero se ha informado de casos de precipitación de crisis de ansiedad tras su uso. Sin embargo, sí se ha objetivado que mejora la sintomatología depresiva, por lo que continúan siendo el tratamiento de primera elección para este trastorno debido también a la mejor tolerabilidad y a la menor presencia de efectos adversos en comparación con otros fármacos antidepresivos. Los betabloqueantes, como el propranolol, atenúan las palpitaciones, el temblor y los problemas musculares, pero tienen un escaso efecto sobre los síntomas depresivos y no reducen la incidencia de los síntomas de la abstinencia. La buspirona, la clonidina y el nifedipino no han demostrado beneficio alguno en el tratamiento de la abstinencia, e incluso a veces pueden agravar los síntomas.[36]

Se ha descrito que algunos anticomiciales o eutimizantes podrían ser útiles en el tratamiento de la adicción asociada a depresión, ya que han demostrado su eficacia en pacientes con dependencia de sustancias. Hay estudios que plantean el uso de fármacos como el topiramato, la lamotrigina, la oxcarbacepina o la pregabalina cuando se detecta la coexistencia de dependencia de alcohol, cocaína o hipnosedantes en pacientes con depresión.[6]

Los pacientes que presentan un trastorno por dependencia de benzodiacepinas, durante el proceso de deshabituación necesitan una intervención psicoterapéutica que les permita mantenerse abstinentes a largo plazo tras la supresión de dichos fármacos (véase la tabla 1).

Con la reducción gradual de la dosis y la terapia coadyuvante psicológica adecuada, son mayores las tasas de éxito del tratamiento del síndrome de dependencia de las benzodiacepinas en individuos depresivos. El éxito del tratamiento no está

Técnicas	Objetivos
Entrenamiento en técnicas de relajación	Relajación y control de síntomas somáticos
Técnicas cognitivo-conductuales	Modificar la manera de pensar mediante la distracción, repetición de fórmulas de autoafirmación y desafío de pensamientos estresantes
Modificar expectativas y comportamientos	
Aumentar las habilidades para enfrentarse a los diferentes factores estresantes de la vida, sin tener que recurrir a tratamientos farmacológicos	

Tabla 1. Tratamiento no farmacológico de la ansiedad en pacientes duales.

relacionado con el tipo de benzodiacepina del que se depende, con la duración de su utilización ni con la dosis de consumo, así como tampoco con la gravedad de los síntomas depresivos ni con la presencia de antecedentes psiquiátricos o de un trastorno de personalidad.

Tras 5 años de seguimiento, el porcentaje de pacientes que permanece abstinente varía según los estudios entre el 50 % y el 92 %, y la gran mayoría de ellos refiere sentirse mejor que cuando tomaban benzodiacepinas, sin que haya evidencias de un mayor consumo de otras sustancias como el alcohol ni de mayor morbilidad psiquiátrica.[37]

5 Depresión y trastorno por consumo de drogas de síntesis

Las drogas de síntesis, como el éxtasis, generan complicaciones psiquiátricas, aunque en general resulta difícil precisar si estas intervienen como factor facilitador, como desencadenante o si producen dichos trastornos *de novo*. Es complejo de dilucidar debido a la existencia de una alta tasa de policonsumo de drogas en estos pacientes, así como por la presencia de trastornos psiquiátricos previos o de morbilidad psiquiátrica entre sus familiares.[38]

Así mismo, el tiempo de consumo de las drogas de síntesis y su duración no constituyen parámetros útiles para predecir si se producirán o no complicaciones psiquiátricas, ya que una sola o muy escasas dosis se han asociado con la aparición de psicosis paranoide y otros trastornos psiquiátricos[39] Además, el periodo de latencia entre consumo y aparición del trastorno también es muy variable, entre horas y meses.

Se han publicado casos clínicos en los que se ha observado que el consumo regular de drogas de síntesis se asocia con numerosas complicaciones psiquiátricas crónicas, como cuadros de despersonalización, síntomas obsesivo-compulsivos, *flashbacks,* ataques de pánico y otros cuadros de ansiedad, psicosis y depresión.

Los trastornos afectivos (en algunos casos graves y acompañados de ideación suicida) se asocian con menor frecuencia con el consumo de drogas de síntesis que con otras complicaciones psiquiátricas.

El consumo de una cantidad reducida no parece tener relación con la aparición de sintomatología depresiva.[40] Sin embargo, en el caso de los grandes consumidores sí existe evidencia de la aparición de sintomatología depresiva persistente. En estos casos, los abordajes terapéuticos más utilizados incluyen ISRS y antidepresivos tricíclicos.[41]

No obstante, existen numerosas dificultades metodológicas al interpretar los hallazgos. No puede establecerse el riesgo medio que los consumidores de MDMA tienen de padecer complicaciones psiquiátricas basándose en casos clínicos, ya que la evidencia epidemiológica indica que los mencionados trastornos también son relativamente frecuentes en la población general, por lo que su aparición podría ser sólo una mera coincidencia.[42] Así mismo, el policonsumo concomitante de otras sustancias que realiza la gran mayoría de consumidores de drogas de síntesis genera dificultades para establecer qué droga es la causante de las complicaciones. Por último, existe un problema de causalidad, ya que hay que determinar si el consumo crónico de drogas de síntesis genera trastornos psiquiátricos como la depresión o si estos trastornos existían ya antes de que el individuo consumiera la droga. En este sentido, hay evidencias de que tanto la predisposición genética como los antecedentes personales de problemas psiquiátricos incrementan la probabilidad de padecer un trastorno psiquiátrico crónico relacionado con el consumo de drogas de síntesis.[38]

Dada la insuficiente experiencia clínica y terapéutica, así como por la falta de estudios clínicos controlados, no existe un consenso terapéutico establecido para estas sustancias.

El conocimiento actual sobre las consecuencias y el tratamiento es parcial. Además, los consumidores de drogas de síntesis son un grupo paradigmático de la situación actual de policonsumo, en el cual los pacientes tienden a utilizar más tipos de drogas simultáneamente, por lo que es difícil precisar las consecuencias del consumo y la importancia de las modificaciones neurobiológicas.

6 Depresión y trastorno por consumo de alcohol

Los trastornos depresivos se asocian, con frecuencia, al consumo de alcohol.[43] Existen trastornos depresivos, inducidos por el consumo, cuya duración es transitoria (días o semanas) y cuya sintomatología tiende a remitir tras lograr la abstinencia. Por el contrario, la sintomatología depresiva puede aparecer de forma independiente o primaria, como es el caso de la depresión mayor o la distimia, que suelen prolongarse en el tiempo y pueden llegar a cronificarse. Se trata de trastornos que requieren tratamiento porque las posibilidades de remisión espontánea son escasas.

El diagnóstico puede verse dificultado, ya que la presentación clínica de los cuadros depresivos en consumidores y en población no adicta puede no diferir.

Varios estudios han demostrado que la depresión asociada al consumo de alcohol crónico predice peores resultados para el tratamiento del alcoholismo.

Así mismo, el consumo excesivo de alcohol dificulta la recuperación e implica una evolución impredecible del trastorno, incluso implicando refractariedad.[44]

Estos pacientes duales requieren tratamientos más prolongados e intensivos, con un abordaje integral tanto del cuadro depresivo como del trastorno por consumo de sustancias.

En referencia al tratamiento psicofarmacológico de los pacientes con comorbilidad afectiva y de consumo, no existe hasta la fecha consenso respecto al antidepresivo más efectivo y seguro. Los duales, como la venlafaxina y la duloxetina, han demostrado ser efectivos.[45]

El tratamiento antidepresivo en pacientes duales consumidores de alcohol se ha asociado con una mejoría en la clínica depresiva, incluso si se trata de un trastorno independiente o no inducido. El resultado del tratamiento antidepresivo es, no obstante, algo más modesto que en las depresiones inducidas.[46]

Paralelamente, no debe obviarse la disponibilidad de tratamientos orientados a la abstinencia o la reducción del consumo de alcohol, como el disulfiram y el nalmefeno, con resultados favorables.

7 Depresión y trastorno por consumo de cocaína

La comorbilidad de los trastornos psiquiátricos en los pacientes adictos a la cocaína es muy habitual, y es sabido que la presencia de trastornos depresivos junto con el consumo de cocaína se asocia a un peor pronóstico en la evolución de ambos trastornos.

El consumo crónico puede producir síntomas depresivos, probablemente en relación con reducciones de las concentraciones de noradrenalina en el sistema nervioso central.

A su vez, el síndrome de abstinencia puede dar lugar a sintomatología depresiva. En esta línea, se han descrito síntomas propios de una depresión atípica en la fase de abstinencia aguda *(crash)*: estado de ánimo deprimido, hipersomnia, hiperfagia, letargia e intolerancia, e incluso ideas o comportamientos suicidas, que suelen constituir el problema más grave en esta fase.

En relación con el tratamiento farmacológico, no existen estudios que demuestren la eficacia de los antidepresivos como tratamiento específico del consumo de cocaína.[47] No obstante, se ha planteado la utilización de antidepresivos duales con el fin de lograr una mejoría del cuadro clínico depresivo y una disminución del consumo de cocaína.

8 Trastorno bipolar dual

Los diversos estudios evidencian que los pacientes afectos de trastorno bipolar presentan una gran prevalencia de adicciones.[49-52] Las tasas de comorbilidad se incrementan si se tienen en cuenta las formas más leves que, a menudo, cursan de manera subclínica y sólo llega a detectarse el consumo ignorando el cuadro afectivo. Aunque las causas de esta situación no se conocen todavía, parece haber una relación bidireccional[53] basada en factores neurobiológicos.[54]

Estos pacientes duales presentan un mayor riesgo de reagudización clínica, un riesgo suicida más alto, impulsividad, mayor tendencia a la ciclación rápida, diagnóstico, evolución y pronóstico menos claros, y una peor respuesta al tratamiento psicofarmacológico junto a una menor adherencia a este.[48,55] El manejo clínico de este perfil de paciente presenta una gran complejidad.[37]

Los pacientes con trastorno bipolar deben ser informados del mayor riesgo de presentar un trastorno por consumo de sustancias y sobre la importancia de su detección temprana.[55] La prevención y el tratamiento del consumo están especialmente indicados en aquellos pacientes con una edad temprana de diagnóstico del trastorno bipolar.[56] Aunque es un tema todavía en estudio, parece haber algunas diferencias según el sexo, ya que se han detectado mayor sintomatología y más episodios depresivos en las mujeres.[57]

Las sustancias que más se relacionan con el trastorno bipolar son la nicotina, el alcohol y la cocaína.[55] Sin embargo, parece que hay diferencias en el tipo de droga más consumida en función de que el episodio de descompensación sea depresivo o maníaco. En este sentido, se conoce que hay mayor consumo de drogas estimulantes durante la manía en comparación con la fase depresiva, y a la inversa, los pacientes afectos de un episodio depresivo tienden al consumo de ansiolíticos e hipnóticos.[58]

El diagnóstico del paciente bipolar dual supone un proceso complejo.[52] Es sabido que el consumo de ciertas sustancias psicoestimulantes, como la cocaína y la metanfetamina, puede causar síntomas muy similares a los presentes durante un cuadro de manía, haciendo casi imposible su distinción. Por ello, para realizar un adecuado diagnóstico y un diagnóstico diferencial se han propuesto las siguientes recomendaciones: [55]

- Suele ser necesario un periodo de hasta 2 semanas para discernir el origen de un episodio maniaco en un paciente consumidor (tanto con diagnóstico de trastorno bipolar comórbido como sin él), y deben utilizarse los instrumentos diagnósticos habituales en el trastorno primario.

- En pacientes consumidores, sin un diagnóstico previo de trastorno bipolar y con episodios de depresión o manía, debe estudiarse la aparición previa de sintomatología hipomaniaca porque podría interpretarse como secundaria al consumo de sustancias.

- Debe tenerse una especial atención al examinar pacientes consumidores de alcohol, pues es frecuente que este pueda enmascarar un trastorno bipolar concomitante.

El tratamiento del trastorno bipolar dual resulta complejo. Se basa en el tratamiento integral combinando abordaje psicofarmacológico y psicoterapéutico. Las evidencias son parciales, ya que los pacientes bipolares duales suelen ser excluidos de los ensayos clínicos.[52] Se ha planteado un tratamiento conjunto y simultáneo de los trastornos psicopatológicos y el consumo de drogas. Además, debido a la mayor gravedad y al riesgo de suicidio, a menudo requieren un tratamiento en régimen de hospitalización, así como una mayor frecuencia de visitas ambulatorias (quincenales).[55]

En referencia al tratamiento psicofarmacológico, aunque existe un número relativamente reducido de estudios respecto al manejo de los síntomas afectivos en pacientes consumidores, estos avalan la utilización de fármacos.[56] Se ha recomendado el ácido valproico para el tratamiento del paciente dual, en especial con consumo de alcohol, detectándose una mayor adherencia[59] y un menor riesgo de interacción con agonistas opiáceos u otros tratamientos y patologías concomitantes, tan frecuentes en el paciente dual.[37] El tratamiento con litio se recomienda como segunda elección, respecto al valproato. Se ha propuesto también la utilización de otros fármacos antiepilépticos y antipsicóticos atípicos, evitando así el viraje de fase, como agentes prometedores.[60] Los fármacos antidepresivos deben utilizarse con precaución y asociándose al estabilizador; principalmente se recomienda el uso de ISRS.[55] También se han ensayado otros tratamientos como aditivos al tratamiento estabilizador del humor con el fin de lograr una reducción en el consumo, sin resultados consistentes.[55] En cuanto al tratamiento psicoterapéutico, existe experiencia de psicoterapia grupal con pacientes duales con resultados prometedores.[61] No obstante, dado el escaso número de estudios al respecto y el pequeño tamaño de las muestras, es necesario seguir realizando ensayos clínicos para esclarecer el mejor abordaje de estos pacientes.

9   Conclusiones

La relación entre el consumo de distintas sustancias y la aparición de sintomatología depresiva o maníaca es frecuente. Sin embargo, es difícil precisar la epidemiología y los algoritmos diagnósticos y terapéuticos. Ello se debe a que, en la actualidad, existe un gran policonsumo de estas sustancias y es complicado precisar los tiempos en que se utilizan las drogas y la relación de causalidad.

Es muy recomendable que a todo paciente adicto se le realice una exploración psicopatológica del estado de ánimo y se evalúe el riesgo suicida, que suele estar incrementado.

Existe controversia sobre la utilidad de los antidepresivos y los eutimizantes sobre la adicción, e incluso en algunos cuadros inducidos. Se recomienda hacer diagnósticos longitudinales. No obstante, debe tratarse a los pacientes siempre que presenten clínica moderada o grave, mantenida, con sintomatología asociada de riesgo o con repercusión o afectación funcional, valorando los efectos secundarios y el cumplimiento. Así mismo, se debe optar por los tratamientos integrales que aborden de forma simultánea tanto el trastorno por consumo como el trastorno afectivo.

Hay que valorar el perfil del fármaco, su tolerabilidad, seguridad e interacciones con otros psicofármacos, fármacos orgánicos y drogas de abuso, de cara a mejorar la adherencia y el cumplimiento terapéuticos.

Tiene que considerarse la posibilidad de que el paciente minimice o niegue la enfermedad, y reseñar la necesidad de abstinencia, llevando a cabo una psicoeducación centrada en las repercusiones del consumo, así como identificar posibles factores que actúen sobre la descompensación y las recaídas.

Al realizar un plan terapéutico deben integrarse las consecuencias psicosociales y la reducción de las secuelas del trastorno dual, facilitando las relaciones con el entorno, potenciando la red social y favoreciendo el establecimiento de objetivos realistas y de una respuesta adaptada en los ámbitos personal, laboral y social.

Bibliografía

1. Deady M, Teesson M, Kay-Lambkin FJ. Treatments for co-occurring depression and substance use in young people: a systematic review. Curr Drug Abuse Rev. 2014; 7: 3-17.
2. Lai HM, Cleary M, Sitharthan T, Hunt GE. Prevalence of comorbid substance use, anxiety and mood disorders in epidemiological surveys, 1990-2014: a systematic review and meta-analysis. Drug Alcohol Depend. 2015; 154: 1-13.
3. Watkins KE, Hunter SB, Wenzel SL, Tu W, Paddock SM, Griffin A, *et al.* Prevalence and characteristics of clients with co-occurring disorders in outpatient substance abuse treatment. Am J Drug Alcohol Abuse. 2004; 30: 749-64.
4. Mateu G, Astals M, Torrens M. Comorbilidad psiquiátrica y trastorno por dependencia de opiáceos: del diagnóstico al tratamiento. Adicciones. 2005; 17: 111-21.
5. Roncero C, Fuste G, Barral C, Rodríguez-Cintas L, Martínez-Luna N, Eiroa-Orosa FJ, *et al.* Therapeutic management and comorbidities in opiate-dependent patients undergoing a replacement therapy programme in Spain: the PROTEUS study. Heroin Addiction and Related Clinical Problems. 2011; 13: 5-16.
6. Abbott PJ, Weller SB, Walker SR. Psychiatric disorders of opioid addicts entering treatment: preliminary data. J Addict Dis. 1994; 13: 1-11.
7. Krausz M, Verthein U, Degkwitz P. Psychiatric comorbidity in opiate addicts. Eur Addict Res. 1999; 5: 55-62.
8. Mason BJ, Kocsis JH, Melia D, Khuri ET, Sweeney J, Wells A, *et al.* Psychiatric comorbidity in methadone maintained patients. J Addict Dis. 1998; 17: 75-89.
9. Kranzler HR, Rounsaville BJ. Dual diagnosis and treatment. New York: Marcel Dekker; 1998.
10. Handelsman L, Aronson MJ, Ness R, Cochrane KJ, Kanof P. The disforia of heroin addiction. Am J Drug Alcohol Abuse. 1992; 18: 275-87.
11. Roncero C, Bruguera E, Casas M. Atención a los pacientes con patología dual. En: Colom J, Duro P, editores. Tratamiento de mantenimiento con metadona. Manual de práctica clínica. Barcelona: Departament de Sanitat, Generalitat de Catalunya; 2009. p. 181-92.
12. Strain EC, Stitzer ML, Bigelow GE. Early treatment time course of depressive symptoms in opiate addicts. J Nerv Ment Dis. 1991; 179: 215-21.
13. Nunes EV, Levin FR. Treatment of depression in patients with alcohol or other drug dependence: a meta-analysis. JAMA. 2004; 29: 1887-96.
14. Torrens M, Fonseca F, Mateu G, Farré M. Efficacy of antidepressants in substance use disorders with and without comorbid depression. A systematic review and meta-analysis. Drug Alcohol Depend. 2005; 78: 1-22.
15. Woody GE, O'Brien C, Rickels K. Depression and anxiety in heroin addicts: a placebo controlled study of doxepin in combination with methadone. Am J Psychiatry. 1975; 132: 447-50.
16. Titievsky J, Seco G, Barranco M, Kyle EM. Doxepin as adjunctive therapy for depressed methadone maintenance patients: a double blind study. J Clin Psychiatry. 1982; 43: 454-6.
17. Dean AJ, Bell J, Mascord DJ, Parker G, Christie MJ. A randomised, controlled trial of fluoxetine in methadone maintenance patients with depressive symptoms. J Affective Disorders. 2002; 72: 85-90.
18. Roncero C, Collazos F, Valero S, Casas M. Cannabis consumption and development of psychosis: state of the art. Actas Esp Psiquiatr. 2007; 35: 182-9.
19. Aspis I, Feingold D, Weiser M, Rehm J, Shoval G, Lev-Ran S. Cannabis use and mental health-related quality of life among individuals with depressive disorders. Psychiatry Res. 2015; 230: 341-9.
20. Casas M, Bruguera E, Roncero C, San L. Consenso de la Sociedad Española de Psiquiatría sobre el consumo de cannabis. Fundación Española de Salud Mental. Editorial Glosa. Barcelona 2007.
21. Looby A, Earleywine M. Negative consequences associated with dependence in daily

cannabis users. Substance Abuse Treatment, Prevention and Policy. 2007; 2: 1-7.

22. Musty RE, Kaback L. Relationships between motivation and depression in chronic marijuana users. Life Sciences. 1995; 56: 2151-8.

23. Kalechstein AD, Newton TF, Leavengood AH. Apathy syndrome in cocaine dependence. Psychiatry Research. 2002; 109: 97-100.

24. Beautrais AL, Joyce PR, Mulder TR. Cannabis abuse and serious suicide attempts. Addiction. 1999; 94: 1155-64.

25. Arendt M, Rosenberg R, Fjordback L, Brandholdt J, Foldager L, Sher L, et al. Testing the self-medication hypothesis of depression and aggression in cannabis-dependent subjects. Psychol Med. 2007; 37: 935-45.

26. Bovasso GB. Cannabis abuse as a risk factor for depressive symptoms. Am J Psychiatry. 2001; 158: 2033-7.

27. Lynskey MT, Glowinsski AL, Todorov AA, Bucholz KK, Madden PAF, Nelson EC, et al. Major depressive disorder, suicidal ideation and suicide attempt in twins discordant for cannabis dependence and early-onset cannabis use. Arch Gen Psychiatry. 2004; 61: 1026-32.

28. Hayatbakhsh MR, Najman JM, Jamrozik K, Mamun A, Alati R, Bor W. Cannabis and ansiety and depresion in young adults: a large prospective study. J Am Child Adolesc Psychiatry. 2007; 46: 408-17.

29. Harder VS, Morral AR, Arkes J. Marijuana use and depression among adults: testing for causal associations. Addiction. 2006; 101: 1463-72.

30. Poulin C, Hand D, Boudreau B, Santor D. Gender differences in the association between substance use and elevated depressive symptoms in a general adolescent population. Addiction. 2005; 100: 525-35.

31. Tramer MR, Carroll D, Campbell FA, Reynolds DJ, Moore RA, McQuay HJ. Cannabinoid for control of chemotherapy induced nausea and vomiting: quantitative systematic review. BMJ. 2001; 323: 16-21.

32. Tournier M, Sorbara F, Gindre C, Swendsen JD, Verdoux H. Cannabis use and anxiety in daily life: a naturalistic investigation in a non-clinical population. Psychiatry Research. 2003; 118: 1-8.

33. Martin M, Ledent C, Parmentier M, Maldonado R, Valverde O. Involvement of CB1 cannabinoid receptors in emotional behaviour. Psychopharmacology. 2002; 159: 379-87.

34. San L, editor. Consenso de la Sociedad Española de Psiquiatría en patología dual. Barcelona: Ars Médica; 2004. p. 97-109.

35. Furukawa T, Streiner DL, Young LT. Is antidepressant-benzodiazepine combination therapy clinically more useful? A meta-analytic study. J Affect Disord. 2001; 65: 173-7.

36. Ayuso-Gutiérrez JL. Patología dual. Monografías de psiquiatría. 4. Aula Médica, S.L. Madrid, Octubre-Diciembre 2004.

37. Roncero C, López-Ortiz C, Barral C, Sáez-Francàs N, Rovira M, Casas M. Tratamiento concomitante de litio y metadona en un paciente bipolar: a propósito de un caso. Adicciones. 2009; 21: 131-6.

38. Sáiz P, García-Portilla P, Martínez S, Bascarán MT, Bousoño M, Bobes J. Complicaciones psicopatológicas asociadas al consumo de drogas recreativas. Adicciones. 2003; 15: 217-31.

39. Williams H, Meagher D, Galligan P. MDMA ("ecstasy"); a case of possible drug-induced psychosis. Ir J Med Sci. 1993; 162: 43-4.

40. Morgan MJ. Recreational use of ecstasy (MDMA) is associated with elevated impulsivity. Neuropsychopharmacology. 1999; 19: 252-64.

41. Landabaso MA, Gutiérrez M. Aproximación terapéutica al uso y abuso de drogas recreativas. Adicciones. 2003; 15: 347-52.

42. Morgan MJ, McFie L, Fleetwood LH, Robinson JA. Ecstasy (MDMA): are the psychological problems associated with its use reversed by prolonged abstinence? Psychopharmacology. 2002; 159: 294-303.

43. Sher L, Stanley BH, Harkavy-Friedman J, Carballo JJ, Arendt M, Brent DA, et al. Depressed patients with co-occurring alcohol use disorders: a unique patient population. J Clin Psychiatr. 2008; 69: 907-15.

44. Casas M, Guardia J. Patología psiquiátrica asociada al alcholismo. Adicciones. 2002; 14: 195-219.

45. García-Portilla MP, Bascarán MT, Saiz SA, Mateos M, González-Quirós M, Pérez P, et al. Effectiveness of venlafaxine in the treat-

ment of alcohol dependence with comorbid depression. Actas Esp Psiquiatr. 2005; 33: 41-5.

46. Foulds JA, Adamson SJ, Boden JM, Williman JA, Mulder RT. Depression in patients with alcohol use disorders: systematic review and meta-analysis of outcomes for independent and substance-induced disorders. J Affect Disord. 2015; 185: 47-59.

47. Lima MS, Reisser AAP, Soares BGO, Farrell M. Antidepressants for cocaine dependence. Cochrane Rev. 2003; 2: CD 2950.

48. Dalton EJ, Cate-Carter TD, Mundo E, Parikh SV, Kennedy JL. Suicide risk in bipolar patients: the role of co-morbid substance use disorders. Bipolar Disord. 2003; 5: 58-61.

49. Hasin DS, Stinson FS, Ogburn E, Grant BF. Prevalence correlates, disability, and comorbidity of DSM-IV alcohol abuse and dependence in the United States: results from the National Epidemiologic Survey on Alcohol and Related Conditions. Arch Gen Psychiatry. 2007; 64: 830-42.

50. Kessler RC, Chiu WT, Demler O, Merikangas KR, Walters EE. Prevalence, severity, and comorbidity of 12-months DSM-IV disorders in the National Comorbidity Survey Replication. Arch Gen Psychiatry. 2005; 62: 617-27.

51. Merikangas KR, Akiskal HS, Angst J, Greenberg PE, Hirschfeld RM, Petukhova M, *et al.* Lifetime and 12-month prevalence of bipolar spectrum disorder in the National Comorbidity Survey replication. Arch Gen Psychiatry. 2007; 64: 543-52.

52. Roncero C, Grau-López L, Daigre C, Casas M. Bipolar disorders and co-occurring addictions. En: el-Guebaly N, Carrà G, Galanter M, editores. Textbook of addiction treatment: international perspectives. Milan, Heidelberg, New York, Dordrecht, London: Springer; 2015. Vol. 4, p. 1959-70.

53. Tohen M, Greenfield SF, Weiss RD, Zarate CA Jr, Vagge LM. The effect of comorbid substance use disorders on the course of bipolar disorder: a review. Harv Rev Psychiatry. 1998; 6: 133-41.

54. Szerman N, Martínez-Raga J, Peris L, Roncero C, Basurte I, Vega P, *et al.* Rethinking dual disorders/pathology. Addict Disord Their Treat. 2013; 12: 1-10.

55. Casas M, Franco MD, Goikolea JM, Jiménez-Arriero MA, Martínez-Raga J, Roncero C, *et al.* Spanish working group on bipolar disorders in dual diagnosis. Bipolar disorder associated to substance use disorders (dual diagnosis). Systematic review of the scientific evidence and expert consensus. Actas Esp Psiqiatr. 2008; 36: 350-61.

56. Pettinati HM, O'Brien CP, Dundon WD. Current status of co-occurring mood and substance use disorders: a new therapeutic target. Am J Psychiatry. 2013; 170: 23-30.

57. Miquel L, Roncero C, López-Ortiz C, Casas M. Epidemiological and diagnostic axis I gender differences in dual diagnosis patients. Adicciones. 2011; 23: 165-72.

58. Maremmani I, Maremmani AG, Rugani F, Rovai L, Pacini M, Bacciardi S, *et al.* Clinical presentations of substance abuse in bipolar heroin addicts at time of tretament entry. Ann Gen Pschiatry. 2012; 11: 23.

59. Weiss RD, Greenfield SF, Najavits LM, Soto JA, Wyner D, Tohen M, *et al.* Medication compliance among patients with bipolar disorder and substance use disorder. J Clin Psychiatry. 1998; 59: 172-4.

60. Maremmani I, Pacini M, Lamanna F, Pani PP, Perugi G, Deltito J, *et al.* Mood stabilizers in the treatment of substance use disorders. CNS Spectr. 2010; 15: 95-109.

61. Weiss RD, Griffin ML, Jaffee WB, Bender RE, Graff FS, Gallop RJ, *et al.* A "community-friendly" version of integrated group therapy for patients with bipolar disorder and substance dependence: a randomized controlled trial. Drug Alcohol Depend. 2009; 104: 212-9.

Capítulo 12

Patología dual en trastornos de la personalidad

N. Szerman

Correspondencia
Dr. Nestor Szerman
nszerman@salud.madrid.org

Sinopsis

Los trastornos de personalidad han sido relegados de la clínica al igual que los trastornos por uso de sustancias (TUS). Ambas dimensiones clínicas no han sido valoradas dentro de la nosología de las enfermedades mentales. Los hallazgos y avances de las neurociencias han demostrado que es imprescindible tener en cuenta los rasgos de personalidad en cualquier abordaje de un paciente con trastorno mental, y uno de los más relevantes es el paciente que presenta en primer plano un TUS. Los clínicos deben contemplar que los pacientes con TUS presentan con más frecuencia patología dual con rasgos desadaptativo y trastornos de personalidad. Este diagnóstico es imprescindible al tratar individuos con patología dual, lo que permitirá iniciar un sólido tratamiento conjunto para todas las expresiones psicopatológicas que presenten.

1 Introducción

El desarrollo de las neurociencias ha permitido una creciente comprensión de las bases neurobiológicas que subyacen a esta manifestación psicopatológica. Es probable que la patología dual pertenezca, como prácticamente la mayor parte de las enfermedades mentales, a los trastornos del neurodesarrollo, los cuales comienzan muy pronto, antes de que se expresen los síntomas que luego se manifestarán con diferentes fenotipos, trastornos adictivos y otros trastornos mentales, en diferentes estadios del ciclo vital.[1,2]

Sin embargo, esta condición clínica de alteraciones de la personalidad y adicciones sigue ocupando un lugar problemático en la nosología y la nosografía psiquiátrica. En todas las actuales clasificaciones psiquiátricas y en todos los sistemas de salud mental, estos trastornos se definen desde un punto de vista fenomenológico y descriptivo, sin tener en cuenta los crecientes conocimientos neurobiológicos cerebrales que determinan estas expresiones sintomáticas. Si a esto se suman las diferentes escuelas de pensamiento existentes para ambos «trastornos», puede entenderse que aún estamos en estadios incipientes de su valoración y conocimiento.

Una de las asociaciones más relevantes desde el punto de vista clínico es entre rasgos y trastornos de personalidad con conductas adictivas. Los trastornos por uso de sustancias (TUS) presentan una alta incidencia en pacientes con trastornos de personalidad, y viceversa, lo que se asocia con una considerable carga sanitaria, social y económica.[3] De hecho, existe una sólida asociación entre sufrir un trastorno mental a lo largo del ciclo vital y transitar o pasar de «usar» una sustancia a tener un TUS. Y aunque esto es una realidad para cualquier trastorno mental, esta asociación es mucho más sólida para los trastornos de personalidad;[4] datos replicados en otros estudios que encuentran la más sólida asociación de los TUS con los trastornos de personalidad, en especial con el trastorno antisocial, el trastorno límite y el trastorno esquizotípico.[3]

Esta gran concurrencia no se explica por factores como coincidencia o un artefacto de los estudios, y es razonable explorar la posibilidad de que ambas condiciones clínicas estén vinculadas. Evidencias de su relación causal se derivan de estudios longitudinales, hallazgos epidemiológicos, estudios genéticos y estudios retrospectivos.[5]

1.1 *Modelo de trastorno por uso de sustancias primario frente a modelo de trastorno de personalidad primario*

En la actualidad no existen evidencias directas que apoyen el modelo de TUS primario, o que el TUS cause trastornos de personalidad, y sí existen evidencias indirectas contrarias a esta hipótesis.[5]

Por otro lado, el modelo de trastorno de personalidad primario describe una relación en la cual rasgos patológicos de personalidad, endofenotipos, basados en ciertas condiciones biológicas, contribuyen al desarrollo de un TUS o de otro trastorno adictivo. Este modelo es el que dispone del mayor soporte científico, mostrando múltiples circuitos que conducen desde la personalidad hasta la adicción.[5,6]

1.2 Cambios en la consideración de los trastornos por uso de sustancias y los trastornos de personalidad desde bases neurobiológicas

Entender las distintas expresiones psicopatológicas de los trastornos mentales conduce a conocer sus causas, las estructuras neurales implicadas y su posible disfuncionalidad.

1.2.1 Trastornos adictivos

En las pasadas décadas se han propuesto diferentes teorías neurobiológicas sobre las causas de las conductas adictivas, aunque se sabe que todas las sustancias con potencialidad adictiva presentan un correlato con sistemas de correspondencia endógenos: sistemas opioide, endocannabinoide, colinérgico/nicotínico, etc. Deficiencias genéticas o adquiridas de estos sistemas y circuitos neurobiológicos podrían explicar las conductas adictivas y también otros rasgos o enfermedades mentales.[1]

Se va produciendo un cambio desde el paradigma clásico, basado en que la «droga» produce cambios neuroplásticos en una vulnerabilidad adquirida, a un nuevo paradigma centrado en la vulnerabilidad individual, que fija el interés en la sólida asociación entre adicción y ciertos rasgos de personalidad[7] u otros trastornos mentales.[8]

Un desafío para el futuro próximo es comprender los aspectos neuroquímicos de la compulsividad, no sólo para los TUS, sino también para las emergentes adicciones comportamentales,[9] como el trastorno por juego, introducido en el *Manual Diagnóstico y Estadístico de los Trastornos Mentales* (DSM-5) en el capítulo de trastornos adictivos.

1.2.2 Trastornos de personalidad

Hasta hace pocos años, la aproximación psicológica y su interacción con el ambiente era la única existente y disponible para la comprensión de los llamados trastornos de personalidad. La existencia de disfuncionalidades biológicas era ignorada o negada de forma sistemática.

La progresiva identificación de las bases neurobiológicas de la conducta social humana va aportando datos, hasta ahora desconocidos.

Biogenética y heredabilidad han sido confirmadas especialmente para tres trastornos de personalidad: antisocial, límite y esquizotípico;[10] no obstante, son conocidas las escasas fiabilidad y validez de estas categorías diagnósticas. Se sabe que hay síntomas que se solapan entre una y otras categorías diagnósticas, lo que probablemente va definiendo diferentes fenotipos que podrían tenerse en cuenta en el momento del diagnóstico y para el tratamiento.

En el último siglo se ha alcanzado un razonable consenso sobre el modelo taxonómico de los rasgos de la personalidad. Esta es concebida como un conjunto de características que influyen en cómo un individuo piensa, siente y se comporta en diversos contextos. Variaciones en los rasgos de personalidad pueden predecir muchos de los resultados vitales, incluidos los trastornos mentales y los TUS.[11]

El DSM-5, en su sección III, propone un sistema de diagnóstico de rasgos de personalidad. Los trastornos de personalidad se caracterizan, según este abordaje, en alteraciones en el funcionamiento personal en diferentes ámbitos, y se sustentan en rasgos anormales agrupados en seis amplios dominios dimensionales: emocionalidad negativa, introversión, antagonismo, desinhibición, compulsividad y esquizotipia.

Los rasgos de personalidad son más estables y con mayor valor predictivo que los trastornos de personalidad, y la investigación de los sustratos neurales de estos rasgos podría informar sobre modelos etiológicos de diferentes trastornos psiquiátricos.[12]

En este sentido, la coexistencia de TUS probablemente sugiera diferentes fenotipos y podría permitir integrar ambas expresiones psicopatológicas basadas en una disfunción neurobiológica común.

El estudio de endofenotipos definidos dentro del marco de las diferencias individuales indica que estos rasgos de personalidad están vinculados a genes y sistemas cerebrales específicos, que ofrecen una aproximación razonable para el estudio de las adicciones y los otros trastornos mentales. Estos rasgos de personalidad y los genes que los modulan interactúan dinámicamente tanto con el medio ambiente como con sustancias con poder adictivo para determinar individuos vulnerables o resilientes a desarrollar patología dual.[13]

2 La importancia de diagnosticar la patología dual de trastorno de personalidad y trastorno por uso de sustancias

La asociación entre trastorno de personalidad y TUS parece diferir dependiendo de los distintos trastornos de personalidad. Tradicionalmente, ambas condiciones clínicas han sido tratadas como afecciones separadas. Es más, se negaba conceptualmente esta asociación y, en el mejor de los casos, se requería esperar largos periodos de abstinencia antes de hacer un diagnóstico de trastorno de personalidad.

Sin embargo, poco se conoce aún acerca de los correlatos neurobiológicos de los rasgos de personalidad y su relación con los TUS. De acuerdo con los más recientes estudios neurobiológicos y epidemiológicos, y también con las nuevas propuestas incorporadas al DSM-5, este capítulo se centra en tres trastornos de personalidad mayores, en relación a los trastornos adictivos: trastorno antisocial, trastorno límite y trastorno esquizotípico. Otros trastornos de personalidad se asocian también a los TUS, pero quizás de forma menos consistente.[6]

2.1 Trastorno esquizotípico de personalidad y trastornos adictivos

El trastorno esquizotípico se clasifica actualmente en el capítulo de espectro de la esquizofrenia (DSM-5), compartiendo anormalidades comunes (fenomenológicas, cognitivas, genéticas, fisiológicas, neuroanatómicas, neuroquímicas y neurofuncionales) con la esquizofrenia.[14] Comparten características fenomenológicas y probablemente neurobiológicas con el llamado trastorno esquizoide de personalidad. Sin embargo, pese a estas similitudes del neurodesarrollo, es una condición mucho más leve que la esquizofrenia, debido a que estas personas pueden reclutar otros circuitos y regiones cerebrales que compensan esta disfunción, lo cual las hace menos vulnerables a episodios psicóticos. Un factor importante para la inclusión del trastorno esquizotípico como un trastorno de personalidad esencial del DSM-5 ha sido que sus actuales criterios se han validado externamente por los hallazgos neuroquímicos, neurofisiológicos, funcionales y estructurales.[15]

En cuanto a patología dual, se ha visto que ideas de referencia y ansiedad social son los más sólidos predictores del uso de sustancias,[16] que conductas excéntricas y lenguaje extraño se relacionan con el trastorno por uso de tabaco,[17] y que en adolescentes la esquizotipia podría relacionarse con un mayor riesgo de uso de cannabis.[18]

El trastorno por uso de cannabis ha sido objeto de un debate continuo en su relación con el trastorno esquizotípico. Un estudio señala que los síntomas esquizotípicos preceden claramente al uso de cannabis.[19] Un importante grupo de usuarios de cannabis mostró dimensiones de esquizotipia, lo que añade evidencia de su asociación. También se ha observado que la esquizotipia más grave en sus alteraciones cognitivas y perceptivas se asocia con el cannabis, aunque también con el alcohol y el tabaco.[17]

En otro revelador estudio se utilizaron medidas de rasgos esquizotípicos para comparar con un grupo control sin estos rasgos. Una cuarta parte del grupo con esquizotipia usaba cannabis al menos semanalmente, lo que constituía una cifra de dos a cuatro veces mayor que los que no puntuaban en estos rasgos. Curiosamente, los individuos con esquizotipia tenían interés en tratamientos psicológicos/psiquiátricos, pero no demandaban tratamiento para el trastorno por cannabis. También presentaban menor gravedad de los rasgos negativos.[20]

El «síndrome motivacional» se ha descrito como un estado defectivo (¿de personalidad?) en sujetos con intoxicación crónica por cannabis, aunque no existen evidencias científicas de su existencia. Sin embargo, puede afirmarse que hay individuos con rasgos esquizotípicos genéticamente determinados, con características psicopatológicas de experiencias subjetivas anómalas, síntomas negativos, anhedonia, apatía, vitalidad disminuida, afectos y sociabilidad restrictiva y pensamiento formal subpsicótico, que probablemente sufren vulnerabilidad al uso de cannabis.[21]

La atracción que los pacientes con estos rasgos, definidos como endofenotipos, sienten hacia el cannabis se relacionaría probablemente con una desregulación del sistema endocannabinoide endógeno (receptores y ligandos endógenos), como se ha visto tanto en modelos animales como en sujetos con esquizofrenia.[22]

Desde el punto de vista neurobiológico, recientes investigaciones involucran al delta-9-tetrahidrocannabinol (THC), principal componente psicoactivo del cannabis, en el incremento de la dopamina que se produce en regiones cerebrales como las prefrontales y las estriatales, que también indican la interacción subcortical entre THC, dopamina y endocannabinoides,[23] implicados en el trastorno esquizotípico.

La anandamida, ligando endógeno del sistema cannabinoide, pero también el cannabis exógeno, atenúan la activación del hipotálamo producida por el estrés. Pero esta acción va a depender de la disponibilidad del precursor de la anandamida, el ácido araquidónico, del cual hay déficit en los sujetos con esquizotipia.[24]

Basándose en estos y otros datos que van llegando desde la investigación neurobiológica, se ha propuesto que la modulación del sistema endocannabinoide pueda ser útil en este tipo de trastornos duales y no duales.

2.2 Trastorno límite de personalidad y trastornos adictivos

El trastorno límite de personalidad es uno de los trastornos psiquiátricos más complejos, caracterizado por una marcada inestabilidad emocional, en la autoimagen, las relaciones interpersonales y el control de los impulsos, asociado con un importante impacto funcional (DSM-5).

Este trastorno es uno de los que presenta mayor concurrencia con TUS, y hasta un 65 % de los individuos con TUS presentan marcados rasgos de trastorno límite.[25]

Si el llamado *cluster* B de los trastornos de personalidad se valora como un factor de riesgo independiente para desarrollar un TUS,[26] muchas de las características nucleares del trastorno límite constituyen también factores de riesgo para este desarrollo. Tanto la impulsividad como la emocionalidad negativa son clave en el comienzo y el mantenimiento de un trastorno adictivo.[27,28]

Aunque la impulsividad se ha considerado la dimensión de la personalidad más involucrada en los trastornos adictivos, suele olvidarse la implicación de otras dimensiones que a veces son más importantes, como por ejemplo la emocionalidad negativa. Un factor que pone de relieve la impulsividad en los individuos con trastorno límite es la presencia de un fenotipo «comórbido» con el trastorno por déficit de atención con hiperactividad (TDAH).[6,29]

Los sujetos con trastorno límite presentan déficits en la regulación afectiva, en la que subyace una relación anómala entre estructuras límbicas, hiperactividad amigdalar e hipoactividad del cerebro anterior y de la corteza prefrontal.[30] Sin embargo, comienzan a conocerse nuevos datos sobre los circuitos y sistemas cerebrales involucrados, como el sistema del neurotransmisor opioide mu, del cual se sabe que participa, cuando es disfuncional, en la inducción de estados afectivos negativos.[31]

La investigación del sistema opioide en psiquiatría se ha visto ampliada con los estudios sobre este sistema y su participación, además de en la adicción a opioides, en diferentes trastornos mentales con o sin patología dual. Rasgos de personalidad como búsqueda de novedades, evitación del daño, dependencia de la recompensa y persistencia se correlacionan con el sistema opioide.[32]

El sistema opioide regula, además de los componentes sensoriales, los afectivos y emocionales del dolor, así como la exclusión social, la separación y el abandono en el contexto de la percepción de rechazo.[33] En pacientes con trastorno límite, estos síntomas de percepción de rechazo sirven como desencadenantes de conductas impulsivas, suicidas y autolesivas. Ciertos neuropéptidos, incluyendo los opioides, desempeñan un papel crucial en la regulación de las conductas afiliativas que se encuentran alteradas en estos pacientes.[34]

El sistema opioide es disfuncional en el trastorno límite de personalidad con una regulación al alza de los receptores opioides mu, que se expresa con síntomas cardinales como la disforia crónica y la sensación de vacío, por lo que la estimulación opioide podría procurar alivio.[34] Esta estimulación puede conseguirse con conductas autolesivas, así como con la autoadministración de opioides y alcohol.

2.3   *Trastorno antisocial de la personalidad y trastornos adictivos*

Este trastorno se asocia con persistente uso de sustancias, principalmente de alcohol, tabaco y cannabis.[3]

La progresión desde el trastorno de conducta infantil al trastorno antisocial de personalidad es la norma antes que la excepción,[35] y hay que tener en cuenta otros fenotipos que cursan con síntomas de otras categorías diagnósticas, como el TDAH y los TUS.

El trastorno antisocial de personalidad focaliza sobre conductas antisociales antes que sobre rasgos de personalidad centrales el concepto de psicopatía definido por Hare *et al.*[36], aunque sólo el 20-50 % de los sujetos con trastorno antisocial de personalidad cumple criterios para psicopatía. Los datos provenientes de la investigación avalan que la psicopatía es una condición neurobiológica.[37]

Se ha establecido una asociación sólida entre trastorno de conducta, TDAH, trastorno antisocial y trastorno por uso de sustancias, que se enmarca dimensionalmente en una vulnerabilidad a conductas externalizantes, cuando se asocian.[38] Esto conduce al endofenotipo de impulsividad, que cuando se usa transversalmente en las anteriores categorías diagnósticas contribuye a un mejor diagnóstico y un más adecuado tratamiento.

Psicopatía y TUS son muy prevalentes en la población de cárceles, y recientes investigaciones indican que una alta impulsividad media la relación entre psicopatía y trastorno por uso de estimulantes, mientras que una sensibilidad disminuida a la ansiedad media la relación entre psicopatía y trastorno por uso de opioides. Finalmente, la impulsividad, aunque de forma indirecta e inconstante, mediaría la relación entre psicopatía y trastorno por uso de alcohol. Estos datos indican diferencias individuales en los rasgos psicopáticos, que se relacionarían con diferentes sustancias psicoactivas.[39] Los rasgos psicopáticos, la falta de remordimientos y las conductas de engaño son predictores de persistencia del uso de drogas.[16]

El trastorno antisocial de personalidad se ha considerado un factor importante en la patogénesis y el curso clínico de la «dependencia» del alcohol, aunque algunos estudios indican que las características del trastorno antisocial preceden en 4 años al desarrollo de un trastorno por uso de alcohol, por lo que podría deducirse que este trastorno por alcohol sería secundario al trastorno antisocial de personalidad.[40]

Algunos síntomas y rasgos del trastorno antisocial de personalidad, como déficits en la función ejecutiva y la respuesta en regulación, así como rasgos ansiosos-impulsivos, podrían representar un endofenotipo asociado al riesgo de desarrollar un trastorno por uso de anfetaminas y de cocaína.[41,42] Debe tenerse en cuenta que los pacientes con esta patología dual no presentan peores tasas de retención que aquellos sin trastorno antisocial de la personalidad.[43]

3 Tratamiento de la patología dual en los trastornos de personalidad

Durante cierto tiempo se extendió la idea de que la patología dual en los trastornos de personalidad predecía pobres respuestas al tratamiento y resultados, de una forma en general bastante especulativa. Recientemente se ha señalado que, aunque las personalidades patológicas presentan problemas más graves tanto en el pretratamiento como en el postratamiento, los individuos con patología dual y trastornos de personalidad se benefician del tratamiento al menos de manera similar a los que no los presentan, sin asociarse con abandonos prematuros ni una menor duración del tiempo en tratamiento, ni con menos motivación para el cambio, por lo que el frecuente nihilismo terapéutico resultaría un error que impediría el adecuado abordaje del tratamiento de estos pacientes.[44]

En una revisión, Staiger *et al.*[44] no identificaron ningún tratamiento que fuera eficaz tanto para la adicción como para los otros trastornos mentales, pero sí encontraron que los tratamientos (tanto farmacológicos como psicosociales) que son eficaces para reducir los otros síntomas psiquiátricos también tienden a funcionar en pacientes duales, y que los que son eficaces para reducir el uso de sustancias también lo son para reducirlo en pacientes duales.

Van den Bosch y Verheul[45] diferencian el abordaje terapéutico según el punto de partida:

- Centrado en la farmacoterapia: son tratamientos muy limitados, lo cual subrayan los autores teniendo en cuenta que la farmacoterapia puede tener un papel muy importante en estos pacientes, ya que puede mejorar algunos de los síntomas de los trastornos de personalidad y la evolución de la adicción.

- Centrado en el uso de sustancias: muestra en general que la patología de la personalidad se asocia con mayores y más graves problemas en el pretratamiento y el postratamiento, aunque no es un robusto predictor de la cantidad de mejoría, y algunos destacan igualmente el papel en la cronicidad de la adicción y el significativo impacto del sexo en el tratamiento de estos pacientes.

- Centrado en los trastornos de personalidad: a menudo se excluye a los pacientes adictos, por lo que se sabe muy poco del impacto sobre la evolución del tratamiento, aunque los propios autores realizaron un estudio aleatorizado con terapia dialéctico-comportamental en mujeres con trastorno límite de la personalidad y no encontraron diferencias en la efectividad del tratamiento entre pacientes con y sin adicción.

- Centrado en el tratamiento dual: se refiere fundamentalmente a dos tipos de psicoterapia, la centrada en los esquemas y la dialéctico-comportamental, modificadas para las necesidades específicas de los pacientes duales, que han mostrado algunos resultados prometedores.

En cuanto a las implicaciones clínicas, se recomienda la psicoterapia y a ser posible asociada a farmacoterapia centrada en los síntomas, más que en diagnósticos categoriales, cuando sea necesaria o útil, en programas terapéuticos integrados y multifocales, más que los programas separados específicos de síntomas.

3.1 *Psicoterapia*

Desde el punto de vista psicoterapéutico, Staiger *et al.*[44] recuerdan que los rasgos de personalidad relacionados con la impulsividad, como la búsqueda de sensaciones, la búsqueda de novedades, la sensibilidad a la recompensa y la desinhibición conductual, se relacionan fuertemente con el uso y el abuso de sustancias en adolescentes y adultos, así como también los rasgos relacionados con la ansiedad. De forma más práctica, para cada rasgo de los considerados cruciales en la aparición del abuso de sustancias podrían abordarse:

- La sensibilidad a la recompensa: se contempla la necesidad de desarrollar abordajes terapéuticos que aumenten las experiencias vitales recompensantes, de acuerdo con resultados muy positivos observados con estrategias de manejo de la contingencia, como recompensar la adherencia y la abstinencia con dinero.

- La impulsividad no planificada: técnicas bien establecidas de la terapia cognitivo-conductual, como el entrenamiento atencional, utilizado en la terapia dialéctico-conductual, o la prevención de las recaídas basada en la autoconsciencia, que podrían actuar específicamente sobre las tendencias impulsivas no planificadas del consumidor crónico.

- La ansiedad: existen pocos datos sobre tratamientos efectivos en estos casos, si bien las estrategias cognitivo-conductuales desarrolladas en el campo de la ansiedad son prometedoras, lo que debe ser confirmado con los estudios adecuados.

En cuanto a abordajes específicos, el *cluster* B de la clasificación del DSM es el que ha recibido el interés fundamental del abordaje terapéutico, en especial el trastorno *borderline* y el antisocial. En el caso del trastorno antisocial, se sabe que estos pacientes pueden mostrar tanta mejoría con el tratamiento como los adictos sin este trastorno de personalidad. Sobre el trastorno límite de personalidad, la terapia dialéctico-comportamental ha demostrado en distintos estudios su utilidad para la patología dual, en especial en los pacientes que presentan manifestaciones suicidas frecuentes.[46]

3.2 *Tratamiento farmacológico*

El campo de los abordajes neurobiológicos en esta patología dual se encuentra casi en sus comienzos y presenta grandes posibilidades futuras. Se ha sugerido que algunos fármacos aprobados para el tratamiento de ciertas adicciones podrían ser útiles en pacientes duales con trastornos de personalidad, como la naltrexona, que podría ser más efectiva en pacientes con mayor sensibilidad a la recompensa o búsqueda de novedades, así como el acamprosato lo sería en los que tengan mayor reactividad al estrés o sensibilidad a la ansiedad.[47] Aunque los estudios son todavía escasos, se ha constatado, en pacientes duales dependientes de la heroína, la mayor efectividad de la metadona en los que se caracterizaron más por «psicoticismo», mientras que la buprenorfina lo fue en aquellos con sintomatología de «violencia-suicidio»,[48] haciendo quizás referencia al trastorno límite de personalidad.

Asimismo, fármacos con indicación en el tratamiento de distintos trastornos mentales también podrían ser útiles en el tratamiento de las adicciones, como el antidepresivo bupropión (aprobado para el tratamiento de la adicción al tabaco), ciertos anticomiciales como el topiramato, la oxcarbacepina, la zonisamida y la gabapentina, y algunos de los llamados antipsicóticos atípicos.

Por agrupaciones dimensionales de los trastornos de personalidad:

- Trastornos del *cluster* A: algún estudio ha hecho mención a la utilidad de los antipsicóticos a dosis bajas en este grupo, especialmente los llamados atípicos, que podrían mejorar el funcionamiento y la sintomatología.

- Trastornos del cluster B: en concreto en el trastorno límite de personalidad, diversos fármacos han demostrado efectividad en el tratamiento de sus síntomas y también en la adicción. Así, entre los antidepresivos serían los inhibidores de la recaptación de serotonina; entre los anticonvulsivantes, fundamentalmente el valproato, el topiramato, la oxcarbacepina, la gabapentina y la lamotrigina; y entre los antipsicóticos atípicos, la risperidona, la quetiapina, la olanzapina, la amisulprida, la ziprasidona, el aripiprazol y la paliperidona.

- Trastornos del *cluster* C: los antidepresivos, especialmente de perfil serotoninérgico o mixto, y los anticomiciales como la gabapentina, la tiagabina y la pregabalina, podrían ser útiles en el tratamiento sintomático de estos pacientes.

Por otro lado, hay que valorar la conveniencia de emplear fármacos tanto agonistas como antagonistas de diversos sistemas endógenos, habitualmente utilizados en el tratamiento de la adicción. Por ejemplo, algunos pacientes con trastorno límite de la personalidad y dependencia del alcohol podrían beneficiarse de un agonista opioide como la buprenorfina, o de un antagonista como la naltrexona o el nalmefeno, más allá del uso de ciertos anticomiciales.

Con los avances en la investigación, en el futuro podrán perfilarse las combinaciones farmacológicas más efectivas, así como las distintas técnicas de estimulación cerebral, de neurocirugía o, quizá, incluso de intervención sobre alteraciones genéticas.

4   Conclusiones

Los clínicos deben considerar que los pacientes con TUS presentan con más frecuencia patología dual con rasgos desadaptativos y trastornos de personalidad.

Los hallazgos concordantes de la asociación de tres rasgos y categorías diagnósticas (los trastornos esquizotípico, límite y antisocial de la personalidad) con los TUS indican la importancia de esta asociación, y es creciente el conocimiento de las bases neurobiológicas que se relacionan con algunas sustancias con potencial adictivo. Estos conocimientos deben orientar progresivamente el diagnóstico y el tratamiento de esta patología dual.

Deben comprenderse los mecanismos neurobiológicos por los que ciertos rasgos de la personalidad pueden dar lugar a endofenotipos englobados dentro de las categorías de trastornos de personalidad, que indican individuos tanto vulnerables como resilientes a sufrir trastornos adictivos y otros trastornos mentales, lo que se denomina patología dual.

Este diagnóstico es imprescindible al tratar individuos con patología dual, lo que permitirá iniciar un sólido tratamiento conjunto para todas las expresiones psicopatológicas que presenten.

Bibliografía

1. Szerman N, Martínez-Raga J, Peris L, Roncero C, Basurte I, Vega P, *et al.* Rethinking dual disorders/pathology. Addict Disord Treat. 2013;12:1-10.
2. Szerman N, Martínez-Raga J. Dual disorders, two different mental disorders? Advancing in Dual Diagnosis. 2015; 8: 61-4
3. Hasin D, Fenton MC, Skodol A, Krueger R, Keyes K, Geier T, *et al.* Personality disorders and the 3-year course of alcohol, drug, and nicotine use disorders. Arch Gen Psychiatry. 2011; 68: 1158-67.
4. Lev-Ran S, Imtiaz S, Rehm J, Le Foll B. Exploring the association between life time prevalence of mental illness and transition from substance use to substance use disorders: results from the National Epidemiologic Survey of Alcohol and Related Conditions (NESARC). Am J Addict. 2013; 22: 93-8.
5. Verheul R, van den Bosch LMC, Ball SA. Substance abuse. En: Oldham J, Skodol AE, Bender DS, editores. Essential of personality disorders. Washington, DC: American Psychiatric Publishing; 2009. p. 361-80.
6. Szerman N, Peris L. Personality disorders and addiction disorders. En: el-Guebaly N, Carrà G, Galanter M, editores. Textbook of addiction treatment: international perspectives. Springer Milan, Heidelberg, New York, Dordrecht, London: Springer; 2015. Section IX (124), p. 2063-83.
7. Volkow ND, Tomasi D, Wang GJ, Fowler JS, Telang F, Goldstein RZ, *et al.* Positive emotionality is associated with baseline metabolism in orbitofrontal cortex and in regions of the default network. Mol Psychiatry. 2011; 16: 818-25.
8. Swensen J, Le Moal M. Individual vulnerability to addiction. Ann N Y Acad Sci. 2011; 1216: 73-85.

9. Sellman D. The 10 most important things known about addiction. Addiction. 2010; 105: 6-13.

10. Nigg JT, Goldsmith HH. Genetic of personality disorders: perspectives from personality and psychopathological research. Psychol Bull. 1994; 115: 346-80.

11. de Moor MH, Costa PT, Terracciano A, Krueger RF, de Geus EJ, Toshiko T, *et al.* Meta-analysis of genome-wide association studies for personality. Mol Psychiatry. 2012; 17: 337-49.

12. Woodward ND, Cowan RL, Park S, Ansari MS, Baldwin RM, Li R, *et al.* Correlation of individual differences in schizotypal personality traits with amphetamine-induced dopamine release in striatal and extrastriatal brain regions. Am J Psychiatry. 2011; 168: 418-26.

13. Belcher A, Volkow NR, Moeller GF, Ferre S. Personality traits and vulnerability or resilience to substance use disorders. Trends in Cognitive Science. 2014; 18: 211-7.

14. Fervaha G, Remington G. Neuroimaging findings in schizotypal personality disorder: a systematic review. Prog Neuropsychopharmacol Biol Psychiatry. 2012; 5: 96-107.

15. Chemerinski E, Triebwasser J, Roussos P, Siever LJ. Schizotypal personality disorder. J Pers Disord. 2012; 26: 1-27.

16. Fenton MC, Keyes K, Geier T, Greenstein E, Skodol A, Krueger B, *et al.* Psychiatric comorbidity and the persistence of drug use disorders in the United States. Addiction. 2012; 107: 599-609.

17. Esterberg ML, Goulding SM, McClure-Tone EB, Compton MT. Schizotypy and nicotine, alcohol, and cannabis use in a non-psychiatric sample. Addict Behav. 2009; 34: 374-9.

18. Buckner JD, Heimberg RG, Schneier FR, Liu SM, Wang S, Blanco C. The relationship between cannabis use disorders and social anxiety disorder in the National Epidemiological Study of Alcohol and Related Conditions (NESARC). Drug Alcohol Depend. 2012; 124: 128-34.

19. Schiffman J, Nakamura B, Earleywine M, LaBrie J. Symptoms of schizotypy precede cannabis use. Psychiatry Res. 2005; 30; 134: 37-42.

20. Cohen AS, Buckner JD, Najolia GM, Stewart DW. Cannabis and psychometrically-defined schizotypy: use, problems and treatment considerations. J Psychiatr Res. 2011; 45: 548-54.

21. Szerman N. Patología dual y psicosis. Madrid: Enfoque Editorial; 2012.

22. Zamberletti E, Rubino T, Parolaro D. The endocannabinoid system and schizophrenia: integration of evidence. Curr Pharm Des. 2012; 18: 4980-90.

23. Kuepper R, Morrison PD, van Os J, Murray RM, Kenis G, Henquet C. Does dopamine mediate the psychosis-inducing effects of cannabis? A review and integration of findings across disciplines. Schizophr Res. 2010; 121: 107-17.

24. Monterrubio S, Solowij N. Chronic stress and adaptation. Am J Psychiatry. 2006; 163: 553.

25. Trull TJ, Sher KL, Minks-Brown C, Durbin J, Burr R. Borderline personality disorder and substance use disorders: a review and integration. Clin Psychol Rev. 2000; 20: 235-53.

26. Cohen P, Chen H, Crawford TN, Brook JS, Gordon K. Personality disorders in early adolescence and the development of later substance use disorders in the general population. Drug Alcohol Depend. 2007; 88(Suppl 1): S71-84.

27. Lubman DI, Hall K, Pennay A, Rao S. Managing borderline personality disorder and substance use – an integrated approach. Aust Fam Physician. 2011; 40: 376-81.

28. James LM, Taylor J. Impulsivity and negative emotionality associated with substance use problems and Cluster B personality in college students. Addict Behav. 2007; 32: 714-27.

29. Sebastian A, Jacob G, Lieb K, Tüscher O. Impulsivity in borderline personality disorder: a matter of disturbed impulse control or a facet of emotional dysregulation? Curr Psychiatry Rep. 2013; 15: 339.

30. Ruocco AC, Amirthavasagam S, Choi-Kain LW, McMain SF. Neural correlates of negative emotionality in borderline personality disorder: an activation-likelihood-estimation meta-analysis. Biol Psychiatry. 2013; 73: 153-6.

31. Zubieta JK, Ketter TA, Bueller JA, Xu Y, Kilbourn MR, Young EA, *et al.* Regulation of human affective responses by anterior cingulate and limbic mu-opioid neurotransmission. Arch Gen Psychiatry. 2003; 60: 1145-53.

32. Schreckenberger M, Klega A, Gründer G, Buchholz HG, Scheurich A, Schirrmacher R, *et al.* Opioid receptor PET reveals the psychobiologic correlates of reward processing. J Nucl Med. 2008; 49: 1257-61.

33. Stein DJ, van Honk J, Ipser J, Solms M, Panksepp J. Opioids: from physical pain to the pain of social isolation. CNS Spectr. 2007; 12: 669-70, 672-4.

34. Stanley B, Siever LJ. The interpersonal dimension of borderline personality disorder: toward a neuropeptide model. Am J Psychiatry. 2010; 167: 24-39.

35. Gelhorn HL, Sakai JT, Price RK, Crowley TJ. DSM-IV conduct disorder criteria as predictors of antisocial personality disorder. Compr Psychiatry. 2007; 48: 529-38.

36. Hare RD, Hart SD, Harpur TJ. Psychopathy the DSM-IV criteria for antisocial personality disorder. J Abnorm Psychol. 1991; 100: 391-8.

37. Blair JR. Cortical thinning and functional connectivity in psychopathy. Am J Psychiatry. 2012; 169: 684-7.

38. Witkiewitz K, King K, McMahon RJ, Wu J, Luk J, Bierman KL, *et al.*; Conduct Problems Prevention Research Group. Evidence for a multi-dimensional latent structural model of externalizing disorders. J Abnorm Child Psychol. 2013; 41: 223-37.

39. Hopley AA, Brunelle C. Personality mediators of psychopathy and substance dependence in male offenders. Addict Behav. 2012; 37: 947-55.

40. Bahlmann M, Preuss UW, Soyka M. Chronological relationship between antisocial personality disorder and alcohol dependence. Eur Addict Res. 2002; 8: 195-200.

41. Ersche KD, Turton AJ, Chamberlain SR, Müller U, Bullmore ET, Robbins TW. Cognitive dysfunction and anxious-impulsive personality traits are endophenotypes for drug dependence. Am J Psychiatry. 2012; 169: 926-36.

42. Ersche KD, Jones PS, Williams GB, Turton AJ, Robbins TW, Bullmore ET. Abnormal brain structure implicated in stimulant drug addiction. Science. 2012; 335: 601-4.

43. Easton CJ, Oberleitner LM, Scott MC, Crowley MJ, Babuscio TA, Carroll KM. Differences in treatment outcome among marijuana-dependent young adults with and without antisocial personality disorder. Am J Drug Alcohol Abuse. 2012; 38: 305-13.

44. Staiger PK, Kambouropoulos N, Dawe S. Should personality traits be considered when refining substance misuse treatment programs? Drug Alcohol Rev. 2007; 26: 17-23.

45. Van den Bosch LM, Verheul R. Patients with addiction and personality disorder: treatment outcomes and clinical implications. Curr Opin Psychiatry. 2007; 20: 67-71.

46. Lineham MM. Dialectic behavior therapy for patients with borderline personality disorder and drug-dependence. Am J Addict. 1999; 8: 279-92.

47. Verheul R, van den Brink W. The role of personality pathology in the etiology and treatment of substance use disorders. Curr Opin Psychiatry. 2000; 13: 163-9.

48. Maremmani AG, Rovai L, Pani PP, Pacini M, Lamanna F, Rugani F, *et al.* Do methadone and buprenorphine have the same impact on psychopathological symptoms of heroin addicts? Ann Gen Psychiatry. 2011; 15: 17.

Capítulo 13

Impulsividad y patología dual

L. Rodríguez-Cintas, N. Vela, C. Roncero

Correspondencia
Dra. Laia Rodríguez-Cintas
lairodri@vhebron.net

Sinopsis

La impulsividad no está definida explícitamente en el Manual Diagnóstico y Estadístico de los Trastornos Mentales (DSM-5). Esta falta de especificidad en relación con el papel de la impulsividad en las enfermedades psiquiátricas surge de los desacuerdos acerca de cómo definir y medir la impulsividad. La impulsividad puede ser entendida como la predisposición a reacciones rápidas y no planificadas a estímulos internos o externos, sin considerar las posibles consecuencias negativas hacía uno mismo o hacia los demás. La impulsividad puede definirse basándose en un enfoque biopsicosocial, ya que es una característica clave de varios trastornos psiquiátricos. Las intervenciones conductuales y farmacológicas que son eficaces para tratar la impulsividad deben incorporar planes de tratamiento combinado que tengan en cuenta la impulsividad, la adicción y los trastornos mentales asociados. Algunos trastornos psiquiátricos se asocian con una alta impulsividad. Se han demostrado niveles significativamente más altos de impulsividad en los pacientes con trastornos de conducta, trastornos de personalidad, adicciones y trastorno bipolar, en comparación con otros pacientes psiquiátricos y con población general. La gran comorbilidad de impulsividad y trastornos psiquiátricos está relacionada con la asociación entre la impulsividad y los sustratos biológicos de estos trastornos.

1   Introducción

La impulsividad es un constructo de gran importancia, ya que se encuentra presente en muchos trastornos psiquiátricos,[1,2] pero no hay consenso en cuanto a su definición.[2-4]

La impulsividad es multidimensional e incluye tanto una dimensión del comportamiento adaptativo como desadaptativo, núcleo de muchos trastornos mentales, como el trastorno por déficit de atención con hiperactividad, trastornos destructivos, del control de los impulsos y de la conducta, trastorno de la personalidad antisocial, trastorno de la personalidad límite, conductas suicidas o agresivas, adicciones comportamentales, trastornos relacionados con sustancias y trastornos adictivos, entre otros.[5]

Aunque en el Manual Diagnóstico y Estadístico de los Trastornos Mentales (DSM-5) se encuentran algunos ejemplos de comportamientos impulsivos, la impulsividad no se define de forma explícita. Esa falta de especificidad en cuanto al papel de la impulsividad en los resultados de las enfermedades psiquiátricas surge de los desacuerdos en la literatura acerca de cómo definir y medir la impulsividad. Existe poco consenso en lo que se refiere a qué instrumento debe emplearse para evaluar la impulsividad[6] (véase el capítulo 14).

La impulsividad puede entenderse como la predisposición hacia reacciones rápidas y no planificadas a estímulos internos o externos, sin considerar las posibles consecuencias negativas hacia uno mismo o hacia los demás.[1]

La impulsividad es un factor común y hace referencia a rasgos de personalidad implicados en la susceptibilidad a la adicción.[7-9] El inicio del consumo de drogas suele ocurrir de forma generalizada en la adolescencia, época en la que destacan la búsqueda de sensaciones y la impulsividad.[10] En personas dependientes de la cocaína se ha descrito que la impulsividad sería un factor de riesgo tanto para el consumo como para el posterior desarrollo de dependencia.[11]

Una exposición mantenida a una determinada sustancia supone una adaptación o neurorregulación cerebral de los diversos sistemas afectados por dicha sustancia, que contribuirá al mantenimiento de la conducta adictiva. Estos cambios afectan a regiones cerebrales de las que dependen funciones tan básicas como la percepción de recompensa, la motivación y la voluntad, la memoria, el aprendizaje, la toma de decisiones, la impulsividad, el aprendizaje de errores… La vulnerabilidad personal quedaría expuesta en las fases de inicio del consumo. Aquellos sujetos especialmente vulnerables presentarían más tempranamente, y con mayor intensidad, alteraciones en dichas áreas, y por lo tanto en dichas funciones, lo que facilitaría el paso del consumo puntual a la dependencia y el mantenimiento de esta.[12]

2 Importancia de la impulsividad en la patología dual

Son diversos los trastornos psiquiátricos que se asocian a la impulsividad.[1] Aunque algún grado de impulsividad está presente en cualquier individuo con o sin patología psiquiátrica, es más probable que los niveles altos aparezcan en personas con algún problema mental, como trastornos de la personalidad, manía y dependencia de sustancias, entre otras patologías. La asociación de estos trastornos y la impulsividad se debe, al menos en parte, a la manera en que han sido conceptualizados tales trastornos, con una falta de inhibición conductual. La impulsividad puede estar relacionada con un mecanismo subyacente de inhibición conductual.[13]

La impulsividad es también un importante componente de la conducta suicida.[14] La relación entre el comportamiento impulsivo y los intentos de suicidio puede considerarse con dos dimensiones: un intento de suicidio puede ser impulsivo o no, y el intento de suicidio puede tener rasgos impulsivos o no. Estas dos dimensiones no deben solaparse por completo ni ser equivalentes, y pueden tener diferente relación con la letalidad, otra de las grandes dimensiones de la conducta suicida.[15]

Los trastornos de la personalidad y los trastornos por uso de sustancias tienen un nexo común, como es la impulsividad. Aunque esta aparece mencionada explícitamente entre los criterios diagnósticos de diversos trastornos, sigue presentando problemas de definición. Numerosos estudios han demostrado que los trastornos de la personalidad de tipo impulsivo son muy prevalentes entre los individuos con trastornos por uso de sustancias[16].

3 Hipótesis de la existencia de impulsividad en la patología dual

La explicación a esta comorbilidad deriva de una interacción recíproca continua entre la vulnerabilidad (biológica y psicológica) y las circunstancias psicosociales.[17]

El consumo podría actuar potenciando los circuitos de recompensa cerebral tras la administración de la sustancia, pero también podría operar mediante genes asociados con el control de la impulsividad o con otros relacionados con una vulnerabilidad hacia determinados trastornos psiquiátricos, que a su vez pueden asociarse con la dependencia del alcohol o de otras drogas, como por ejemplo la esquizofrenia o el trastorno bipolar.[18]

Los fenómenos de mayor impulsividad y deterioro del autocontrol conductual se relacionan con alteraciones de las estructuras del sistema fronto-estriado, que constituyen el trasfondo neurobiológico de la inhibición de respuestas conductuales inapropiadas. Una lesión cerebral del lóbulo frontal produciría síntomas de trastornos de la personalidad y afectaría a la atención y la planificación.[19,20] Por otra parte, un funcionamiento deficiente del sistema frontal podría manifestarse conductualmente como un bajo control de los impulsos, que puede aparecer en personas que sufren depresión o trastornos de conducta y que se caracterizan por una gran impulsividad, un deterioro de la capacidad de inhibición de respuestas inapropiadas y un bajo grado de autocontrol de la conducta.[21,22] Además, un déficit en los lóbulos frontales se relaciona con el mantenimiento del consumo y con la presencia de psicopatología.[23-25]

4   Aspectos diagnósticos, clínicos y terapéuticos en pacientes impulsivos

La impulsividad es un elemento característico de muchos trastornos psiquiátricos y de especial importancia en el consumo de sustancias y en la patología dual (véase la figura 1). Así ocurre en los pacientes con trastorno por déficit de atención e hiperactividad, que adquiere relevancia durante la adolescencia y en las primeras etapas de la edad adulta. Es el periodo del desarrollo en que se aprecia un mayor número de conductas de riesgo e inicio de consumo, y la época en que más se consume y se abusa de sustancias. La impulsividad también está asociada con el abuso o la dependencia de sustancias, particularmente durante la adolescencia, y es un rasgo común entre ciertos trastornos psiquiátricos y las adicciones,[26,27] por lo que los sujetos con trastorno por déficit de atención e hiperactividad más impulsivos presentan a su vez una mayor vulnerabilidad a la adicción.[28,29]

Una gran proporción de pacientes con síntomas psicóticos pueden presentar abuso de cocaína y alcohol, que va asociado a una mayor impulsividad y disfunción cognitiva, lo que incrementa el riesgo de accidentes, victimización, agresión, autolesiones e infecciones de transmisión sexual.[30,31]

IMPULSIVIDAD

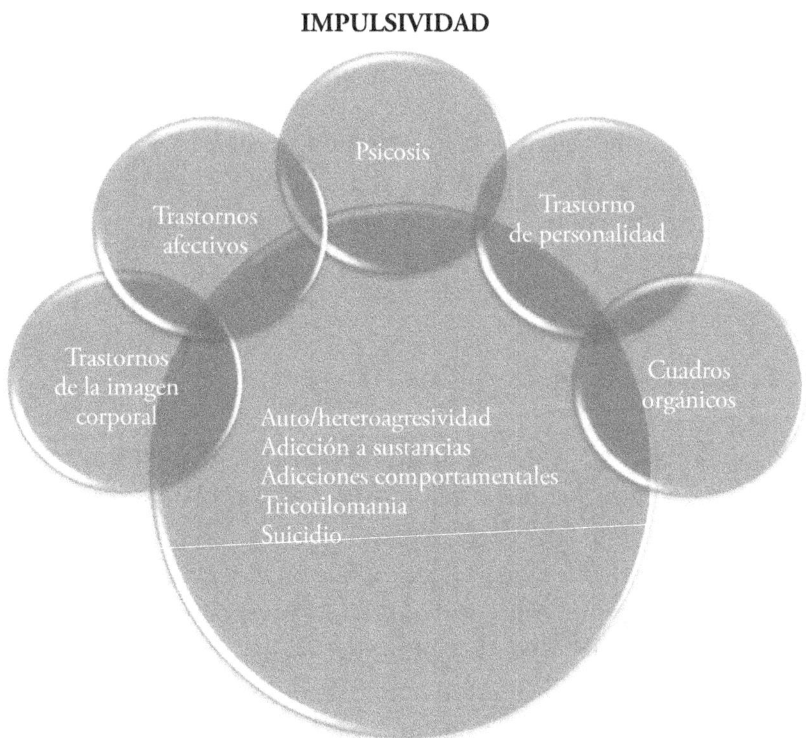

Figura 1. La impulsividad, elemento característico de muchos trastornos psiquiátricos.

Las personas con intentos de suicidio o trastornos del estado de ánimo suelen obtener puntuaciones más altas en impulsividad.[32,33]

Gran parte de los problemas a los que se enfrentan los profesionales de salud mental y los que atienden drogodependencias, al tratar a los pacientes con patología dual, se deben a la dificultad de evaluar los síntomas y los trastornos. En muchas ocasiones, los síntomas de la psicopatología se solapan con los efectos que produce el consumo de las drogas o con algunos trastornos asociados al consumo que son muy semejantes entre sí. La ansiedad, la impulsividad, la tristeza generalizada, no seguir normas, el engaño, las conductas explosivas y un largo etcétera conforman una diversidad que en el mejor de los casos no puede delimitarse hasta que el drogodependiente ha dejado de consumir la droga. La similitud de los síntomas puede inducir a error si no se realiza una adecuada evaluación. Aunque la impulsividad y la agresividad se han asociado tradicionalmente a los drogodependientes con patología dual, hay que dejar claro que existen diferencias. La impulsividad puede derivarse del efecto directo del consumo de drogas como la cocaína u otros estimulantes, constituirse en un trastorno psicopatológico independiente del consumo de drogas o ser un síntoma de los trastornos de la personalidad del grupo B.

Diversos estudios indican que la impulsividad es un factor predictivo de abandono del tratamiento, tanto en sujetos sólo adictos[1,34,35] como en pacientes con patología dual. En los pacientes con dependencia de cocaína la impulsividad se asocia a mayor gravedad.[36]

5 Tratamiento psicofarmacológico

La mayoría de los fármacos que se utilizan para el control de la impulsividad en pacientes con patología dual no tienen indicaciones aprobadas para su uso en psiquiatría o en el campo de las adicciones.

Los inhibidores selectivos de la recaptación de serotonina (ISRS), el litio, los neurolépticos y algunos anticomiciales pueden modificar variables temperamentales como la impulsividad. De cualquier forma, la orientación integradora debe tener en cuenta los síntomas diana. Los síntomas impulsivo-conductuales responden a los ISRS (solos o con neurolépticos a dosis bajas), valproato sódico y otros anticomiciales (gabapentina, topiramato, etc.), e incluso a la naltrexona.[17]

Los fármacos más utilizados se detallan en la tabla 1.

Fármaco	Tipo	Usos
Carbamacepina	Antiepiléptico	Estabilizador del ánimo Control de la impulsividad Adicciones
Oxcarbacepina (derivado de carbamacepina)	Antiepiléptico	Desintoxicación y deshabituación del alcohol Control de la impulsividad
Lamotrigina	Anticonvulsivante	Estabilizador del ánimo Control de la impulsividad Adicciones
Topiramato	Antiepiléptico	Estabilizador del ánimo Control de la impulsividad

Tabla 1. Principales fármacos utilizados para el control de la impulsividad en pacientes con patología dual.

6　Tratamiento psicoterapéutico

Para el control de los impulsos se utilizan principalmente técnicas cognitivo-conductuales, entre las que destacan:

- Psicoeducación: sirve para identificar las conductas y tomar conciencia de las situaciones en que se manifiesta la impulsividad. El paciente debe asumir qué factores internos o externos activan o disparan su comportamiento impulsivo.
- Identificación de los estímulos internos o externos que desencadenan la pérdida de control, ya sean asociados al consumo o no:

  - Identificación de las consecuencias de un acto impulsivo.
  - Técnicas de relajación o desactivación progresiva.
  - Identificación de la relación entre consumo e impulsividad.
  - Pararse a pensar.

En resumen, todas las técnicas tienen la finalidad de que el paciente no actúe sin pensar, identificando las causas internas o externas de esa pérdida de control no sólo respecto a la sustancia sino también sobre el entorno y uno mismo. Una vez identificadas, podrá ver las diferentes alternativas y consecuencias de sus actos, y pensar, evaluar y decidir qué hacer antes de actuar.

7　Conclusiones

Varios trastornos psiquiátricos se asocian con la impulsividad. En pacientes con patología dual se han encontrado niveles más altos de impulsividad en aquellos con trastorno de conducta, trastornos de la personalidad y trastorno bipolar, en comparación con otros pacientes psiquiátricos o con población general. La gran comorbilidad de impulsividad y trastornos psiquiátricos está relacionada con los sustratos biológicos de estos trastornos.

La falta de una definición y del conocimiento del papel de la impulsividad en los trastornos mentales y adictivos se ve reflejada en los desacuerdos que se encuentran en la literatura acerca de cómo definir y medir la impulsividad. Existe poco consenso en lo que se refiere a qué instrumento emplear para evaluar la impulsividad, y por ello es necesario desarrollar o validar instrumentos para medir la impulsividad en los pacientes con patología dual.

Las intervenciones psicoterapéuticas y farmacológicas que son eficaces para tratar la impulsividad deben incorporar planes de tratamiento combinado que tengan en cuenta la impulsividad, la adicción y los trastornos mentales asociados.

Bibliografía

1. Moeller FG, Dougherty DM, Barratt ES, Schmitz JM, Swann AC, Grabowski J. The impact of impulsivity on cocaine use and retention in treatment. J Subst Abuse Treat. 2001; 21: 193-8.
2. Stanford MS, Mathias CW, Dougherty DM, Lake SL, Anderson NE, Patton JH. Fifty years of the Barratt Impulsiveness Scale: an update and review. Personality and Individual Differences. 2009; 47: 385-95.
3. Patton JM, Stanford MS, Barratt ES. Factor structure of the Barratt Impulsiveness Scale. J Clin Psychol. 1995; 51: 768-74.
4. Servera M, Galan MR. Problemas de impulsividad e inatención en el niño. Propuestas para su evaluación. Madrid: MECD; 2001.
5. American Psychiatric Association. Diagnostic and statistical manual of mental disorders. 5th ed. Arlington, VA: American Psychiatric Association; 2013.
6. Miller J, Tudway. Assessing the component structure of four self-report measures of impulsivity. Personality and Individual Differences. 2004; 37: 349-58.
7. Barratt ES. Impulsiveness and aggression. En: Monahan J, Steadman HJ, editores. Violence and mental disorder: developments in risk assessment. Chicago: University of Chicago Press; 1994. p. 61-79.
8. Valero S, Daigre C, Rodríguez-Cintas L, Barral C, Gomà-i-Freixanet M, Ferrer M, *et al.* Neuroticism and impulsivity: their hierarchical organization in the personality characterization of drug-dependent patients from a decision tree learning perspective. Comprehensive Psychiatry. 2014; 55: 1227-33.
9. Pedrero EJ, Puerta C, Rojo G, Ruiz Sánchez de León JM, Llanero M, Olivar A. Déficit de atención e hiperactividad en adultos con adicción a sustancias: ¿TDAH o síndrome secundario al abuso de sustancias? Revista Española de Drogodependencias. 2009; 34: 32-45.
10. Muñoz-Rivas MJ, Graña Gómez JL, Peña Fernández ME, Andreu Rodríguez JM. Influencia de la conducta antisocial en el consumo de drogas en población adolescente. Adicciones. 2002; 14: 313-20.
11. Moeller FG, Dougherty DM, Barratt ES, Oderinde V, Mathias CW, Harper RA, *et al.* Increased impulsivity in cocaine dependent subjects independent of antisocial personality disorder and aggression. Drug Alcohol Depend. 2002; 68: 105-11.
12. Ambrosio, E. Vulnerabilidad a la drogadicción. Adicciones. 2004; 15: 187-90.
13. Gray JA. A model of the limbic system and basal ganglia: applications to anxiety and schizophrenia. En: Gazzaniga MS, editor. The cognitive neurosciences. Cambridge, Mass: MIT Press; 1995. p. 1165-76.
14. Mann JJ. Role of the serotonergic system in the pathogenesis of major depression and suicidal behavior. Neuropsychopharmacology. 1999; 21: 99S-105S.
15. Baca-García E, Díaz-Sastre C, Basurte E, Prieto R, Ceverino A, Saiz-Ruiz J, *et al.* A prospective study of the paradoxical relationship between impulsivity and lethality of suicide attempts. J Clin Psychiatry. 2001; 62: 560-4.
16. Verhuel R. Comorbilidad de trastornos de la personalidad en individuos con trastorno por uso de sustancias. Eur Psiquiatry. 2001; 8: 520-9.
17. Bolinches F, De Vicente P, Castellano M, Pérez-Galvez B, Haro G, Martínez-Raga J, *et al.* Personalidades impulsivas y trastornos por uso de sustancias: algo más que un diagnóstico dual. Trastornos Adictivos. 2002; 4: 216-22.

18. Mayfield RD, Harris RA, Schuckit MA. Genetic factors influencing alcohol dependence. Br J Pharmacol. 2008; 154: 275-87.
19. Damasio AR, Tranel D, Damasio H. Individuals with sociopathic behavior caused by frontal damage fail to respond autonomically to social stimuli. Behav Brain Res. 1990; 41: 81-94.
20. Spikman JM, Deelman BG, van Zomeren AH. Executive functioning, attention and frontal lesions in patients with chronic CHI. J Clin Exp Neuropsychol. 2000; 22: 325-38.
21. Anton, RF. What is craving? Alcohol Research and Health. 1999; 23: 165-73.
22. Guardia J, Segura L, Gonzalbo B, Iglesias L, Roncero C. Neuroimagen y alteraciones del funcionamiento cerebral, asociadas al consumo de cocaína. Adicciones. 2001; 13: 415.
23. Dawe S, Gullo MJ, Loxton NJ. Reward drive and rash impulsiveness as dimensions of impulsivity: implications for substance misuse. Addict Behav. 2004; 29: 1389-405.
24. Dawe S, Loxton NJ. The role of impulsivity in the development of substance use and eating disorders. Neurosci Biobehav Rev. 2004; 28: 343-51.
25. Hayaki J, Stein MD, Lassor JA, Herman DS, Anderson BJ. Adversity among drug users: relationship to impulsivity. Drug and Alcohol Dependence. 2005; 78: 65-71.
26. Chambers RA, Taylor JR, Potenza MN. Developmental neurocircuitry of motivation in adolescence: a critical period of addiction vulnerability. Am J Psychiatry. 2003; 160: 1041-52.
27. Potenza MN, Sofuoglu M, Carroll KM, Rounsaville BJ. Neuroscience of behavioral and pharmacological treatments for addictions. Neuron. 2011; 69: 695-712.
28. Kollins SH. ADHD, substance use disorders, and psychostimulant treatment: current literature and treatment guidelines. J Atten Disord 2008; 12: 115-25.
29. Kavanagh DJ, Waghorn G, Jenner L, Chant DC, Carr V, Evans M, *et al.* Demographic and clinical correlates of comorbid substance use disorders in psychosis: multivariate analyses from an epidemiological sample. Schizophrenia Research. 2004; 66: 115-24.
30. Roncero C, Daigre C, Grau-López L, Rodríguez-Cintas L, Barral C, Pérez-Pazos J, *et al.* Cocaine-induced psychosis and impulsivity in cocaine-dependent patients. J Addict Dis. 2013; 32: 263-73.
31. Dougherty DM, Mathias CW, Marsh DM, Papageorgiou TD, Swann AC, Moeller FG. Laboratory measured behavioral impulsivity relates to suicide attempt history. Suicide Life Threat Behav. 2004; 34: 374-85.
32. Peluso MAM, Hatch JP, Glahn DC, Monkul ES, Sanches M, Najt P, *et al.* Trait impulsivity in patients with mood disorders. J Affect Dis. 2007; 100: 227-31.
33. Miller L. Predicting relapse and recovery in alcoholism and addiction: neuropsychology, personality, and cognitive style. J Subst Abuse Treat. 1991; 8: 277-91.
34. Patkar AA, Murray HW, Mannelli P, Gottheil E, Weinstein SP, Vergare MJ. Pre-treatment measures of impulsivity, aggression and sensation seeking are associated with treatment outcome for African-American cocaine-dependent patients. J Addict Dis. 2004; 23: 109-22.
35. Sargeant MN, Bornovalova MA, Trotman AJ-M, Fishman S, Lejuez CW. Facets of impulsivity in the relationship between antisocial personality and abstinence: duration of longest abstinence attempts among substance users with antisocial personality disorder: the mediating role of impulsivity. Addict Behav. 2012; 37: 293-8.
36. Rodríguez-Cintas L, Daigre C, Grau-López L, Barral C, Pérez-Pazos J, Voltes N, Braquehais MD, Casas M, Roncero C. Impulsivity and addiction severity in cocaine and opioid dependent patients. Addict Behav. 2016; 17; 58: 104-109.

Capítulo 14.1

Evaluación psicológica de la adicción y de la patología dual

C. Daigre, A. Herrero, C. Roncero

Correspondencia
Dra. Constanza Daigre Blanco
cdaigre@vhebron.net

Sinopsis

El diagnóstico en adicciones y patología dual es clínico. Sin embargo, el proceso es complejo y puede suscitar muchas dudas, por lo que en numerosas ocasiones es necesario realizar diagnósticos diferenciales o diagnósticos de tipo sindrómico. También es compleja la diferenciación de los síntomas inducidos y los que son propios del consumo o de la patología dual. Por todo ello, es importante poder disponer de instrumentos psicométricos validados en estos pacientes. Existen entrevistas estructuradas, test y cuestionarios que facilitan el proceso, y que incluso permiten evaluar los trastornos de manera dimensional. También es necesario disponer de instrumentos que permitan cuantificar y evaluar los cambios que presenta el paciente, tanto los espontáneos a lo largo de la evolución temporal como los que puedan ser secundarios a las intervenciones psicofarmacológicas o psicoterapéuticas. Los instrumentos psicométricos deben ser válidos y fiables. Debido a los numerosos instrumentos que existen, el clínico tiene que conocer los fundamentos básicos de los más importantes para poder interpretarlos y utilizarlos de manera adecuada.

1   Introducción

La evaluación psicológica es de gran relevancia. Todas las intervenciones y todos los programas terapéuticos deberían ser evaluados para determinar en qué medida se han alcanzado los objetivos y poder ser mejorados. Además, realizar una evaluación psicológica y psiquiátrica exhaustiva y sistemática es un requisito para hacer investigación y dar a conocer y comparar los resultados con otros grupos.

El diagnóstico de los diferentes síntomas y trastornos mentales es un proceso complejo, y más aún en los pacientes dependientes de sustancias. A pesar de la existencia de una enorme y creciente cantidad de instrumentos de evaluación psicológica, el diagnóstico es un proceso básicamente clínico. Lo más importante es la realización de una entrevista diagnóstica completa y exhaustiva, considerando la evolución de los síntomas a lo largo de la vida. Sin embargo, se dispone de múltiples cuestionarios y entrevistas que pueden contribuir a la orientación diagnóstica, cuyos resultados deben ser interpretados con precaución. Son escasos los estudios que analizan las propiedades psicométricas de los instrumentos en poblaciones diferentes para las que fueron diseñados inicialmente, como puede ser la población drogodependiente, y con frecuencia los cuestionarios presentan diferentes características psicométricas. En la tabla 1 se resumen las principales dificultades diagnósticas que afrontan los profesionales.

2   Características psicométricas de los instrumentos: validez y fiabilidad

2.1   *Validez*

La validación de un instrumento o test constituye un proceso continuo, mediante el cual se estudia el significado de las puntuaciones que ofrece y la posibilidad de que estas sean útiles para alcanzar determinados objetivos[1]. No tiene sentido hablar sobre la validez de un test sin antes haber definido sus objetivos y el contexto en que se utilizará. El usuario tiene la obligación de informarse cuando debe decidir qué instrumentos utilizar y cómo interpretar sus puntuaciones. Es posible resumir en cinco bloques las pruebas de validez de los instrumentos:

- Contenido: evalúa la relevancia y la representatividad del instrumento respecto a la definición del constructo que se desea evaluar.

<table>
<tr><td colspan="2" align="center">El diagnóstico en los pacientes adictos es complejo por:</td></tr>
<tr><td colspan="2">

• Frecuente solapamiento de síntomas.
• Necesidad de hacer un diagnóstico retrospectivo en muchos trastornos.
• Cambios en los principales manuales de clasificación de las enfermedades mentales (CIE y DSM).
• Necesidad de analizar las características psicométricas de los instrumentos en diferentes poblaciones.
• Dificultades en la interpretación de algunos criterios descritos en el DSM o la CIE.
• Riesgo de sobrediagnóstico e infradiagnóstico:

</td></tr>
<tr><td align="center">Sobrediagnóstico</td><td align="center">Infradiagnóstico</td></tr>
<tr><td>

– Evaluar comorbilidad física y mental con síntomas similares a los del trastorno que se está evaluando.
– Estar atentos a síntomas asociados a la intoxicación o abstinencia, ya que pueden ser similares a los del trastorno en evaluación.
– La utilización de instrumentos de cribado sin posterior diagnóstico clínico conduce al sobrediagnóstico.
– Sesgos del profesional.
– Valorar una posible actitud ganancial por parte del paciente, para conseguir medicación o beneficios secundarios.

</td><td>

– Posibilidad de que déficits cognitivos asociados al consumo de sustancias dificulten el recuerdo de los síntomas experimentados previamente.
– Falta de sistematización y exhaustividad durante el proceso diagnóstico.
– Resistencias por parte de algunos especialistas, por desconocimiento o por no considerar clínicamente relevantes algunos trastornos psiquiátricos.

</td></tr>
</table>

CIE: *Clasificación Internacional de Enfermedades;* DSM: *Manual Diagnóstico y Estadístico de los Trastornos Mentales.*

Tabla 1. Dificultades diagnósticas en los pacientes adictos y con patología dual.

• Proceso de respuesta: estudia cómo las personas se enfrentan a los ítems. Influyen factores como la claridad de los ítems, el vínculo establecido, el momento de la evaluación (p. ej., intoxicación y abstinencia), la deseabilidad social, el formato del test y el contexto cultural.

• Estructura interna: se refiere a la relación entre las respuestas de los diferentes ítems o de las diferentes partes del test. Se evalúa el grado en que las relaciones entre los ítems y los componentes del instrumento conforman el constructo que se quiere medir y sobre el cual se basarán las interpretaciones.

- Relación con otras variables: otorga validez a los instrumentos el grado en que sus puntuaciones se relacionan con otras variables. En la validez de criterio se contempla como criterio otra variable que puede ser un criterio de resultados (p. ej., rendimiento académico) o un criterio de referencia (p. ej., un diagnóstico). Destaca el análisis de la exactitud, una prueba diagnóstica para clasificar correctamente a los pacientes en casos o no casos. El análisis de la exactitud incluye:

  - Sensibilidad: porcentaje de personas con la enfermedad que tienen un resultado positivo de la prueba.
  - Especificidad: porcentaje de personas sin la enfermedad que tienen un resultado negativo de la prueba.
  - Valor predictivo positivo: porcentaje de personas con resultado positivo en la prueba que realmente tienen la enfermedad.
  - Valor predictivo negativo: porcentaje de personas con resultado negativo en la prueba que no tienen la enfermedad.
  - Estudio de concordancia: permite valorar el grado de acuerdo que hay entre dos instrumentos o personas al efectuar el diagnóstico y la clasificación de los casos (índice Kappa).

- Consecuencias de la evaluación: también otorgan validez a un instrumento las consecuencias de su aplicación, contemplando los costes y las implicaciones prácticas para los evaluados, los administradores de los instrumentos y la sociedad en general.

2.2 Fiabilidad

La fiabilidad o confiabilidad hace referencia al grado de consistencia y estabilidad de las puntuaciones obtenidas en sucesivos procesos de medición con un mismo instrumento. Aumenta la confianza en un instrumento a medida que sus valores se mantienen en el tiempo o varían escasamente, siempre que el objeto de medida no haya cambiado.

Se han propuesto diferentes procedimientos o métodos para calcular la fiabilidad: formas paralelas, test-retest, dos mitades y alfa de Cronbach.[2]

3   Entrevistas diagnósticas utilizadas con frecuencia en los pacientes drogodependientes

La cantidad de publicaciones referidas al estudio de las características psicométricas, y el análisis de las propiedades y del funcionamiento de entrevistas, cuestionarios clásicos y nuevos test, es muy grande. No todos los instrumentos están validados en español. Además, es imposible que un clínico cuente con toda la información actualizada al respecto. Habitualmente se basan en los criterios diagnósticos del *Manual Diagnóstico y Estadístico de los Trastornos Mentales* (DSM-IV) o de la *Clasificación Internacional de Enfermedades* (CIE-10). Las entrevistas estructuradas, dado que pueden ser administradas por personas legas entrenadas, suelen utilizarse para estudios epidemiológicos. Las entrevistas semiestructuradas se utilizan más en estudios clínicos y de investigación, y requieren que las administre un clínico entrenado. En general, la duración de las entrevistas diagnósticas varía de 1 a 3 horas.

A continuación se comentan algunos instrumentos que se utilizan con frecuencia:

- EuropASI (Índice Europeo de la Gravedad de la Adicción):[3] es una entrevista semiestructurada que recoge variada información relevante acerca de los aspectos de la vida del paciente que pueden relacionarse con el trastorno por uso de sustancias. Evalúa seis áreas vitales: estado de salud general, situación ocupacional y económica, consumo de alcohol, consumo de otras drogas, problemas legales, relaciones familiares y sociales, y estado psicológico. Estas áreas son puntuadas por el entrevistador de 0 a 9; a mayor puntuación, más gravedad. Además, es posible extraer una puntuación objetiva (0-1), que se calcula mediante algunas respuestas de los pacientes. Puede utilizarse para una evaluación basal y también permite reevaluaciones durante el seguimiento.

- SDSS (Escala de gravedad de la dependencia de sustancias, versión española):[4] es una herramienta para establecer el diagnóstico de la dependencia de sustancias según los criterios del DSM-IV, realizando una evaluación del mes previo. Sus características permiten determinar su sensibilidad al cambio y evaluar la respuesta al tratamiento en términos de reducción de la gravedad de la dependencia (remisión sintomática).

- SCID I (entrevista clínica estructurada para los trastornos del eje I según el DSM-IV[5]) y SCID II (entrevista clínica estructurada para los trastornos del eje II según el DSM-IV):[6] son entrevistas semiestructuradas diseñadas para evaluar los diagnósticos más importantes del eje I a lo largo de la vida y de los trastornos de la personalidad o del eje II del DSM-IV. Se utilizan ampliamente tanto en el contexto clínico como en investigación, y requieren ser administradas por clínicos con experiencia. Así como todas las entrevistas estructuradas, la estandarización del proceso de evaluación aumenta la validez y la fiabilidad diagnóstica.

- MINI (MINI Entrevista Neuropsiquiátrica Internacional):[7] evalúa de modo estructurado los principales trastornos del eje I y el trastorno de la personalidad antisocial. La MINI evalúa 16 categorías diagnósticas. Las preguntas que se realizan a lo largo de la prueba son cerradas y tienen que ser formuladas por el entrevistador, respondiendo a la presencia o ausencia del síntoma que se estudia.

- PRISM *(Psychiatric Research Interview for Substance and Mental Disorders)*:[8] es una entrevista estructurada, basada en los criterios del DSM-IV, que permite el diagnóstico de 20 trastornos del eje I y dos trastornos del eje II (el trastorno límite y el trastorno antisocial de la personalidad). La PRISM fue diseñada específicamente para diferenciar los trastornos mentales primarios y los inducidos por sustancias, contemplando los efectos de la intoxicación crónica y de la abstinencia de sustancias en sujetos con alto consumo de alcohol y otras sustancias, y ayuda a determinar la relación temporal. Las características diferenciales de esta entrevista son: 1) añade pautas específicas de evaluación/clasificación, como la estipulación de la frecuencia y la duración de los síntomas, los criterios explícitos de exclusión y las guías de resolución en caso de dudas; 2) sitúa las secciones sobre consumo de sustancias antes de las secciones dedicadas a otros trastornos; y 3) mediante una anamnesis mejor estructurada sobre el consumo de sustancias, proporciona un contexto más adecuado para el seguimiento de la comorbilidad psiquiátrica a lo largo de la entrevista.

- SCAN *(Schedule for Clinical Assessment in Neuropsychiatry)*:[9] es un conjunto de instrumentos para evaluar distintos fenómenos clínicos. El instrumento básico del SCAN es el *Present State Examination* (PSE-10), que cubre el «estado actual», el del mes previo a la exploración y el previo a lo largo de la vida. El PSE es un examen clínico semiestructurado en el cual el entrevistador usa el juicio clínico para adscribir las definiciones específicas a los fenómenos clínicos usando el Glosario del SCAN. Evalúa el consumo de sustancias. Las puntuaciones en las escalas del PSE permiten que un programa informático genere diagnósticos CIE-10 y DSM-IV.

- AUDADIS-IV *(Alcohol Use Disorder and Associated Disabilities Interview Schedule):*[10] es una entrevista estructurada, utilizada en estudios epidemiológicos, que puede ser administrada por investigadores legos entrenados. Evalúa los diagnósticos del DSM-IV más relevantes en patología dual.

- DIS *(Diagnostic Interview Schedule):*[11] es una entrevista diseñada para estudios epidemiológicos que puede ser administrada, tras un entrenamiento, por entrevistadores sin experiencia en diagnóstico psicopatológico.

- CIDI *(Composite International Diagnostic Interview):*[12] es una entrevista estructurada, expansión de la DIS, diseñada para ser usada por entrevistadores de encuestas que leen las cuestiones tal como están escritas sin interpretarlas, basadas en sus definiciones y en criterios de la CIE. Para diferenciar entre efectos primarios e inducidos por sustancias, la CIDI delega ampliamente en la opinión del sujeto. La CIDI genera diagnósticos DSM-IV y CIE-10. Los síntomas atribuidos al alcohol, las drogas o la enfermedad física no se toman en consideración cuando se realiza el diagnóstico psiquiátrico.

- CAADID *(Conners' Adult ADHD Diagnostic Interview for DSM- IV):*[13] entrevista para evaluar los síntomas del trastorno de déficit de atención con hiperactividad (TDAH) en la niñez y la edad adulta descritos en el DSM-IV para el diagnóstico de TDAH. Consta de dos partes: la primera es una anamnesis que contempla síntomas relacionados y factores de riesgo del TDAH, y la segunda se centra en los criterios diagnósticos del DSM.

4 Cuestionarios autoaplicados utilizados con frecuencia en adicciones y patología dual

- BDI (Inventario de depresión de Beck): mide la gravedad de los síntomas depresivos. Se ha descrito que en los pacientes dependientes de opiáceos su capacidad de detectar depresión es baja.[14]

- STAI (Inventario de Ansiedad Estado-Rasgo): mide la ansiedad rasgo (factor de personalidad que predispone a sufrir o no ansiedad) y la ansiedad estado (factores ambientales que protegen o generan ansiedad).[15] La adaptación española fue realizada por la Sección de Estudios de TEA.

- ZKPQ (Cuestionario de Personalidad Zuckerman-Kuhlman):[16] mide cinco dimensiones básicas de la personalidad, que son neuroticismo-ansiedad, actividad, sociabilidad, impulsividad y búsqueda de sensaciones, y agresividad-hostilidad.

- BIS-11 (Escala de Impulsividad de Barratt):[17] permite medir la impulsividad cognitiva, motora y no planeada, y otorga una puntuación total.

- SF-36 (Cuestionario sobre el Estado de Salud):[18] evalúa ocho dimensiones referidas al estado de salud físico y mental.

- WURS *(Wender-Utah Rating Scale)*:[19,20] evaluación de la sintomatología del TDAH durante la infancia en pacientes adultos.

- ASRSv1.1. *(Adult Self Report Scale)*:[8,20-22] es un instrumento de cribado de TDAH en el adulto. En pacientes adictos suelen encontrarse más falsos positivos que en la población general.

- URICA (Escala de evaluación para el cambio de la Universidad de Rhode Island):[23] este instrumento evalúa en qué medida el sujeto presenta comportamientos o cogniciones propias de cada estadio de cambio, según la teoría del cambio de Prochaska y DiClemente (1982). Mide cuatro subescalas: precontemplación, contemplación, acción y mantenimiento.

- BPRS (Escala Breve de Evaluación Psiquiátrica):[24] se diseñó con objeto de valorar la respuesta al tratamiento farmacológico en pacientes psicóticos, aunque también se ha utilizado para el diagnóstico y la clasificación sindrómica de este cuadro.

5 Cuestionarios específicos para diferentes sustancias

- CCQ (Cuestionario de *Craving* de Cocaína):[25] evalúa el deseo de consumo de cocaína.

- EMCA (Escala Multidimensional de *Craving* de Alcohol):[26] mide dos factores del *craving:* deseo y desinhibición conductual. Es un instrumento adecuado tanto en estudios de investigación como en la práctica clínica.

- OCDS (Cuestionario sobre los Componentes Obsesivos-Compulsivos de la Bebida):[27] basado en el modelo del trastorno obsesivo-compulsivo para explicar el consumo de alcohol.

- AUDIT (Test para Identificar los Trastornos del Uso de Alcohol):[28] instrumento que permite detectar problemas relacionados con el consumo de alcohol. Es un buen instrumento para identificar problemas leves y moderados relacionados con el alcohol.

- OWS (Signos de Abstinencia de Opiáceos):[29] entrevista semiestructurada diseñada para evaluar la intensidad de la sintomatología de la abstinencia de opiáceos.

- FTND *(Fagerström Test of Nicotine Dependence)*:[30] instrumento diseñado para evaluar la dependencia de la nicotina.

6 Conclusiones

El diagnóstico de los pacientes adictos y duales es un reto clínico, ya que existen grandes dificultades para realizar el diagnóstico diferencial y en muchas ocasiones se hace de manera longitudinal.

Existen entrevistas y cuestionarios que son útiles para aclarar el diagnóstico, la gravedad o la evolución, pero deben utilizarse con precaución porque no siempre han sido validados en la población de pacientes adictos y duales.[31]

Bibliografía

1. American Psychological Association. Standards for educational and psychological testing. Washington: American Psychological Association; 1999.
2. Viladrich MC. Psicometría. Barcelona: UOC; 2005.
3. Bobes J, Bascarán M, Bobes T, *et al.* Valoración de la gravedad de la adicción: aplicación a la gestión y monitorización de los tratamientos. Madrid: Ministerio de Sanidad y Política Social; 2007.
4. Vélez-Moreno A, González-Saiz F, Ramírez López J, Torrico Linares E, Fernández-Calderón F, Rojas AJ, *et al.* Adaptación al español de la Substance Dependence Severity Scale: resultados preliminares. Adicciones. 2013; 25: 339-47.
5. Spitzer R, Robert L, Gibbon M. SCID-I, version clínica, entrevista clínica estructurada para los trastornos del eje I del DSM. Barcelona: Masson; 1996.
6. Williams JB, Gibbon M, First MB, Spitzer RL, Davies M, Borus J, *et al.* The Structured

Clinical Interview for DSM-III-R (SCID). II. Multisite test-retest reliability. Arch Gen Psychiatry. 1992; 49: 630-6.

7. Sheehan D, Lecrubier Y, Harnett Sheehan K, Janavs J, Weiller E, Keskiner A, *et al.* The validity of the Mini International Neuropsychiatric Interview (MINI) according to the SCID-P and its reliability. Eur Psychiatry. 1997; 12: 232-41.

8. Torrens M, Serrano D, Astals M, Pérez-Domínguez G, Martín-Santos R. Diagnosing comorbid psychiatric disorders in substance abusers: validity of the Spanish versions of the Psychiatric Research Interview for Substance and Mental Disorders and the Structured Clinical Interview for DSM-IV. Am J Psychiatry. 2004; 161: 1231-7.

9. Janca A, Ustun TB, Sartorius N. New versions of World Health Organization instruments for the assessment of mental disorders. Acta Psychiatr Scand. 1994; 90: 73-83.

10. Grant BF, Harford TC, Dawson DA, Chou PS, Pickering RP. The Alcohol Use Disorder and Associated Disabilities Interview Schedule (AUDADIS): reliability of alcohol and drug modules in a general population sample. Drug Alcohol Depend. 1995; 39: 37-44.

11. Robins LN, National Institute of Mental H. NIMH diagnostic interview schedule. Rockville, Md.: Dept. of Health and Human Services, Public Health Service, Alcohol, Drug Abuse, and Mental Health Administration, National Institute of Mental Health; 1981.

12. Robins LN, Wing J, Wittchen HU, Helzer JE, Babor TF, Burke J, *et al.* The Composite International Diagnostic Interview. An epidemiologic instrument suitable for use in conjunction with different diagnostic systems and in different cultures. Arch Gen Psychiatry. 1988; 45: 1069-77.

13. Ramos-Quiroga JA, Bosch R, Richarte V, Valero S, Gómez-Barros N, Nogueira M, *et al.* Criterion and concurrent validity of Conners Adult ADHD Diagnostic Interview for DSM-IV (CAADID) Spanish version. Rev Psiquiatr Salud Ment. 2012; 5: 229-35.

14. Barral C, Rodríguez-Cintas L, Martínez-Luna N, Bachiller D, Pérez-Pazos J, Alvarós J,

Casas M, Roncero C. Reliability of the Beck Depression Inventory in opiate-dependent patients. Journal of Substance Use. 2016; 21 (2) 128-32.

15. Spielberger CD, Gorsuch RL, Lushene RE. The State-Trait Anxiety Inventory. Preliminary test manual for Form X, Tallahassee: Florida State University. [Spanish adaptation: Cuestionario de Ansiedad Estado-Rasgo. Manual, 1986. Madrid: Tea Ediciones]; 1970.

16. Gomà-i-Freixanet M, Valero S, Muro A, Albiol S. Zuckerman-Kuhlman Personality Questionnaire: psychometric properties in a sample of the general population. Psychol Rep. 2008; 103: 845-56.

17. Oquendo MA, Baca-García E, Graver R, Morales M, Montalban V, Mann JJ. Spanish adaptation of the Barratt Impulsiveness Scale (BIS). Eur J Psychiatry. 2001; 15: 147-55.

18. Vilagut G, Ferrer M, Rajmil L, Rebollo P, Permanyer-Miralda G, Quintana JM, *et al.* El Cuestionario de Salud SF-36 español: una década de experiencia y nuevos desarrollos. Gac Sanit. 2005; 19: 135-50.

19. Ward MF, Wender PH, Reimherr FW. The Wender Utah Rating Scale: an aid in the retrospective diagnosis of childhood attention deficit hyperactivity disorder. Am J Psychiatry. 1993; 150: 885-90.

20. Daigre C, Roncero C, Rodríguez-Cintas L, Ortega L, Lligoña A, Fuentes S, *et al.* Adult ADHD screening in alcohol-dependent patients using the Wender-Utah Rating Scale and the adult ADHD Self-Report Scale. J Atten Disord. 2015; 19: 328-34.

21. Kessler RC, Adler L, Ames M, Demler O, Faraone S, Hiripi E, *et al.* The World Health Organization Adult ADHD Self-Report Scale (ASRS): a short screening scale for use in the general population. Psychol Med. 2005; 35: 245-56.

22. van de Glind G, van den Brink W, Koeter MWJ, Carpentier P-J, van Emmerik-van Oortmerssen K, Kaye S, *et al.* Validity of the Adult ADHD Self-Report Scale (ASRS) as a screener for adult ADHD in treatment seeking substance use disorder patients. Drug Alcohol Depend. 2013; 132: 587-96.

23. DiClemente CC, Hughes SO. Stages of change profiles in outpatient alcoholism treatment. J Subst Abuse. 1990; 2: 217-35.

24. Overall LE, Gorham DR. The Brief Psychiatric Rating Scale. Psychol Rep. 1962; 10: 799-812.

25. Tiffany ST, Singleton E, Haertzen CA, Henningfield JE. The development of a cocaine craving questionnaire. Drug Alcohol Depend. 1993; 34: 19-28.

26. Guardia Serecigni J, Segura García L, Gonzalvo Cirac B, Trujols Albet J, Tejero Pociello A, Suárez González A, *et al.* Estudio de validación de la Escala Multidimensional de Craving de Alcohol. Med Clin. 2004; 123: 211-6.

27. Rubio Valladolid G, López Ruiz M. Validación del cuestionario sobre los componentes obsesivo-compulsivos de bebida en alcohólicos españoles. Adicciones. 1999; 11: 7-15.

28. Rubio Valladolid G, Bermejo Vicedo J, Caballero Sánchez-Serrano MC, Santo-Domingo Carrasco J. Validación de la prueba para la identificación de trastornos por uso de alcohol (AUDIT) en atención primaria. Rev Clin Esp. 1998; 198: 11-4.

29. Bradley BP, Gossop M, Phillips GT, Legarda JJ. The development of an opiate withdrawal scale (OWS). Br J Addict. 1987; 82: 1139-42.

30. Becoña E, Vázquez FL. The Fagerström test for nicotine dependence in a Spanish sample. Psychol Rep. 1998; 83: 1455-8.

31. Roncero C. La validación de instrumentos psicométricos: un asunto capital en la salud mental. Salud Mental. 2015; 38: 235-6.

Capítulo 14.2

Psicoterapia en pacientes duales

D. Romero-Domínguez, M. Sorribes-Puertas, C. Roncero

Correspondencia
Dra. Diana Romero-Domínguez
diana.romero@vhebron.net
Dra. Marta Sorribes Puertas
martasorribes@gencat.cat

Sinopsis

La patología dual requiere la combinación de un abordaje psicofarmacológico junto con intervenciones psicológicas para que el tratamiento sea efectivo. Existen diferentes técnicas psicoterapéuticas, que se aplican según las características individuales y el tipo de patología dual que presente el paciente. En este capítulo se compendian aquellas intervenciones cuya efectividad haya sido probada.

1 Introducción

Dada la complejidad de los pacientes con patología dual,[1] es necesario un abordaje personalizado que en muchas ocasiones debe incluir a los familiares del paciente, dentro de un programa unificado desde una perspectiva biopsicosocial con un equipo multidisciplinario debidamente capacitado, y en el que las intervenciones no farmacológicas tienen un papel destacado.

En 1999, el National Institute on Drug Abuse (NIDA) publicó trece principios básicos para el tratamiento efectivo en drogodependencias, en los que advierte de la comorbilidad de abuso/dependencia de drogas y otras enfermedades mentales, debiendo tratar ambos trastornos de forma integrada, destacando la importancia de la individualidad del tratamiento y el abordaje tanto farmacológico como psicosocial para incrementar la efectividad de la intervención. El análisis de estos principios no deja lugar a dudas sobre la importancia que adquieren el enfoque y el abordaje psicológicos para que un tratamiento sea efectivo.[2]

El proceso terapéutico en patología dual es largo y complejo, ya que son pacientes que sufren más recaídas en el consumo que los que tienen como único diagnóstico una adicción, pues además del consumo se añaden los episodios de reagudización psicopatológica. Son pacientes con un gran y prematuro abandono del tratamiento, y por ello es importante que la primera intervención vaya destinada a afianzar la alianza terapéutica con la finalidad de incrementar la adherencia al tratamiento. Se desaconsejan el empleo de normas rígidas y la utilización de estrategias de confrontación. Promover la motivación para el cambio, la concienciación de la enfermedad y la adherencia al tratamiento son aspectos fundamentales para iniciar, con todo, un proceso lento de internalización y estabilización de la enfermedad dual.

Los mecanismos implicados en el inicio y el mantenimiento de los procesos adictivos han tenido una gran influencia en el desarrollo de los tratamientos psicológicos en conductas adictivas. Desde el punto de vista psicoterapéutico se han propuesto abordajes cognitivo-conductuales, sistémicos, motivacionales, etc. Además, se ha evaluado la efectividad de las terapias de grupo, ya que mejoran el autoconcepto y la satisfacción de las relaciones interpersonales. Los datos empíricos existentes, junto con la experiencia clínica, sugieren que los tratamientos psicológicos son útiles si se adaptan a las necesidades especiales de este tipo de pacientes.

Es obligado revisar continuamente el plan terapéutico, prestar atención al papel que desempeña la droga en relación a los sentimientos y comportamientos problemáticos, identificar y resolver los problemas sin recurrir al consumo, y que no produzcan la desestabilización del paciente.

2   Intervención en adicciones basada en la evidencia

Se ha descrito que los tratamientos que son eficaces para disminuir los síntomas psiquiátricos también tienden a funcionar en pacientes duales, y los tratamientos eficaces en las conductas adictivas también lo son en pacientes duales.

Existe un extenso repertorio de intervenciones específicas para los problemas asociados a los trastornos adictivos, con amplia evidencia y efectividad. El NIDA[2] propuso una guía con un conjunto de intervenciones que en su país han sido probadas para guiar a los profesionales. Secades-Villa y Fernández Hermida[3] revisaron los tratamientos psicológicos empíricamente validados para cada adicción (véase la tabla 1), siguiendo los grados de evidencia: 1, tratamiento bien establecido; 2, tratamiento probablemente eficaz; y 3, tratamiento en fase experimental.

Los datos de estas revisiones demuestran que el tratamiento más eficaz es el enfoque cognitivo-conductual, respecto a otros enfoques psicoterapéuticos.

Tipo de adicción	Modalidad de tratamiento	Grado de evidencia
Tabaco	Programas conductuales multicomponente	1a
	Sustitutivos de nicotina	1a
Alcohol	Aproximación de reforzamiento comunitario	1a
	Entrenamiento en habilidades sociales	1b
	Prevención de recaídas	1a
	Terapia conductual familiar y de pareja	1b
	Disulfiram y naltrexona	2
Cocaína	Programa de reforzamiento comunitario + terapia de incentivo	1a
	Terapia cognitivo-conductual	2
Heroína	Manejo de contingencias + tratamiento farmacológico	1a
	Metadona	1a
	Naltrexona	2
	Manejo de contingencias	2
	Aproximación de reforzamiento comunitario	2
	Terapia cognitivo-conductual	1b
	Exposición a señales o indicios	3

Tabla 1. Tratamientos empíricamente validados en trastornos adictivos.
(Adaptada de Secades-Villa y Fernández Hermida.)[3]

Por otro lado, se cuenta con estudios validados sobre intervenciones específicas en los que concurren diferentes trastornos psicopatológicos con un problema de adicciones.

En los pacientes duales con depresión, el enfoque cognitivo-conductual es eficaz tanto para reducir el consumo de drogas como para mejorar la sintomatología depresiva.[4] En cuanto a los trastornos de personalidad duales, el *cluster* B es el que ha sido más revisado en los estudios. Hay estudios que demuestran que los pacientes antisociales se benefician más de una terapia estructurada de corte cognitivo-conductual.[5] Sobre el trastorno límite de la personalidad con el abuso de sustancias, ha demostrado su eficacia la terapia dialéctica conductual.[6]

3   Modelo psicoterapéutico en patología dual

3.1   *Estadios de cambio, entrevista y terapia motivacional*

La entrevista motivacional fue desarrollada por Miller y Rollnick, integrando aspectos de la «terapia centrada en el cliente» propuesta por Rogers con estrategias cognitivo-conductuales dirigidas a motivar el cambio siguiendo el modelo transteórico de cambio formulado por Prochaska y DiClemente en los años 1980, en el que describieron el proceso de cambio que realiza un individuo hasta modificar su conducta dividiéndolo en seis estadios:[7]

1. Precontemplación: el paciente no tiene intención de iniciar ningún cambio. Se sitúa en una posición defensiva, predominando la negación de su conducta adictiva. Puede que acuda a consulta porque se sienta coartado y, si inicia algún cambio en su conducta adictiva, será mientras dure la constricción externa, para volver a su hábito de consumo anterior en cuanto deje de sentirse presionado.

2. Contemplación: en este estadio la persona empieza hacer un balance de los costes y beneficios de su consumo de drogas, y se plantea la posibilidad de dejar de consumir. La emoción que destaca es la de ambivalencia. Las intervenciones deben ir encaminadas a ayudar al paciente a que opte por el cambio y a canalizar su motivación a través de un plan de cambio, sin alargar este estadio, ya que podría empezar a utilizar defensas para disminuir su malestar (racionalización, minimización, negación, proyección…) y mantenerse en un estado de contemplación crónico.

3. Preparación: estado en el que se tiene la intención de realizar un cambio de conducta en un futuro inmediato, habiéndose podido iniciar ya alguna acción significativa, como disminuir la cantidad de consumo.

4. Acción: el paciente realiza cambios importantes y deja de consumir drogas. Hay que aplicar esfuerzos para que el cambio perdure después de la acción, ofreciendo técnicas sobre el manejo del *craving*, dando el soporte necesario, resaltando los beneficios, supervisando las acciones y apoyando cuando surjan dificultades.

5. Mantenimiento: etapa en la que se consolida el cambio por más de 6 meses y con mayor autoeficacia que en el estadio de acción. En esta fase es importante trabajar la prevención de recaídas.

6. Recaída: en algunos casos, después de una fase en la que se había producido un cambio de la conducta, se vuelve al hábito anterior. Aparecen sentimientos de culpa, fracaso y desesperanza. Las recaídas deben entenderse como parte del proceso de aprendizaje, y el terapeuta debe motivar a continuar con el proceso de cambio planteado inicialmente sin utilizar un discurso moralizador.

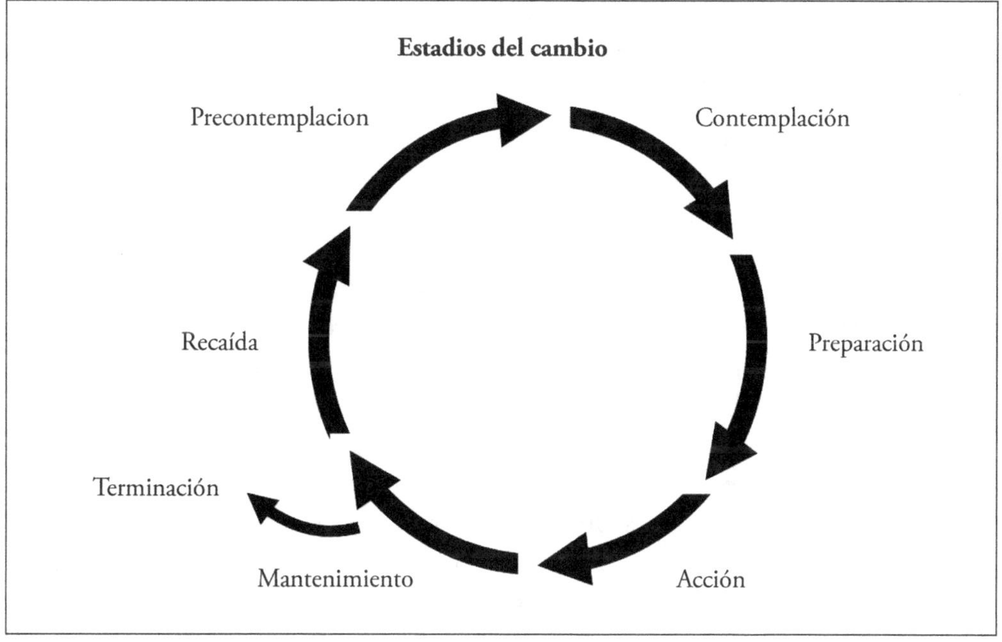

Figura 1. Estadios del cambio.

La entrevista motivacional se basa en que todo proceso de cambio supone unos costes, con lo que es preciso estimular la motivación de la persona para que pueda afrontar estos costes iniciales con el objetivo de favorecer el cambio y alcanzar los beneficios deseados. Para ello hay que intentar crear y potenciar una discrepancia entre la conducta actual del paciente y los objetivos personales, sin confrontación, trabajando la ambivalencia, la resistencia al cambio, desde la escucha activa y la empatía, que permitan una comunicación fluida, plantear preguntas abiertas, escuchar de forma reflexiva, plasmar lo que el paciente quiere decir y ofrecer una información realista. Explorar y averiguar lo que el paciente espera y necesita para facilitar que sea el propio paciente quien verbalice sus motivos de preocupación, que serán los que van a favorecer el cambio reforzando la autoeficacia, ya que no se empieza un cambio si uno cree que no va a poder conseguirlo.[8]

En cada estadio la actitud mental del paciente es diferente, por lo que también debe serlo la intervención terapéutica. La entrevista motivacional plantea que el conocimiento de la dinámica intrínseca a los procesos de cambio nos permite discriminar en qué fase del proceso de cambio se encuentra el paciente y qué estrategias utilizar para motivar, facilitar o consolidar el cambio.

La aparición de resistencias es frecuente en cualquier proceso natural de cambio; en ese caso, cuanto más confronte el terapeuta al paciente, más resistencia y reactancia mostrará este. Desde la entrevista motivacional se proponen diferentes estrategias para trabajar y manejar esta resistencia.[9]

Es especialmente relevante adaptar las estrategias de la entrevista motivacional en los pacientes duales, ya que es sabida la dificultad que pueden comportar, por ejemplo, el deterioro cognitivo, los trastornos de pensamiento o la interpretación de los estímulos afectivos en los pacientes psicóticos. En el paciente dual, la entrevista motivacional ayuda a conocer la fase de cambio en que se encuentra respecto a ambos trastornos mentales, que no siempre tienen por qué coincidir. Las intervenciones motivacionales en pacientes duales facilitan el incremento de la adhesión y retención al tratamiento, así como una mayor tasa de cumplimiento terapéutico, y promueven el cambio.

Hay evidencias científicas para recomendar la entrevista motivacional en el tratamiento de los psicóticos duales junto con terapia cognitivo-conductual. Haddock *et al.*[10], en un ensayo clínico aleatorizado con pacientes diagnosticados de esquizofrenia y adicción, encontraron mejoras significativas en el funcionamiento de los pacientes tratados con entrevista motivacional combinada con terapia cognitivo-conductual e intervenciones familiares.

En otro estudio, Barrowclough *et al.*[11] confirman los beneficios del tratamiento combinando entrevista motivacional, terapia cognitivo-conductual e intervención familiar, tanto sintomáticamente como en el incremento de los periodos de abstinencia en pacientes esquizofrénicos y con trastornos por uso de sustancias.

3.2 Terapia cognitivo-conductual

Las terapias cognitivo-conductuales surgen en la década de 1950 e incorporan procedimientos de la teoría del aprendizaje social, la teoría del comportamiento y la terapia cognitiva. La filosofía se basa en utilizar el método científico con el objetivo de que el paciente contraste empíricamente sus ideas o creencias.

Las características generales de las terapias cognitivo-conductuales son:

- Centrarse en los problemas del presente.
- Suelen ser de corta duración y se establecen metas realistas y consensuadas con el paciente.
- El rol del paciente es activo en su proceso de cambio; el del terapeuta es un rol directivo, utilizando intervenciones que promueven la reflexión y la acción.
- Utilización de técnicas empíricamente contrastadas para que el paciente pueda manejar sus propios problemas.

Bajo el término «tratamiento cognitivo-conductual» se engloban una serie de técnicas de intervención psicológica que incluyen el entrenamiento en habilidades de afrontamiento, el manejo de contingencias y la prevención de recaídas, que han sido ampliamente utilizadas en el campo de la patología dual.

3.2.1 Manejo de contingencias

El manejo de contingencias se basa en la aplicación sistemática de reforzadores o castigos contingentes a la ocurrencia de la conducta objetivo que se quiere modificar. Estos programas se han utilizado para reforzar la abstinencia, la adherencia al tratamiento o la asistencia a las sesiones de tratamiento.

Entre los reforzadores más utilizados se incluyen dinero, vales canjeables o privilegios clínicos. En los estudios se constatan mejoras significativas en la reducción del consumo al usar los vales como estrategias de reforzamiento. Así, en el estudio de Higgins *et al.*[12] se constatan mejoras significativas en la reducción del consumo de sustancias, así como en otras conductas asociadas.

El manejo de contingencias con terapia farmacológica ha demostrado ser eficaz en el tratamiento de pacientes psicóticos duales.[13]

Por otro lado, el programa de tratamiento conductual BTSAS *(Behavioral Treatment for Substance Abuse in Severe and Persistent Mental Illness)*, basado en el manejo de contingencias y la entrevista motivacional, ha resultado eficaz en pacientes duales frente a terapia de apoyo.[14]

3.2.2   Habilidades de afrontamiento

Se trata de un grupo de técnicas, basadas en la teoría del aprendizaje social, con el objetivo de aumentar las habilidades del paciente consideradas como deficitarias en caso de patología dual. Las más utilizadas en la práctica clínica son el entrenamiento en la prevención de las recaídas, las habilidades sociales y el manejo del *craving*. Pueden realizarse tanto individualmente como en grupo.

Estos programas de habilidades parten de las deficiencias de los sujetos para desarrollar recursos específicos con el fin de mantener la abstinencia o la reducción del consumo de drogas.

En los pacientes que presentan dependencia de la cocaína, los programas multicomponente que combinan la prevención de recaídas, el entrenamiento en habilidades, la terapia familiar conductual y un módulo de manejo de contingencias han mostrado ser eficaces y aumentar la reducción del consumo.[15]

3.2.3   Prevención de recaídas

Es un modelo teórico propuesto por Marlatt y Gordon (1985), que consiste en dotar al sujeto de las estrategias de afrontamiento adecuadas para mantener la abstinencia. Se produce una recaída cuando el sujeto se expone a una situación de riesgo y no tiene adecuadas estrategias de afrontamiento para mantener la abstinencia. A medida que el individuo pueda afrontar eficazmente las situaciones de riesgo, la percepción de control se incrementará y la probabilidad de recaída será menor.

La prevención de recaídas se basa en el entrenamiento de habilidades de afrontamiento, la reestructuración cognitiva y el reequilibrio del estilo de vida.

De estas técnicas, la más utilizada ha sido la basada en el modelo de prevención de recaídas de Marlatt. Existe una amplia evidencia de su eficacia en las conductas adictivas, así como en otros trastornos mentales.[16]

3.3   Terapia sistémica

La familia tiene un peso importante en el proceso de la adicción. En este modelo, la familia es una parte de la solución del problema de consumo, por ser este una señal del malestar del funcionamiento de la familia.

La terapia familiar se basa en la perspectiva de sistemas, de manera que los cambios en una parte del sistema provocan cambios en otra parte del sistema. Es especialmente útil en adolescentes y en adultos que conviven con sus padres, aunque se ha utilizado en las diferentes etapas evolutivas de la familia.

Por otro lado, las intervenciones familiares, desde el enfoque del modelo cognitivo-conductual, son de tipo psicoeducativo e incluyen los principios de la modificación de la conducta.

La incorporación de los tratamientos familiares es mucho más reciente que otros modelos, y los estudios realizados tienen diversos problemas metodológicos. Los tratamientos que más se han investigado en el campo de la adicción son la terapia multidimensional, la terapia breve estratégica y la terapia familiar multidimensional.

La intervención ha demostrado poder reducir significativamente los problemas de consumo de drogas. En general, los enfoques familiares han mostrado eficacia en la reducción del consumo de drogas y de los problemas de conducta asociados, así como en la disminución de la sintomatología psicopatológica.[17] Por otro lado, son necesarios más estudios de investigación sobre las intervenciones familiares en pacientes duales.

3.3.1   Terapia familiar multidimensional

La terapia familiar multidimensional es un programa que trata el consumo de drogas en adolescentes, centrado en la familia. Se considera que la conducta individual se contextualiza dentro de una red de interconexiones de sistemas sociales que pueden tener su impacto sobre el uso de drogas, pudiendo convertirse en factores protectores.

La intervención se centra en los factores de riesgo comprobados por la investigación para producir y perpetuar el abuso de sustancias. Por otro lado, también se ayuda a la familia a desarrollar factores de protección.

Se utiliza como un medio de evaluación multisistémica y de intervención en diferentes niveles: adolescentes y padres de manera individual, la familia como sistema de interacción y las relaciones sociales en la familia. Por lo tanto, la intervención incluye sesiones individuales y de toda la familia, que tienen lugar ambulatoriamente, en el ámbito familiar, escolar, y en otros lugares comunitarios.

3.3.2 *Terapia familiar breve estratégica*

En este modelo, el uso de drogas es concebido como una señal de malestar del funcionamiento familiar y la terapia se centra en la función que ocupa este síntoma en el sistema familiar. Su principal campo de aplicación ha sido la población adolescente.

Los principios generales que desarrolla este enfoque terapéutico son:

- La familia es un sistema y, por lo tanto, lo que afecta a un miembro de la familia afecta a todos los demás miembros. Así, el consumo de sustancias es un síntoma que nos indica que el sistema familiar funciona inadecuadamente.
- Los patrones de interacción familiar influyen en el comportamiento de cada miembro de la familia, y estos patrones de interacción se repiten en el tiempo.
- La intervención se centra en planificar objetivos para eliminar dichos patrones de interacción.

Los objetivos de la terapia familiar breve estratégica son eliminar las conductas de abuso de sustancias y los patrones disfuncionales de interacción familiar que mantienen el síntoma.

3.3.3 *Terapia familiar multisistémica*

Es un enfoque terapéutico basado en la familia y en la comunidad, concordante con los modelos de conducta social ecológicos que consideran la conducta como el resultado de las interacciones de los individuos y los sistemas.

En la terapia multisistémica se utilizan estrategias centradas en el presente, incluyendo técnicas derivadas de la terapia de conducta y de la terapia cognitivo-conductual. Dado que los factores de riesgo y de protección son únicos para cada familia, el terapeuta desarrolla planes de tratamiento individualizados que se utilizan para mejorar la sintomatología específica de cada caso.

3.3.4 *Terapia conductual familiar y de pareja*

La terapia conductual familiar y de pareja se centra en el entrenamiento en habilidades de comunicación y en el incremento de la tasa de reforzamiento positivo en las relaciones familiares. Los candidatos para recibir este tipo de tratamiento son pacientes que están casados o que conviven con parejas no consumidoras de drogas.

Se trata, en realidad, de programas multicomponente que incluyen técnicas como el análisis funcional, la identificación de relaciones conflictivas que provocan el consumo de drogas, el incremento de la tasa de reforzamiento positivo en las relaciones familiares, la asignación de tareas, el control, la estimulación, el contrato conductual, el manejo de contingencias y el entrenamiento en habilidades de comunicación y de solución de problemas.

3.4 *Terapia analítica y psicodinámica*

La perspectiva psicodinámica entiende la adicción desde el punto de vista del sujeto y no desde la sustancia; es la estructura psíquica del sujeto, construida a lo largo de toda su historia, la que hace que el adicto le dé un valor al objeto droga y la coloque en un lugar especial. El adicto se identifica con la droga porque esta le ofrece una clave ilusoria para aplacar su malestar. Utilizando los términos de Korman y Díaz,[18] el sujeto adicto es psicodependiente antes que drogodependiente, y el fenómeno de la adicción viene a asentarse sobre un suelo enfermizo que presenta una cierta «aluminosis» psíquica. Desde esta perspectiva, lo que se intenta modificar con el tratamiento es la dinámica psíquica del adicto, de tal manera que la abstinencia respecto a la droga surja como consecuencia de tales cambios.

Se han publicado algunas terapias centradas en la adicción por clínicos con formación analítica, como la terapia de soporte expresivo de Luborsky,[19] enmarcada en el campo de las terapias dinámicas breves prestando atención al análisis de la relación entre sentimientos-conducta y droga.

Woody *et al.*[20] utilizaron la terapia de soporte expresivo con éxito en el tratamiento de pacientes en programa de mantenimiento con metadona, y observaron que las ventajas de la terapia se mantenían a los 6 meses de seguimiento en comparación con los pacientes que no habían recibido el tratamiento con soporte expresivo.

Aun así, en la actualidad no hay suficientes estudios controlados y aleatorizados en psicoterapia dinámica para poder concluir que haya evidencias científicas sobre su uso en el abordaje de la patología dual.

4   Intervención grupal en patología dual

Podría decirse que la psicoterapia grupal es la aplicación de técnicas de intervención psicoterapéutica en un grupo de pacientes, en el que se establece, además de una interacción paciente-terapeuta, una interacción paciente-paciente, y son esas interacciones personales las que ayudan y se utilizan para efectuar cambios en la conducta inadaptada de cada uno de los miembros del grupo.

En la práctica clínica con pacientes adictos se ha documentado que la terapia de grupo mejora la evolución y el pronóstico. La terapia puede estar basada en distintos modelos de tratamiento (transaccional, cognitivo-conductual, Gestalt, motivaciones, autoayuda, etc.), y la modalidad de grupo que se lleve a cabo puede ser de tipo informativo, de discusión, etc.

La intervención grupal ayuda a disminuir la tendencia a la negación y a la huida, facilita la aceptación de la adicción y la introspección al verse reflejado en los demás miembros del grupo, aumenta la motivación para mantenerse abstinente, facilita el afrontamiento de las condiciones emocionales que acompañan a la adicción, permite trabajar en grupo la prevención de recaídas con ayuda de la experiencia de los demás, y el grupo proporciona esperanza para el futuro con la búsqueda compartida de metas e ideas. No todos los pacientes duales son candidatos a terapia grupal y el grupo debe tener ciertas características (véase la tabla 2).

En el tratamiento de las adicciones, el modelo de enfoque internacional de Yalom[21] se ha considerado uno de los más completos y efectivos. Este enfoque reflejó su orientación personal con las rutas de los psicólogos humanistas-existencialistas. Puso el énfasis en la interacción de los miembros del grupo y en los llamados «factores curativos» (universalidad, altruismo, cohesión grupal, socia-

Características de los pacientes no candidatos para terapia grupal	– Existencia de síntomas psicóticos agudos – Conductas disruptivas, trastorno de personalidad antisocial o rasgos psicopáticos exacerbados – Episodios maniacos descompensados
Características del grupo dual	– Diseñado específicamente para pacientes duales – Contempla el grado de disfunción cognitiva – Técnicas grupales adaptadas a las características de los pacientes

Tabla 2. Recomendaciones para la terapia grupal en pacientes duales.

lización, imitación, aprendizaje interpersonal, recapitulación del grupo familiar primario) que aparecen por las relaciones entre sus miembros y no en la terapia individual. El grupo es visto como un «microcosmos social» con sus propiedades terapéuticas, y el rol del terapeuta se basa en la creación y el mantenimiento del ambiente terapéutico dentro del cual pueden activarse los factores terapéuticos.[22]

Los pacientes con un buen ajuste social y una función cognitiva conservada podrán beneficiarse de una terapia de grupo interactiva. Sin embargo, aquellos con mayor deterioro cognitivo y más dificultades de relación pueden beneficiarse de una terapia grupal más estructurada, de apoyo, con un enfoque cognitivo y de modificación de la conducta mediante técnicas sencillas con las que aprendan nuevas formas de comunicación, de resolución de problemas y de relación interpersonal.[23]

Roder *et al.*[24] han desarrollado un programa denominado terapia psicológica integrada, de aplicación grupal, destinado a la mejora de los trastornos cognitivos y de la conducta social típicos de la esquizofrenia. Se trata de un programa terapéutico estructurado compuesto por cinco subprogramas: diferenciación cognitiva, percepción social, comunicación verbal, habilidades sociales y resolución de problemas interpersonales. La primeras intervenciones se centran en las funciones cognitivas básicas, para ir progresando jerárquicamente hacia la adquisición de funciones más complejas.

Weiss *et al.*[25] han diseñado una terapia grupal integrada específica para pacientes duales, que consta de 20 sesiones semanales de 1 hora de duración. Está basada en un modelo cognitivo-conductual de prevención de recaídas que integra el tratamiento centrándose en similitudes en los procesos de recuperación y recaída entre el trastorno bipolar y el trastorno por uso de sustancias. La idea central de la terapia grupal integrada es que los mismos tipos de pensamientos y conductas que facilitan o impiden la recuperación de uno de los trastornos también facilitan o impiden la recuperación del otro. Con un diseño aleatorizado y controlado, se comparó la terapia grupal integrada con un tratamiento activo, como la terapia de grupo estándar. La reducción del consumo fue mayor en el grupo de terapia grupal integrada, tanto durante el tratamiento como en el seguimiento posterior.

En el tratamiento de la patología dual, la intervención familiar no sólo es necesaria, sino que es imprescindible desde las primeras fases del tratamiento. Se ha utilizado la terapia de grupo para atender a la familia, ya sea en grupos psico-educativos o en grupos multifamiliares.

La familia es la que cuida del paciente dual, por lo que su colaboración es esencial para poder controlar los síntomas, conseguir y mantener la abstinencia, reducir las recaídas tanto del consumo como de la descompensación del trastorno mental, y favorecer el cumplimiento y la adherencia al tratamiento. Por otro lado, hay familias que presentan conflictos internos, con dinámicas muy deterioradas y disruptivas por las experiencias vividas con la enfermedad mental y el consumo, emocionalmente afectadas, y a veces se dan dualidades de sobreprotección frente a rechazo a la persona en tratamiento. Todo ello debe tratarse, porque la mejora en el funcionamiento familiar va a facilitar la mejora del paciente dual.

El abordaje psicoterapéutico grupal breve de corte motivacional se utiliza en unidades de desintoxicación para pacientes duales y no duales, y se relaciona con una mayor posibilidad de mantenimiento de la abstinencia y de retención en el tratamiento posterior.[26]

5   Conclusiones

- En patología dual, el tratamiento psicoterapéutico debe tener en cuenta ambos trastornos. En general, los tratamientos que son eficaces para disminuir los síntomas psiquiátricos también tienden a funcionar en pacientes duales, y los tratamientos que son eficaces en las conductas adictivas también lo son en los pacientes duales.

- El abordaje terapéutico de los trastornos duales presenta dificultades derivadas de las características de estos trastornos, con tendencia a la recidiva y la cronicidad. Por ello, resulta necesario un abordaje personalizado, dentro de un programa con una perspectiva biopsicosocial con un equipo multidisciplinario, y en el que las intervenciones psicológicas tengan un papel destacado.

- Dentro de la psicoterapia, son aspectos clave promover la motivación para el cambio, la conciencia de enfermedad y la adherencia al tratamiento.

- Desde el punto de vista psicoterapéutico, en el campo de la patología dual se han propuesto enfoques cognitivo-conductuales, sistémicos, motivacionales y psicodinámicos. El enfoque terapéutico que cuenta con mayor apoyo empírico es el tratamiento cognitivo-conductual.

- En el tratamiento psicoterapéutico son indispensables el abordaje familiar y la intervención grupal para mejorar la sintomatología de las conductas adictivas y otros trastornos comórbidos.

- En los pacientes duales deben considerarse los abordajes combinados.

Bibliografía

1. Szerman N, Haro G, Martínez-Raga J, Casas M. Patología dual (patología psiquiátrica). En: Bobes J, Casas M, Gutiérrez M, editores. Manual de trastornos adictivos. 2ª ed. Madrid: Enfoque Editorial; 2011. p. 113-20.

2. National Institute on Drug Abuse. Principles of drug addiction treatment: a research-based guide. Publication No 99-4180. U.S. National Institutes of Health; 1999.

3. Secades-Villa R, Fernández-Hermida JR. Tratamientos psicológicos eficaces para la drogadicción: nicotina, alcohol, cocaína y heroína. Psicothema. 2001; 13: 365-80.

4. Nunes EV, Levin FR. Treatment of co-occurring depression and substance dependence: using metaanalysis to clinical recomendations. Psychiatric Annals. 2008; 38: 730-8.

5. Project MATCH secondary a priori hypotheses. Project Match Research Group. Addiction. 1998; 92: 1671-98.

6. Lineham MM. Dialectic behavior therapy for patients with borderline personality disorder and drug dependence. Am J Addict. 1999; 8: 279.

7. Prochaska JO, DiClemente CC. Stages of change in the modification of problem behaviors. En: Hersen M, Eisler RM, Millar PM, editores. Progress in behavior modification. Vol. 28. Sycamore, IL: Sycamore; 1992. p. 184-214.

8. Miller WR, Rollnick S. Motivational interviewing: preparing people to change addictive behavior. New York: Guilford Press; 1991.

9. Miller WR, Sovereign RG. The check-up: a model for early intervention in addictive behaviors. En: Løberg T, Miller WR, Nathan PE, Marlatt GA, editores. Addictive behaviors: prevention and early intervention. Amsterdam: Swets & Zeitlinger; 1989. p. 219-31.

10. Haddock G, Barrowclough C, Tarrier N, Moring J, O'Brien R, Szhofield N, *et al.* Cognitive-behavioural therapy and motivational intervention for schizophrenia and substance misuse. 18-month outcomes of a randomised controlled trial. Br J Psych. 2003; 183: 418-26.

11. Barrowclough C, Haddock G, Tarrier N, Lewis S, Moring J, O'Brien R, *et al.* Randomized controlled trial of motivational interviewing, cognitive behavior therapy and family intervention for patients with comor-

bid schizophrenia and substance use disorders. Am J Psychiatry. 2001; 158: 1706-13.

12. Higgins ST, Heil SH, Lussier JP. Clinical implications of reinforcement as a determinant of substance use disorders. Ann Rev Psychol. 2004; 55: 431-61.

13. Dutra L, Stathopoulou G, Basden SL, Leyro TM, Powers MB, Otto MW. A meta-analytic review of psychosocial interventions for substance use disorders. Am J Psychiatry. 2008; 165: 179-87.

14. Bellack AS, Bennet ME, Gearon JS, Brown CCH, Yang Y. A randomized clinical trial of a new behavioral treatment for drug abuse in people with severe and persistent mental illness. Arch Gen Psychiatry. 2006; 63: 426-32.

15. Secades-Villa R, García Rodríguez O, Álvarez H, Río A, Fernández Hermida JR, Carballo JL. El programa de reforzamiento comunitario más terapia de incentivo para el tratamiento de la adicción a la cocaína. Adicciones. 2007; 19: 51-7.

16. Marlatt GA, Gordon JR. Relapse prevention, maintenance strategies in the treatment of addictive behaviors. New York: Guilford Publications; 1985.

17. Ozechowski TJ, Liddle HA. Family-based therapy for adolescent drug abuse: knowns and unknowns. Clin Child Fam Psychol Rev. 2000; 3: 269-98.

18. Korman V, Díaz M. Y antes de la droga, ¿qué? Una introducción a la teoría psicoanalítica de la estructuración del sujeto. Barcelona: Grup Igia; 1995. p.131-53.

19. Luborsky L. Principles of psychoanalytic psychotherapy: a manual for supportive-expressive treatment. New York: Basic Books; 1984.

20. Woody GE, McLellan AT, Luborsky L, O'Brien CP. Psychotherapy in community methadone programs: a validation study. Am J Psychiatry. 1995; 152: 1302-8.

21. Yalom I. The theory and practice of group psychotherapy. New York: Basic Books; 1985.

22. Colli M, Lorenzo M, Colli M, Zaldívar D. Factores curativos en psicoterapia de grupo: su evaluación y análisis en una muestra de alcohólicos rehabilitados. Adicciones. 2002; 14: 381-91.

23. Szerman N, Álvarez C, Casas M. Patología dual en esquizofrenia. Opciones terapéuticas. Barcelona: Glosa; 2007.

24. Roder V, Brenner HD, Hodel B, Kienzie N. Terapia integrada de la esquizofrenia. Barcelona: Ariel; 1996.

25. Weiss RD, Griffin ML, Kolodziej ME, Greenfield SF, Najavits LM, Daley DC, et al. A randomized trial of integrated group therapy versus group drug counselling for patients with bipolar disorder and substance dependence. Am J Psychiatry. 2007; 164: 100-7.

26. Bachiller D, Grau-López L, Barral C, Daigre C, Alberich C, Rodríguez-Cintas L, et al. Grupo motivacional en unidad hospitalaria de desintoxicación, su influencia en el mantenimiento de la abstinencia y retención al tratamiento tras el alta. Adicciones. 2015; 27: 109-18.

Capítulo 15

Reducción de daños

N. Martínez-Luna, R.F. Palma-Álvarez, C. Roncero

Correspondencia:
Dra. Nieves Martínez-Luna
ngmartin@vhebron.net
Dr. Raúl Felipe Palma-Álvarez
rpalma@vhebron.net

Sinopsis

La patología dual es una realidad ineludible de pacientes para los que la abstinencia total de drogas es un reto inalcanzable, lo cual genera frustración y aislamiento por no querer, o no poder, alcanzar la abstinencia. La reducción de daños propone estrategias, políticas y programas para poder incluir pacientes con necesidades particulares, que de otra manera no serían atendidos en redes normalizadas. Busca disminuir las complicaciones médicas, sociales y psicopatológicas relacionadas con el consumo, acercar a los pacientes a los servicios de salud y promover estilos de vida saludables. Son más comunes los programas dirigidos a los consumidores de heroína o cocaína por vía intravenosa, aunque en la actualidad los servicios cubren poblaciones vulnerables que consumen alcohol, cannabis, tabaco y estimulantes.

1 Definición

La reducción de daños incluye políticas, programas y prácticas que buscan reducir o prevenir las consecuencias en salud, sociales y económicas asociadas con el uso de drogas psicoactivas, en personas que no pueden o no quieren parar el consumo.[1] El enfoque principal es la prevención del daño, en especial en personas que continúan usando drogas, muchas de ellas con consumos de alto riesgo vital, por lo que estos programas se incluyen dentro de la prevención terciaria. En ocasiones, la reducción de daños se ha asimilado con los tratamientos paliativos, del campo de las adicciones y la patología dual.

2   Objetivos

Los objetivos de los programas de reducción de daños son:

- Minimizar las complicaciones médicas, psicopatológicas y sociales derivadas del uso de drogas.
- Promover el uso de vías de consumo menos incisivas o peligrosas.
- Enseñar y promover el uso de hábitos higiénico-dietéticos saludables.
- Acercar al paciente progresivamente a los recursos asistenciales, principalmente a aquellos en situación de marginalidad.
- Fomentar finalmente la abstinencia de sustancias.

3   Resumen histórico de la reducción de daños

En 1974, la Organización Mundial de la Salud (OMS) señaló la necesidad de coordinar mundialmente estrategias de prevención, explicitando el objetivo de «prevenir o reducir la incidencia y la gravedad de los problemas asociados con el uso no médico de drogas».[2] Los programas de reducción de daños tienen sus orígenes en Holanda, cuando este país aplica políticas en salud que abordan el uso de drogas y sus consecuencias, basadas en la salud pública con una visión médico-social. En Ámsterdam, en 1970, se instituyó el primer programa de intercambio de jeringuillas, iniciado por los propios drogodependientes, en un intento de detener el creciente número de casos de hepatitis relacionados con el uso intravenoso. Posteriormente otras naciones europeas, como el Reino Unido y Suiza, adoptaron las políticas de reducción de daños en respuesta a la epidemia del sida. Australia se unió al programa de prevención e intercambio de jeringuillas en 1985.[3] En 1998, en Suiza se publican los resultados del ensayo de un programa de mantenimiento con heroína para pacientes que fracasaban con metadona, y actualmente es un tratamiento que se ofrece en varios países europeos. En España, los programas públicos de mantenimiento con metadona se iniciaron en el año 1985, con muchas limitaciones en sus alcances y con un alto grado de exigencia, por lo que no incluían a todos los pacientes. Esto generó que en los años 1990 se expandieran los programas de mantenimiento con metadona, tanto con un enfoque claramente terapéutico como de reducción de daños, incorporando los programas de intercambio de jeringuillas. En el año 2000 se abrió la primera sala de venopunción en España.[4,5]

4 Bases y concepto de los programas de reducción de daños

Los programas de reducción de daños se aplican a población drogodependiente resistente, en la que no es realista plantear la abstinencia o el mantenimiento de esta. No hay una definición universal ni una forma general de implementar la reducción de daños, pero considera los siguientes principios y propósitos (tabla 1):

- Acepta que el uso lícito o ilícito de drogas es parte del mundo, que muchas personas continúan usando sustancias psicoactivas a pesar de los esfuerzos para prevenir el inicio o evitar la continuidad en el uso de drogas, por lo que se elige minimizar los efectos dañinos.[6]

- Entiende la utilización de drogas como un fenómeno complejo y multifacético que incluye un continuo de comportamientos, desde un abuso crítico hasta la total abstinencia, y reconoce que hay vías de administración y modos de uso de las drogas que son menos dañinos que otros.[6]

- Busca la calidad de vida de los consumidores, tanto individual como comunitaria, y propone que el cese del consumo es un criterio relativo para evaluar el éxito de las intervenciones y políticas acerca del uso de drogas.[6]

- Intenta que la provisión de servicios y recursos sea ofrecida de una manera no moralizante y no coercitiva para los adictos, buscando que ellos mismos compartan información y estrategias de soporte dentro de su grupo para conocer sus condiciones actuales de uso.[6]

- Reconoce que realidades como la pobreza, el racismo, la discriminación por género, el aislamiento social, los antecedentes traumáticos personales

- Promocionar los cambios en las políticas relacionadas con los hechos penales, así como las leyes referentes a la posesión y la prohibición del uso de drogas, y promover alternativas a la penalización en los usuarios de drogas.

- Intervenciones relacionadas con el virus de la inmunodeficiencia humana y el sida y otras enfermedades infecciosas (hepatitis B y C), y la prevención de las sobredosis.

- Opciones de tratamiento (incluyendo tratamientos sustitutivos) para el uso de drogas.

- Manejo del uso de drogas para aquellas personas que desean continuar haciéndolo (asesoramiento y abordaje clínico en programas que promuevan un uso con menos riesgo y responsable).

- Intervenciones auxiliares (intervención en la calle, albergues, centros de integración social, etc.) y provisión de estos programas también en prisiones.

Tabla 1. Programas y políticas que incluye la reducción de daños.

y otras desigualdades sociales afectan a las personas vulnerables, así como a su capacidad de afrontamiento de los daños relacionados con el consumo.[6]

La mayoría de las legislaciones de reducción de daños no aprueban la idea de la legalización de las drogas y expresan su acuerdo en que sustancialmente incrementaría el uso de drogas, aunque reconocen que la prohibición no es suficiente para impedir su uso porque incrementa el crimen y la marginalización de los consumidores. La reducción de daños enfoca intervenciones en la integración y la reintegración en la comunidad, intentando que el mayor número posible de consumidores contacte con los servicios de tratamiento (de la adicción, tratamientos médicos y psiquiátricos, y otros servicios de salud).

5   Programas de reducción de daños en la actualidad

Según la Asociación Internacional de Reducción de Daños (IHRA), en el mundo hay más de 200 millones de personas que utilizan drogas ilícitas. Muchos de los daños graves asociados al consumo aparecen en los que se inyectan, que son unos 15,9 millones. Asia y el este de Europa reportan las más grandes poblaciones de inyectores (especialmente Rusia, India y China).[4] El virus de la inmunodeficiencia humana (VIH) es una de las más graves consecuencias o daños asociados al consumo intravenoso. Más de un 10 % de los nuevos diagnósticos de VIH se deben al uso de esta vía, y esta población es también especialmente vulnerable al virus de la hepatitis C (presente en un porcentaje superior al 50 %). Otra de las consecuencias del uso intravenoso son los episodios de sobredosis, que sufren unas 8.000-9.000 personas en la Unión Europea y unas 69.000 en todo el mundo por opiáceos.[2]

Todas estas consecuencias, así como el incremento en el consumo de drogas, han generado una respuesta internacional con medidas para reducir los daños asociados, basándose en guías de buenas prácticas impulsadas por organizaciones como la OMS, el Joint United Nations Programme on HIV/AIDS (UNAIDS) y la Oficina de Naciones Unidas contra la Droga y el Delito (UNODC).[7,8] Los programas de reducción de daños se han extendido y cada vez van ganando más terreno en muchos países. Además, aunque en sus inicios se dirigieron al consumo intravenoso de heroína o estimulantes, en la actualidad incluyen otras sustancias para las cuales la reducción de daños es una alternativa terapéutica cuando mantener o alcanzar la abstinencia es poco realista (cannabis, alcohol, tabaco, etc.). En el año 2009, la comisión mundial de políticas y prácticas de reducción de daños de la IHRA registró 158 países y territorios donde se han implementado programas y políticas de reducción de daños, tanto en la comunidad como en las prisiones[4].

6 Programas específicos que incluyen reducción de daños

6.1 *Centros y servicios de reducción de daños y salas de consumo*

Los centros o dispositivos de reducción de daños pretenden facilitar el acceso, aumentar la retención y disminuir la morbimortalidad. Para ello ofrecen servicios dirigidos a mejorar la salud física y mental, y la situación psicosocial.

• Intercambio de material de inyección • Distribución de preservativos • Información y educación sanitaria • Curas de enfermería	• Detección de las infecciones más prevalentes y vacunaciones • Detección de psicopatología
• Espacio higiénico y seguro para consumir con el soporte de profesionales: salas de consumo	
• Acompañamiento a servicios sanitarios o sociales • Asesoramiento sobre aspectos legales • Acceso a vivienda y a prestaciones sociales	• Atención a necesidades sociales básicas (higiene, ropa, alimentación) • Obtención de documentación

Tabla 2. Servicios y prestaciones de los programas de reducción de daños.

Los objetivos están centrados en las necesidades percibidas por la persona, con horarios y ubicaciones próximas a donde consume y sin requerir cita previa para ser atendidos.

Aparte de centros físicos, existen unidades móviles, equipos de calle y que se desplazan al lugar donde están los drogodependientes (hospitales, comisarías de policía, prisiones). Los servicios se basan en las siguientes características: ofrecen un amplio abanico de prestaciones sociales y sanitarias con el objetivo de adaptar su respuesta a la amplia heterogeneidad de drogodependientes, plantean objetivos intermedios y consensuados con el paciente, y son servicios no censuradores ni moralizantes, amigables, próximos y de fácil acceso.

Estos centros, programas o servicios pueden ofrecer una variedad de prestaciones sanitarias y sociales (véase la tabla 2), e integran múltiples profesionales (véase la figura 1).

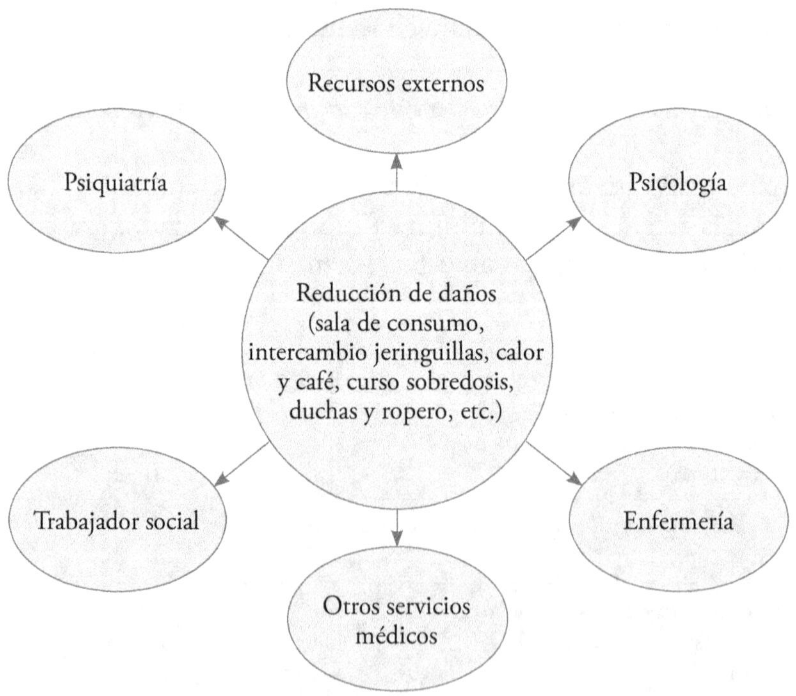

Figura 1. Recursos asociados a los programas de reducción de daños.

Las salas de consumo incluyen espacios para autoinyectores. Hay experiencias con espacios para fumadores o inhaladores, pero están muy poco expandidas por las dificultades logísticas.

No está resuelto dónde deben ubicarse los dispositivos de reducción de daños. Tradicionalmente han estado separados de los dispositivos de tratamiento de drogodependientes y de los de salud mental. Cuando se ha estudiado la perspectiva de los pacientes sobre la ubicación, los usuarios muestran valoraciones ambivalentes. Por un lado, valoran positivamente su inclusión dentro de dispositivos más amplios de tratamiento, por cercanía del recurso, como son las visitas de profesionales especialistas en drogodependencias y patología dual, pero a la vez manifiestan cierta incomodidad en utilizar las mismas instalaciones que los pacientes en tratamiento convencional. Por otro lado, refieren que esta conjunción puede generar una reflexión personal que favorezca la reducción del consumo.[9] En estos centros pueden facilitarse los procesos de formación y de educación entre iguales con metodologías de bola de nieve o de incluir la propia población afectada en la prestación de servicios[4].

6.2 Programas de sustitución

Los programas de tratamiento de bajo umbral con fármacos opiáceos, metadona, buprenorfina (con y sin naloxona), morfina o heroína están dirigidos a aquellos consumidores que aún no quieren o no pueden plantearse la abstinencia. Esto disminuye los riesgos y la incidencia de enfermedades médicas y complicaciones psicopatológicas, y reduce la mortalidad, los actos delictivos, etc.[10]

6.3 Programas de intercambio de jeringuillas y de material usado en el proceso de preparación e inyección de drogas

El objetivo principal es conseguir que cada inyector, para cada consumo, pueda disponer de una jeringuilla estéril más un recipiente de disolución, un filtro, dos algodones con alcohol y una dosis de agua estéril. La facilitación de ácido cítrico o ascórbico para la dilución de determinadas presentaciones de droga previene el uso de medios menos higiénicos[4].

Dada la diversidad de los inyectores de drogas, es importante que los programas sean accesibles y consigan una buena cobertura territorial y horaria (incluyendo noches y fines de semana), así como equipos dispensadores (farmacias, centros de atención primaria, máquinas, centros de reducción de daños, centros de tratamiento de las drogodependencias y equipos de calle). Este último criterio es importante, ya que la diversidad de los inyectores de drogas hace que la tendencia a usar un tipo de servicio u otro varíe. Los criterios de intercambio tienen que ser flexibles, primando la dispensación al intercambio, siendo las necesidades del consumidor el criterio más importante. A pesar de esto, tiene que estimularse y facilitarse el retorno del material usado.[11,12]

Este programa se complementa con otros elementos adaptados a las zonas de mayor consumo intravenoso, como son:

- Salidas a la calle (parques, jardines, descampados, etc.) del personal de reducción de daños, en ocasiones acompañados de pacientes, para recoger jeringuillas y material de consumo utilizado y que puede constituir un riesgo para la población.

- Equipos de calle que aportan material (jeringuillas, *kits* de consumo, información), aconsejan o atienden episodios de sobredosis en pacientes con consumos de riesgo en situación de indigencia o en la calle.

6.4 *Programas de prevención de sobredosis*

Todo consumidor debería poder acceder a información y educación para la prevención de las sobredosis. Este programa es especialmente relevante para los consumidores de opiáceos, en quienes debería considerarse la prescripción de naloxona. La información y la educación sobre su manejo deberían ofrecerse a todo consumidor de riesgo (autoinyectores de heroína y estimulantes), así como a sus familiares o convivientes.

6.5 *Distribución de preservativos*

Consiste en distintas estrategias para hacer más accesibles los preservativos masculinos y femeninos.

6.6 Diagnóstico o cribado con consejo asistido, y tratamiento de las complicaciones más prevalentes

En el caso del consumo de drogas ilegales, especialmente por vía parenteral, las enfermedades más destacables son las infecciones de transmisión sexual, el VIH, las hepatitis B y C, y la tuberculosis.

En los consumidores de alcohol, es importante el diagnóstico de hepatopatías, neuropatías y afectación del sistema nervioso central (síndrome de Wernicke-Korsakoff, etc.). En los fumadores de tabaco y otras sustancias destacan las neumopatías, las patologías otorrinolaringológicas y las cardiopatías. En los consumidores de cocaína o de otros estimulantes deben considerarse las cardiopatías, la prevención de episodios psicóticos y las alteraciones conductuales.

6.7 Vacunaciones

La cobertura vacunal debe establecerse en función del tipo de consumidor, la sustancia y los hábitos de consumo: antihepatitis A y B, antigripal, antineumocócica, antitetánica y antirrubéola.[4]

6.8 Programas de información, educación y comunicación

Consisten en disponer de una estrategia de información en relación a los riesgos asociados al consumo. Según el tipo de drogas y la vía de administración, debería considerarse lo siguiente: consumo de menos riesgo, prevención de sobredosis, conductas sexuales más seguras, infecciones de transmisión sanguínea, hábitos saludables y prevención de síntomas psicóticos. La educación puede ser individual o grupal, verbal con soporte gráfico o audiovisual, etc.[4,9] Esta información podría ofrecerse también a parejas, familiares y convivientes de los pacientes.

6.9 Atención a la mujer consumidora de drogas

Incluye actuaciones dirigidas a la prevención de un embarazo no deseado o a su interrupción (anticoncepción poscoital, interrupción voluntaria del embarazo). En ocasiones también ofrece el cribado de neoplasias de cuello uterino en mujeres VIH positivas y la derivación a programas de atención a la mujer.[4]

6.10 Asociaciones de afectados

Promover y ayudar a las personas afectadas a autoorganizarse es una medida que mejora la defensa de sus derechos y disminuye el estigma y la discriminación. También facilita la implantación y la viabilidad de programas asistenciales, que a menudo son rechazados por la sociedad.[4,9]

6.11 Actuaciones específicas para la reducción de daños en consumidores de drogas no opiáceas

6.11.1 Cocaína y estimulantes

Los inyectores de cocaína han de tener un acceso fácil a material estéril y a medidas de prevención sexual. Para los fumadores o inhaladores de *crack,* en algunos países se está empezando a diseñar *kits* de fumadores para prevenir lesiones orales o respiratorias. Con el fin de reducir el riesgo cardiovascular pueden tomarse medidas de control cardiovascular y ofrecer consejo sobre medidas higiénicas (valoraciones cardiológicas, dieta, ejercicio)[4]. Para la minimización de los síntomas psicóticos debe instruirse al paciente sobre su naturaleza, la mayor frecuencia de los síntomas una vez que se han presentado, la relación con la vía y la dosis consumida, y el tratamiento específico de la patología dual.

Actualmente se mencionan también medidas para disminuir las consecuencias del consumo de drogas de síntesis: evitar los golpes de calor, riesgos cardiovasculares y mentales, valoración de los componentes de las sustancias consumidas, detección de zonas de riesgo y observación directa de los patrones de consumo de estas sustancias.

6.11.2 Cannabis

Incluye aspectos como abordar los riesgos relacionados con la conducción o el uso de maquinaria bajo los efectos del cannabis, el riesgo de enfermedad mental (en especial si hay antecedentes familiares) o la detección de vulnerabilidad psicopatológica, según la edad de inicio del consumo, la cantidad y el tipo de sustancia cannabinoide consumida,[4] y la valoración del impacto sobre el aprendizaje. Se intenta que los usuarios no fumen cannabis con tabaco y se promueve el uso de vías menos nocivas que la fumada, como el consumo por vapor (vaporizar en vez de fumar).[1]

6.11.3   Tabaco

Para pacientes que fracasan o son reticentes a dejar el consumo, los preparados farmacéuticos con nicotina en primer lugar, y como alternativa las preparaciones de tabaco no fumado bajo en nitrosaminas *(smokeless tobacoo)* y el tabaco para masticar o para esnifar o depositar entre las encías y el labio, presentan menos daños que el tabaco fumado. Sin embargo, el *smokeless tobacoo* continúa siendo un riesgo de cáncer oral y pancreático, y de enfermedades cardiovasculares, y faltan estudios para conocer la eficacia y la aceptación de estos preparados como sustitutivo en fumadores crónicos[4].

6.11.4   Alcohol

Es necesario tener una opción terapéutica para pacientes con dependencia del alcohol que no aceptan la abstinencia, no pueden conseguirla o no pueden mantenerla. En la actualidad se dispone de tratamiento farmacológico para poder disminuir o reducir el consumo en pacientes con un uso de alcohol moderado o grave. Existe evidencia de que las dosis de alcohol consumido y la vulnerabilidad del paciente pueden influir en la morbimortalidad. Los pacientes con consumo de riesgo son los más beneficiados de una reducción de este, principalmente por el hecho de disminuir la gravedad de las patologías asociadas, tanto mentales como físicas (prevenir la aparición de enfermedades graves como la cirrosis, la pancreatitis o la enfermedad cardiovascular), así como las complicaciones asociadas a la intoxicación por alcohol.[13,14]

El fármaco disponible en el mercado en España y otros países es el nalmefeno. Es un modulador del sistema opioide, que disminuye y modula los efectos de recompensa y refuerzo del alcohol, y por lo tanto disminuye la cantidad consumida.

En el ámbito clínico, el cribado y el consejo breve desde atención primaria, y seguramente desde los servicios de urgencias, han demostrado también una disminución del consumo de alcohol.[15,16]

6.11.5   *Pacientes con patología dual y programas de reducción de daños*

Los programas de reducción de daños se consideran una alternativa útil en los pacientes duales,[17] pero este campo ha sido poco estudiado.[18] Hasta el 52 % de los pacientes que acuden a programas de intercambio de jeringas presenta patología dual.[19] Esto es importante porque la comorbilidad psiquiátrica se asocia con el consumo de drogas y el riesgo de VIH en los participantes de intercambio de jeringuillas.[20] En este grupo de intercambiadores se ha señalado que los programas de reducción de daños en pacientes duales mejora la adherencia y el acceso a los servicios sanitarios.[21] Algunos autores proponen el abordaje de reducción de daños para pacientes duales desde una perspectiva integral y social,[22] incluso en los que viven en residencias.[23]

Son necesarios más estudios, ya que no todos los pacientes duales podrían beneficiarse del mismo modo[21] y son conocidas las ambivalencias de estos pacientes.[9] Por otra parte, no están resueltos definitivamente aspectos como el uso de las salas de autoinyección por parte de pacientes con esquizofrenia dual o trastorno bipolar dual. Sin embargo, habitualmente los equipos asistenciales no excluyen a estos pacientes, a pesar de que el riesgo de aparición de síntomas psicóticos tras autoinyectarse cocaína es alto,[24] ya que la autoinyección fuera de las salas de consumo parece tener más riesgos y menor posibilidad de recibir tratamiento antipsicótico o ansiolítico.

7   Futuro de los programas de reducción de daños

La Unión Europea, dentro de la estrategia en drogas 2013-2020, contempla el abordaje de consumidores dentro de programas de reducción de daños (véase la tabla 3).[25]

8   Conclusiones

- La reducción de daños busca que el usuario contacte con la red asistencial normalizada, ya que, por lo general, las personas que acceden a estos programas desarrollan su vida en entornos de marginalidad.

• Control de la politoxicomanía como factor de riesgo.
• Mejorar la calidad, la cobertura y la diversificación de servicios a los consumidores.
• Control de enfermedades prevalentes en inyectores de drogas, por la alta prevalencia de muertes relacionadas con el VIH y el VHC.
• Abordaje integral en salud del consumo de drogas y la patología dual.

Tabla 3. Estrategias de reducción de daños según el Consejo de la Unión Europea, 2013-2020.

- Los programas de reducción de daños buscan minimizar las complicaciones médicas y psicopatológicas derivadas del consumo de drogas,[24] ofreciendo alternativas terapéuticas adaptadas a las necesidades propias de pacientes con consumo grave, en situación de marginalidad o con patología dual. Ejemplos de estas alternativas son: promover el uso de vías menos incisivas o peligrosas para el consumo, salas de consumo supervisadas, prevención de la sobredosis, prevención del contagio de enfermedades infectocontagiosas, o control y tratamiento de estas, etc.

- El abordaje de los pacientes que utilizan programas de reducción de daños debe ser multidisciplinario.

- Los programas de reducción de daños buscan complementar, antes que sustituir, los tratamientos y abordajes tradicionales, adaptándolos a las distintas necesidades de los pacientes.

- Los pacientes en programas de reducción de daños son un grupo vulnerable, con gran presencia de patología dual.

Bibliografía

1. International Harm Reduction Association. What is harm reduction: a position statement from the International Harm Reduction Association. Londres: IHRA Briefing; 2010.
2. WHO, UNODC and UNAIDS. Technical guide for countries to set target for universal access to HIV prevention, treatment and care for injecting drug users. World Health Organization; 2009. (Consultado el 24 de enero de 2016.) Disponible en: http://www.unodc.org/documents/hiv-aids/idu_target_setting_guide.pdf
3. Bradley M, Degenhardt L, Bucello C, Lemon J, Wiessing L, Hickman M. Mortality among people who inject drugs: a systematic review and meta-analysis. Bull World Health Organ. 2013; 91: 102-23.
4. Martínez-Luna N, Majó X. Prevención terciaria: programas de reducción del daño. En: Bobes J, Casas M, Gutiérrez M, editores. Manual de trastornos adictivos. 2ª ed. España: ADAMED; 2011. p. 338-46.
5. Council of The European Union. EU drug strategy (2103-2020). Bruselas; 11 de diciembre de 2012. DG D 2C.
6. International Harm Reduction Association. Global overview: drugs, HIV and hepatitis C. (Consultado el 24 de enero de 2016.) Disponible en: http://www.ihra.net/global-overview
7. Palmateer N, Kimber J, Hickman M, Hutchinson S, Rhodes T, Goldberg D. Evidence for the effectiveness of sterile injecting equipment provision in preventing hepatitis C and human immunodeficiency virus transmission among injecting drug users: a review of reviews. Addiction. 2009; 105: 844-59.
8. Rhodes T, Hedrich D. Harm reduction: evidence, impact and challenges. EMCDDA; 2010. (Consultado el 20 de enero de

2016.) Disponible en: http://www.emcdda.europa.eu/publications/monographs/harm-reduction

9. Daigre C, Comín M, Rodríguez-Cintas L, Voltes N, Álvarez A, Roncero C, et al. Valoración de los usuarios de un programa de reducción de daños integrado en un ambulatorio de drogodependencias. Gac Sanit. 2010; 24: 446-52.

10. Torrens M, Fonseca F, Castillo C, Domingo-Salvany A. Methadone maintenance treatment in Spain: the success of a harm reduction approach. Bull World Health Organ. 2013; 91: 136-41.

11. The Scottish Government. Guidelines for services providing injecting equipment. The Scottish Government; 2010. (Consultado el 20 de enero de 2016.) Disponible en: http://www.scotland.gov.uk/Resource/Doc/308192/0097027.pdf

12. Jones L, Pickering L, Sumnall H, McVeigh J, Bellis MA. A review of the effectiveness and cost-effectiveness of needle and syringe programmes for injecting drug users. Liverpool John Moores University: Centre for Public Health; 2008. (Consultado el 23 de enero de 2016.) Disponible en: https://www.nice.org.uk/guidance/ph18/documents/needle-and-syringe-programmes-review-of-effectiveness-and-cost-effectiveness-executive-summary2

13. Anderson P, Baumeberg B. Alcohol in Europe, a public health perspective. Londres: Institute of Alcohol Studies; 2006. (Consultado el 25 de enero de 2016.) Disponible en: http://ec.europa.eu/health/archive/ph_determinants/life_style/alcohol/documents/alcohol_europe_en.pdf

14. Maremmani I, Cibin M, Pani PP, Rossi A, Turchetti G. Harm reduction as "continuum care" in alcohol abuse disorder. Int J Environ Res Public Health. 2015; 12: 14828-41.

15. Clapp P, Bhave SV, Hoffman PL. How adaptation of the brain to alcohol leads to dependence: a pharmacological perspective. Alcohol Res Health. 2008; 31: 310-39.

16. Luquiens A, Aubin HJ. Patient preferences and perspectives regarding reducing alcohol consumption: role of nalmefene. Patient Prefer Adherence. 2014; 8: 1347-52.

17. Henwood BF, Padgett DK, Tiderington E. Provider views of harm reduction versus abstinence policies within homeless services for dually diagnosed adults. J Behav Health Serv Res. 2014; 41: 80-9.

18. Cleary M, Hunt G, Matheson S, Siegfried N, Walter G. Psychosocial interventions for people with both severe mental illness and substance misuse. Cochrane Database Syst Rev. 2008; 23: CD001088.

19. Kidorf M, Disney ER, King VL, Neufeld K, Beilenson PL, Brooner RK. Prevalence of psychiatric and substance use disorders in opioid abusers in a community syringe exchange program. Drug Alcohol Depend. 2004; 74: 115-22.

20. Disney E, Kidorf M, Kolodner K, King V, Peirce J, Beilenson P, et al. Psychiatric comorbidity is associated with drug use and HIV risk in syringe exchange participants. J Nerv Ment Dis. 2006; 194: 577-83.

21. Phillips P, Labrow J. Dual diagnosis – does harm reduction have a role? Int J Drug Policy. 2000; 11: 279-83.

22. Mueser KT, Gingerich S. Treatment of co-occurring psychotic and substance use disorders. Soc Work Public Health. 2013; 28: 424-39.

23. Mayes J, Handley S. Evolving a model for integrated treatment in a residential setting for people with psychiatric and substance use disorders. Psychiatr Rehabil J. 2005; 29: 59-62.

24. Roncero C, Martínez-Luna N, Daigre C, Grau-López L, Gonzalvo B, Pérez-Pazos J, et al. Psychotic symptoms of cocaine self-injectors in a harm reduction program. Subst Abus. 2013; 34: 118-21.

25. International Harm Reduction Association in collaboration with the Harm Reduction Networks from Around the World. Harm reduction policy and practice worldwide: an overview of national support for harm reduction in policy and practice. 52nd Session of the UN Commission on Narcotic Drugs, 11-20 March 2009.

Epílogo

Este libro es un proyecto gestado hace tiempo, fruto de la colaboración de muchos profesionales que, brindando tiempo y esfuerzo, han posibilitado que finalmente pueda ver la luz. Queremos agradecer a todos los autores del libro su dedicación en la preparación del material, más aún si cabe de lo que es habitual, ya que algunos de ellos han sufrido situaciones profesionales y personales complicadas. También queremos agradecer el apoyo de los laboratorios Lundbeck que, de una manera totalmente ajena a los contenidos del libro, han facilitado los aspectos relacionados con su edición y producción.

Confiamos que este libro sirva para facilitar el aprendizaje y actualizar los conocimientos principales de la patología dual, especialmente a profesionales que no sean expertos en el tema, bien porque trabajen en la red de salud mental general, en dispositivos ajenos a los recursos de adicciones, en la red de atención primaria o porque estén en la etapa de formación o residencia.

El libro condensa y actualiza los fundamentos de este campo y pretende ser una herramienta útil que ayude a mejorar la atención a los pacientes con patología dual. Esperamos que la información aportada sirva para aumentar la motivación hacia la detección y evaluación del consumo de drogas en los pacientes con otros trastornos psiquiátricos y viceversa, que facilite el estudio de la psicopatología en los pacientes atendidos por el consumo regular de drogas. Finalmente, deseamos que la lectura y el estudio del libro motiven al lector a profundizar y buscar más información sobre este campo. Este es un aspecto fundamental para los profesionales más jóvenes, ya que serán ellos los que deban adaptarse y gestionar las nuevas situaciones clínicas que aparecerán en los próximos años.

Barcelona, 6 de marzo del 2016

Dr. Carlos Roncero
Profesor Asociado de Psiquiatría. Departamento de Psiquiatra
Universidad Autónoma de Barcelona
Centro de Investigación Biomédica en Red de Salud Mental (CIBERSAM)
Jefe de Sección de Adicciones y Patología Dual,
Hospital Universitario Vall d'Hebron. Barcelona